Dana Ullman · Homöopathie für Kinder

Dana Ullman

Homöopathie
für Kinder

Erkrankungen bei Kindern
naturgemäß behandeln

Das Hausbuch für Eltern

Scherz

Dieses Buch ist allen Eltern gewidmet, die ihren Hausarzt dazu ermutigen, sich homöopathisch zu schulen und homöopathische Heilmittel zu verwenden ... wenn er oder sie es nicht sowieso schon tut.

Einzig berechtigte Übersetzung aus dem Englischen von Hans Finck.

Schutzumschlag von Adolf Bachmann, unter Verwendung eines Fotos der Bildagentur ZEFA.

1. Auflage 1993
Die Originalausgabe erschien unter dem Titel:
«Homeopathic Medicine for Children and Infants»
bei Jeremy P. Tarcher/Perigee Books, New York.
Copyright © 1992 by Dana Ullman.
Deutschsprachige Rechte beim Scherz Verlag, Bern, München, Wien.
Alle Rechte der Verbreitung, auch durch Funk, Fernsehen,
fotomechanische Wiedergabe, Tonträger jeder Art sowie durch
auszugsweisen Nachdruck, sind vorbehalten.

Inhalt

Vorwort 9

Einführung 13
Welche Medizin wollen wir für unsere Kinder 13
Die Alternative zur Schulmedizin 16
So benutzen Sie dieses Buch 18
Hier kann nur der erfahrene Homöopath helfen 20

Erster Teil:
Wie Homöopathie funktioniert

1. Die Weisheit des Körpers 24
2. Die Bedeutung von Nebenwirkungen 26
3. Die Prinzipien der Homöopathie 28
    Erstes Prinzip: Das Ähnlichkeitsgesetz 29
    Zweites Prinzip: Das Symptom-Muster erkennen 31
    Drittes Prinzip: Kleine Dosis – große Wirkung 32
    Viertes Prinzip: Der Heilungsprozeß 33
4. Grenzen und Risiken der Homöopathie 39

Zweiter Teil:
Homöopathische Mittel in der praktischen Anwendung

5. Bevor Sie zur Anwendung schreiten 44
6. Die Bewertung der individuellen Symptome
    Ihres Kindes 46
7. Die Fallaufnahme 50

8. Lokale Schlüsselsymptome 52
9. Die Modalitäten 53
10. Allgemeine Symptome 57
11. Geistig-psychische Symptome 59
12. Die Wahl des richtigen Mittels 60
13. Die Wahl der richtigen Potenz und Dosis 63
14. Eine homöopathische Hausapotheke 68
15. Darreichungsformen homöopathischer Mittel 73
16. Was Sie während der Behandlung
    vermeiden sollten 75
17. Zur Aufbewahrung homöopathischer Mittel 77
18. Hier kann nur der Arzt weiterhelfen 78

Dritter Teil:
Die häufigsten Erkrankungen und Beschwerden

Ängstlichkeit 83 · Ärger/Wut 85 · Allergien der Atemwege 88 · Asthma 91 · Augenverletzungen 94 · Bettnässen 95 · Bindehautentzündung 97 · Blasenentzündung (Cystitis) 98 · «Blaues Auge» (siehe Augenverletzungen) 100 · Blutende Verletzungen 100 · Bronchitis (siehe Husten) 101 · Brüche (siehe Knochenverletzungen) 101 · Durchfall 101 · Erkältung 105 · Fieber 109 · Finger- und Zehenquetschungen 111 · Furunkel und Eiterbildung 111 · Geburtstrauma 112 · Gerstenkorn 112 · Grippe 113 · Halsschmerzen 116 · Hautausschlag durch Giftpflanzen 119 · Hepatitis (Gelbsucht) 121 · Herpes 122 · Heuschnupfen (siehe Allergien) 123 · Hitzebedingte Erschöpfung 123 · Hitzschlag 124 · Husten 124 · Impetigo (Grind- oder Eiterflechte) 128 · Insektenstiche 130 · Kehlkopfentzündung (Laryngitis) 130 · Knochenschmerzen (siehe Wachstumsbeschwerden) 131 · Knochenverletzungen 132 · Koliken 132 · Kopfschmerzen 135 · Kopfverletzungen 141 · Krupp (siehe Husten) 142 · Lebensmittelvergiftung 142 · Magenkrämpfe (siehe Koliken) 143 · Masern 144 · Mumps 145 · Mundsoor 146 · Muskelverletzungen 147 · Narben 148 · Nasenbluten (siehe blutende Verletzungen) 148 · Nebenhöhlenbeschwerden 148 · Nervenverletzungen (siehe auch Finger- und

Inhalt | 7

Zehenquetschungen) 151 · Nervöse Unruhe 151 · Nesselausschlag 153 · Ohrenschmerzen 154 · Operationen 158 · Prellungen 159 · Reisekrankheit 160 · Röntgenbestrahlung 161 · Röteln 161 · Rückenschmerzen 162 · Schlaflosigkeit 164 · Schnittverletzungen 166 · Schockzustand nach Verletzungen 167 · Sonnenbrand (siehe Verbrennungen) 167 · Splitter 168 · Stichverletzungen 168 · Trauer 169 · Übelkeit und Erbrechen (siehe Lebensmittelvergiftung, Verdauungsbeschwerden) 170 · Verbrennungen 170 · Verdauungsbeschwerden (siehe auch Verstopfung, Durchfall und Lebensmittelvergiftung) 171 · Verstauchungen und Zerrungen 177 · Verstopfung 178 · Wachstumsschmerzen 180 · Windelausschlag 180 · Windpocken 181 · Zahnen 182 · Zahnschmerzen 183

Vierter Teil:
Die wichtigsten homöopathischen Heilmittel

Das Rüstzeug zum Gebrauch der Mittel 186
Aconitum napellus 190 · Allium cepa 193 · Apis mellifica 196 · Arnica montana 200 · Arsenicum album 204 · Belladonna 209 · Bryonia alba 213 · Calcium carbonicum 217 · Calendula officinalis 221 · Cantharis vesicatoria 223 · Chamomilla vulgaris 226 · Colocynthis 230 · Euphrasia officinalis 233 · Ferrum phosphoricum 236 · Gelsemium sempervirens 239 · Hepar sulfuris 242 · Hypericum perforatum 245 · Ignatia amara 249 · Ipecacuanha 253 · Kalium bichromicum 256 · Ledum palustre 259 · Magnesium phosphoricum 262 · Mercurius 265 · Nux vomica 269 · Oscillococcinum 273 · Phosphorus 275 · Podophyllum 279 · Pulsatilla nigricans 282 · Rhus toxicodendron 286 · Ruta graveolens 289 · Silicea 292 · Staphisagria 295 · Sulfur 298 · Symphytum officinale 302

Fünfter Teil:
Weitere Darreichungsformen homöopathischer Heilmittel

19. Komplexmittel 304
20. Mittel zur äußerlichen Anwendung 308

Anhang:
Weiterführende Informationen

I. Wissenschaftliche Forschungen auf dem Gebiet
   der Homöopathie 316
II. Empfehlenswerte Literatur und Bezugsadressen 320
III. Homöopathische Nachschlagewerke als
   PC-Software (Bezugsadressen) 323
IV. Hersteller von homöopathischen Mitteln 323
V. Homöopathische Organisationen 324
VI. Homöopathische Aus- und Weiterbildungsangebote . . 324
VII. Über den Autor 327

Sachregister 328

Vorwort

Eine wachsende Zahl von Familien greift heute regelmäßig auf homöopathische Mittel zurück. Sie haben erkannt, daß diese zweihundert Jahre alte und international anerkannte Heilkunst nicht nur natürlich und nebenwirkungsfrei, sondern auch hochwirksam ist. In Amerika verdanken wir die Renaissance der Homöopathie vor allem einer Person: dem Autor dieses Buches, Dana Ullman. Bereits sein erstes Buch, *Das Hausbuch der Homöopathie*, geschrieben zusammen mit Dr. Stephen Cummings, war ein Meilenstein der naturheilkundlichen Literatur. Ich empfehle es (zusammen mit einer homöopathischen Hausapotheke) den Eltern aller meiner kleinen Patientinnen und Patienten – als erste unentbehrliche Einführung in die Homöopathie.

Hier darf ich Ihnen ein weiteres Buch von Dana Ullman vorstellen, das ebenso unentbehrlich ist wie das erste, vor allem für kranke Kinder und die Menschen, die ihnen helfen wollen. Einmal mehr gelingt es Ullman, die inneren Zusammenhänge der Homöopathie auf einfache und für jedermann verständliche Weise darzustellen.

Die konventionelle Kinderheilkunde kennt wirksame Behandlungsverfahren für viele ernste Beschwerden, hat aber, wie alle Eltern wissen, auch ihre Grenzen. Diese Grenzen werden gerade im Rahmen einer normalen Kinderarztpraxis deutlich – mehr als neunzig Prozent aller dort behandelten akuten Beschwerden gehen auf Virusinfektionen zurück. Haben Sie schon einmal darauf geachtet, ob Ihr Kinderarzt zögert, nachdem er eine Viruserkrankung diagnostiziert hat? Das bedeutet vielleicht, daß er nicht weiß, wie er helfen soll. Denn Antibiotika, in der Regel das Mittel seiner Wahl, nützen nichts bei Infektionen der oberen Atemwege, bei Grippe oder Magen-Darm-Erkrankungen, die durch Viren hervorgerufen wurden. Natürlich können Sie in der Apotheke zahllose rezeptfreie Mittelchen gegen solche Beschwerden kaufen. Die meisten haben aber Nebenwirkungen und/oder wirken nur symptomunterdrückend, anstatt das Kind zu heilen. Natürlich können Sie Ihrem Kind gegen Fieber ein fiebersenkendes Mittel geben, sollten aber auch bedenken, daß die Unterdrückung von Fieber durch solche Mittel nachweislich die Reaktion des Immunsystems auf Virusinfektionen hemmt. Natürlich können Sie Ihrem Kind ein den Hustenreiz unterdrückendes Medikament gegen Husten geben. Bedenken Sie aber auch, daß Husten sozusagen der Wachhund der Lunge ist. Bevor Sie etwas gegen Schnupfen unternehmen, möchte ich Sie daran erinnern, daß mit dem lästigen Schleim Millionen von Viren durch die Nase ausgespült werden. Auch Erbrechen und Durchfall wirken reinigend auf den Organismus. Viele Medikamente sind nicht direkt gefährlich, haben aber dennoch eine bedenkliche Nebenwirkung: Sie verschaffen den Pharmaunternehmen Profit auf Kosten der Gesundheit Ihres Kindes.

Möglicherweise haben Sie aber Ihren Kinderarzt noch nie zögern sehen. Leider spricht das nicht für ihn. Etwas mehr Vorsicht im Umgang mit starken Medikamenten und Aufgeschlossenheit für alternative Behandlungsmethoden ständen ihm gut zu Gesicht. Denn die Homöopathie bringt oft Hilfe bei Viruserkrankungen und vielen anderen Beschwerden.

Ich meine, besorgte Eltern sollten mehr Alternativen haben. Homöopathie ist eine hervorragende Alternative, denn homöopathische Mittel sind ohne Risiko zu verwenden, verursachen keine Nebenwirkungen oder allergische Reaktionen und sind obendrein sehr preiswert. Die Anwendung bei Kindern ist einfach, weil homöopathische Mittel angenehm schmecken. Vor allem aber wirken sie *heilend* und unterdrücken nicht nur Symptome. Anstatt die Reaktion des Körpers auf die Krankheit zu behindern, üben sie einen positiven Reiz auf das Immunsystem des Kindes aus, keinen starken, sondern nur einen geringen, der aber oft den Gesundungsprozeß deutlich fördert.

In der Homöopathie kommen nur extrem kleine Mengen natürlicher Stoffe zum Einsatz, gerade genug, damit das Kind «über den Berg» kommt. Die Ausheilung wird in aller Regel von den Selbstheilungskräften des Organismus problemlos erledigt. Manche Wissenschaftler stehen den Minidosen der Homöopathie skeptisch gegenüber und behaupten, die Wirkung sei ausschließlich auf den Placeboeffekt zurückzuführen. Ihnen möchte ich entgegenhalten, daß der Placebo-Effekt gerade bei sehr jungen Kindern kaum eine Rolle spielen kann. Ich selbst würde mich als skeptischen, aber aufgeschlossenen Kinderarzt bezeichnen. Und ich habe immer wieder erlebt, daß Homöopathie bei Kindern ausgezeichnet wirkt. Mittlerweile werden deratige klinische Beobachtungen durch eine zunehmende Zahl wissenschaftlicher Untersuchungen bestätigt.

Dana Ullman erklärt, warum Homöopathie funktioniert, und beschreibt die Prinzipien dieser wunderbaren Heilkunst. Falls Sie nicht an die oft phantastisch anmutenden Erfolge der Homöopathie glauben wollen, möchte ich einräumen: Nicht immer tritt der Erfolg ohne weiteres ein. Denn zunächst muß das richtige Mittel gefunden werden. In der homöopathischen Medizin gibt es viele Schlüssel, aber nur wenige Schlösser. Ein homöopathisches Mittel ist wie ein Schlüssel: Wenn er nicht ins Schloß paßt, passiert gar nichts, und man bleibt außen vor. Deshalb hat Dana Ullman dieses Buch geschrieben: als ihre persönliche Anleitung zur Wahl des richtigen Mittels.

Anders als allopathische (schulmedizinische) Mittel sind Homöopathika nicht auf allgemeine Beschwerdekategorien wie «Mittelohrentzündung» oder «Atemwegsinfektionen» zugeschnitten, sondern auf Symptomgruppen. Die Symptome treten bei Ihrem Kind in persönlicher und einzigartiger Kombination auf. Wird zum Beispiel die ganze Familie von der Grippe gepackt, erfährt doch jedes Familienmitglied diese «Welle» verschieden und mit individuellen Symptomen. Der eine fühlt sich extrem wärmebedürftig und nervös, dem anderen tun alle Glieder weh, und er mag nur noch im Bett liegen. Ziel der Homöopathie ist es, in solchen Fällen jeweils das eine Mittel zu finden, das am besten zu den Symptomen des einzelnen paßt.

Je mehr Sie über Homöopathie wissen, um so mehr wird Ihnen die Tiefe und Weisheit dieser Heilkunst klarwerden. Eine Einschränkung muß allerdings noch gemacht werden: In diesem Buch geht es ausschließlich um die Behandlung häufig vorkommender akuter Beschwerden, nicht um die Behandlung chronischer, konstitutionell bedingter Probleme. Bei solchen hartnäckigeren Beschwerden rate ich Ihnen, sich einen homöopathischen Therapeuten zu suchen, der nach der Methode der klassischen Homöopathie arbeitet, und Ihr Kind konstitutionell behandeln zu lassen.

Ich hoffe, durch diese einleitenden Worte ist klargeworden, daß gerade die Kinderheilkunde ein ideales Anwendungsgebiet für Homöopathie darstellt, da diese Heilmethode so sanft und doch effektiv ist, daß Eltern und Kinderärzte ohne die geringsten Bedenken damit arbeiten können.

Dr. Richard Solomon
Assistenzprofessor für Kinderheilkunde
Medical College of Pennsylvania

Einführung

Vielen Eltern erscheint die Homöopathie wie eine Gottesgabe. Sie bringt rasche und wirksame Hilfe bei verschiedenen Beschwerden. Wenn Babys zahnen oder unter Koliken leiden, dauert es oft nur Minuten, bis ein eben noch kläglich jammernder Säugling sich in einen strahlenden kleinen Engel verwandelt. Auch bei Ohrenschmerzen wirken homöopathische Mittel oft erstaunlich gut, indem sie den Schmerz so weit lindern, daß Antibiotika oder Paukendrainage nur noch selten vonnöten sind. Homöopathika können die natürliche Abwehrkraft des Kindes stärken, so daß es eine Grippewelle, die jedes andere Kind in der Schule erwischt, unbeschadet übersteht. Auch bei Hyperaktivität können homöopathische Mittel enorm beruhigend wirken, vorausgesetzt, man findet das richtige Mittel.

Ein weiteres wichtiges Anwendungsgebiet der Homöopathie liegt in der Krankheitsvorbeugung. Wer rechtzeitig homöopathische Mittel nimmt, bekommt weniger Rückfälle oder wird gar nicht erst krank. Dies gilt für körperliche ebenso wie für emotionale Probleme.

Durch dieses Buch haben nun auch Sie Zugang zu allen diesen Vorzügen der Homöopathie.

Welche Medizin wollen wir für unsere Kinder

Immer mehr Eltern machen sich Sorgen über die Nebenwirkungen moderner Medikamente, besonders wenn es um die Behandlung von Babys und Kleinkindern geht.

Lynn und Ken Elliott zum Beispiel lassen ihre kleine Tochter

Elisabeth regelmäßig beim Kinderarzt auf mögliche Krankheitsanzeichen hin untersuchen, sind aber andererseits überzeugt, daß eine gute medizinische Versorgung im Grunde zu Hause anfängt. Sie rennen nicht gleich bei jeder «Kleinigkeit» wie Husten, Fieber, Erkältung oder Ohrenschmerzen mit ihrer Tochter zum Arzt, sondern behandeln sie zunächst selbst mit homöopathischen Mitteln. Obwohl beide die Homöopathie erst seit kurzem kennen, ist es ihnen gelungen, viele gängige Krankheiten und Wehwehchen ihres Kindes erfolgreich damit zu behandeln.

Die erste Erfahrung mit der Behandlung ihrer Tochter mit einem Homöopathikum machten die Elliotts, als Elisabeth gerade vier Monate alt war. Sie litt unter Koliken und weinte ständig. Wenn man sie auf den Arm nahm und hin und her schaukelte, ging es ihr etwas besser, legte man sie aber zurück ins Bettchen, fing sie gleich wieder an zu schreien. Nach einer Weile half auch das Tragen und Schaukeln nicht mehr, sie schrie praktisch ohne Unterbrechung.

Die Eltern schlugen in einem Buch über Homöopathie den Abschnitt über Koliken auf und fanden in in ihrer homöopathischen Hausapotheke das Mittel *Chamomilla D30*. Sie zerdrückten zwei kleine Kügelchen mit einem Löffel, damit Elisabeth sie besser schlucken konnte, und gaben sie dem Baby unter die Zunge. Ein paar Minuten später war Elisabeth eingeschlafen, und als sie wieder aufwachte, waren die Koliken wie weggeblasen.

Falls Ihnen das zu sehr nach Wunderheilung klingt, sei Ihnen gesagt, daß derartige Wunder zum Alltag gehören können, wenn man mit Homöopathie arbeitet. Der Erfolg ist nicht jedesmal so durchschlagend, denn auch die Homöopathie hat – wie jede andere Heilmethode – ihre Grenzen. Fest steht, daß sie heute von vielen Millionen Menschen in aller Welt geschätzt und gern eingesetzt wird, da sie gut wirkt und praktisch keine Nebenwirkungen hat.

In vielen Ländern Europas ist Homöopathie aus verschiedenen Gründen so geachtet, daß sie nicht mehr der Alternativmedizin zugerechnet wird, sondern einen festen Platz im medizinischen System hat. So läßt sich zum Beispiel das englische Königshaus schon seit den dreißiger Jahren des letzten Jahrhunderts homöopathisch behandeln, was dazu beigetragen hat, der Homöopathie in England zum Durchbruch zu verhelfen. Auch die Schulmedizin ist in Europa weit aufgeschlossener für Homöopathie als in den USA. In den medizinischen und wissenschaftlichen Zeitschriften Europas wurden zahlreiche Forschungsergebnisse veröffentlicht, die die Wirksamkeit der Homöopathie belegen. In Deutschland arbeitet etwa ein Fünftel, in der Schweiz und Österreich gar ein Drittel der Ärzte mit Homöopathie. Ein Drittel der französischen Bevölkerung benutzt homöopathische Heilmittel, in Großbritannien überweisen 42 Prozent der Ärzte Patienten an homöopathisch ausgebildete Kollegen, und in den Niederlanden sind 45 Prozent der Ärzte von der Wirksamkeit der Homöopathie überzeugt. Prinz Charles plädiert dafür, daß der Begriff «Alternativmedizin» durch den Begriff *complementary medicine* (ergänzende Medizin) ersetzt wird, da diese Heilverfahren nicht nur eine Alternative, sondern eine sehr sinnvolle Ergänzung zu den Verfahren der Schulmedizin darstellen.

Gerade bei der Behandlung von Säuglingen und Kleinkindern ist es von großer Bedeutung, daß die Medikamente, die man ihnen gibt, keine schädlichen Nebenwirkungen haben, denn ihre Körper entwickeln sich noch. Ihr Nervensystem fängt gerade erst an, sich auf das Immunsystem, die hormonellen Steuermechanismen und die verschiedenen Organe abzustimmen. Der menschliche Organismus ist zwar im Prinzip äußerst flexibel und widerstandsfähig, in der Kindheit aber auch sehr verletzlich.

Homöopathische Mittel kann man bedenkenlos selbst bei Säuglingen verwenden. Es gibt zwar einige homöopathische Mittel, die aus ursprünglich giftigen Substanzen hergestellt werden; durch das häufige und wiederholte Verdünnen jedoch wäre selbst dann kein Schaden zu befürchten, wenn das Baby eine ganze Flasche davon zu sich nähme.

Für kleine Kinder sollte man die weißen Kügelchen zwischen zwei sauberen Löffeln zerdrücken und ihnen das Pulver unter die Zunge geben. Homöopathische Mittel werden in Form von «Globuli» (Kügelchen) oder Tabletten mit einer kleinen Menge Milchzucker hergestellt. Deshalb schmecken sie den meisten Babys und Kindern sehr gut. Auch wenn man diese Sorte von Zucker für schädlich hält und dem Kind so wenig wie möglich davon geben will, braucht man sich keine Sorgen zu machen: Die in homöopathischen Mitteln enthaltene Menge ist so gering, daß sie keinerlei Bedrohung darstellt, nicht einmal für Kinder mit Diabetes.

Die Alternative zur Schulmedizin

Die meisten Eltern machen sich weit mehr Sorgen um die Ernährung, Hygiene und Sicherheit ihrer Kinder als um ihre eigene. Auch bei kleinen Beschwerden versuchen sie, ihnen die bestmögliche Hilfe angedeihen zu lassen. Leider schlägt diese berechtigte Sorge nur zu oft in eine Überängstlichkeit um, die die Eltern daran hindert, bereits zu Hause konstruktive Maßnahmen zu ergreifen. Statt dessen fahren sie schon bei geringfügigen Krankheitssymptomen mit ihrem Kind zum Arzt, in der Hoffnung, daß er das Problem sofort beseitigt.

Diese Hoffnung geht natürlich häufig nicht in Erfüllung. Zwar sind die Ratschläge der schulmedizinisch arbeitenden Kinderärzte oft durchaus wertvoll, aber viele unter ihnen verschreiben allzu oft starke Medikamente und versuchen es gar nicht erst mit gefahrlosen natürlichen Alternativen. Dabei wäre es doch nur vernünftig, nicht mit Kanonen auf Spatzen zu schießen und die stark wirkenden Mittel für ernstere Fälle zu reservieren, in denen ihre Anwendung wirklich vonnöten ist. Deshalb warnt der Pharmazeut Joe Graedon in einem Buch über den Gebrauch von Medikamenten Eltern und Ärzte davor, den Kindern starkwirkende chemische Medikamente zu geben: «Die noch unentwickelten Organe des Kindes reagieren auf diese Mittel oft ganz anders als der Körper von Erwachsenen. Manchmal tritt nur ein gewisses Unwohlsein auf, in Extremfällen aber können die Folgen tödlich sein.»

Bei den meisten Medikamenten ist nicht einmal bekannt, welche kurzfristigen Nebenwirkungen sie auf Kinder haben können. Noch weniger jedoch weiß man erschreckenderweise über die langfristigen Nebenwirkungen. 1990 veröffentlichte die US-Regierung eine Untersuchung über die 198 neuen Medikamente, die zwischen 1976 und 1985 von den Gesundheitsbehörden zugelassen wurden. Es stellte sich heraus, daß mehr als die Hälfte dieser Mittel ernste Nebenwirkungen hatten, auf die man aber erst aufmerksam wurde, nachdem die Mittel bereits einige Jahre von breiten Bevölkerungskreisen verwendet worden waren. Außerdem ergab die Untersuchung, daß die speziell für Kinder bestimmten Mittel etwa doppelt so häufig ernste Nebenwirkungen hatten wie Medikamente für Erwachsene. Hier nur einige der schlimmsten Nebenwirkungen: Herzversagen, anaphylaktischer Schock, Krämpfe, Nieren- und Leberversagen, gravierende Blutbildungsstörungen, Geburtsschäden, Blindheit und... Tod. Man kann nur hoffen, daß Eltern und Ärzte bald begreifen, wie vorsichtig man mit dem Einsatz schulmedizinischer Medikamente sein muß.

Die meisten Menschen wissen nicht, daß ein Großteil der schulmedizinischen Präparate niemals an Kindern getestet worden ist. Es ist keineswegs gewährleistet, daß diese Mittel bedenkenlos und risikolos Kindern verabreicht werden können. Fragwürdig ist es auch, einfach die Dosis zu vermindern oder sich an den bei Erwachsenen beobachteten Nebenwirkungen zu orientieren. Denn Kinder sind nicht kleine Erwachsene!

Zusätzliche Gefahren entstehen, wenn ein Arzt mehrere Medikamente gleichzeitig verordnet. Untersuchungen haben gezeigt, daß mehr als zwanzig Prozent aller Ärzte pro Arztbesuch zwei oder mehr Medikamente verschreiben, wenn es um Patienten unter fünfzehn Jahren geht. Viele Medikamente mögen für sich allein genommen relativ ungefährlich sein, in Kombination mit anderen aber können sie zum Risiko werden. Über die langfristigen Folgen der parallelen Einnahme mehrerer schulmedizinischer Mittel ist überhaupt nichts bekannt.

Warum aber verschreiben Ärzte so oft vorschnell starke Medikamente? Mitunter liegt es einfach daran, daß sie über die neuesten Forschungen nicht ausreichend informiert sind. Oder sie meinen, daß sie ein krankes Kind keinesfalls wieder nach Hause schicken können, ohne den Eltern ein Rezept in die Hand gedrückt zu haben. Selbst wenn ein Arzt an der Wirksamkeit der verordneten Medikamente zweifelt, hofft er oft, daß sie zumindest einen Placebo-Effekt ausüben könnten. Wenn man allerdings an die potentiellen Nebenwirkungen fast aller chemischen Medikamente denkt, erscheint es ratsam, wirklich gefahrlose Placebos oder mit Sicherheit unschädliche Mittel wie etwa Homöopathika einzusetzen.

Häufig wehren sich Kinder gegen die Einnahme konventioneller Präparate. Vielleicht wollen sie uns damit etwas sagen. Vielleicht spüren sie etwas, das ihren Eltern und dem Kinderarzt verborgen bleibt. Homöopathisch arbeitende Tierärzte haben interessanterweise immer wieder beobachtet, daß die Tiere weniger ängstlich reagieren, wenn sie homöopathische Mittel erhalten, als wenn man ihnen schulmedizinische Präparate gibt.

Es ist nicht sicher, ob Kinder tatsächlich wissen oder spüren, daß homöopathische Mittel für sie gut sind oder nicht. In jedem Fall aber haben sie es verdient, mit gefahrlosen Medikamenten behandelt zu werden. Es ist an der Zeit, daß Eltern und Ärzte sich auf die Suche nach sicheren, natürlichen und wirksamen Alternativen zu den konventionellen und potentiell schädlichen Medikamenten machen. Eine dieser Alternativen ist die Homöopathie.

So benutzen Sie dieses Buch

Im *ersten Teil* dieses Buches finden Sie einen allgemeinen Überblick über die Homöopathie: Was ist Homöopathie, wie ist ihre Wirkung erklärbar, wo liegen die Gemeinsamkeiten und Unterschiede zu konventionellen Mitteln, wo die Grenzen der Homöopathie?

Im *zweiten Teil* stelle ich Ihnen die grundlegenden Prinzipien der Homöopathie vor und erkläre, wie Sie die homöopathischen Heilmittel möglichst wirksam einsetzen können. Hier finden Sie die wesentlichen Anhaltspunkte, die Sie brauchen, um das richtige Mittel bestimmen zu können. In einem Abschnitt über die homöopathische Hausapotheke finden Sie eine Auflistung aller in diesem Buch angeführten homöopathischen Heilmittel mit einer Markierung der Mittel, die Sie auf jeden Fall in Ihrer Hausapotheke vorrätig haben sollten. Sie finden außerdem Hinweise zur Ermittlung der richtigen Potenz, zur Dosierung und zur Lagerung der Mittel.

Die größte praktische Bedeutung für Sie hat der *dritte Teil*, «Die häufigsten Erkrankungen und Beschwerden». In alphabetischer

Ordnung finden Sie hier die gängigsten Beschwerden und Verletzungen und dazu passende homöopathische Mittel. Zur Behandlung der Beschwerden Ihres Kindes ist das Mittel am besten geeignet, dessen Beschreibung der individuellen Kombination von Symptomen bei Ihrem Kind am ehesten entspricht.

Der *vierte Teil*, «Die wichtigsten homöopathischen Heilmittel», enthält Informationen über die gebräuchlichsten Homöopathika – ihre Charakteristika, ihre Herkunft sowie die jeweiligen körperlichen und psychischen Symptome, bei denen sie verschrieben werden. Diese Informationen werden Ihnen bei der Wahl des richtigen Mittels eine wertvolle Hilfe sein.

Sollten Sie anhand der Informationen in Teil 3 noch nicht ganz sicher sein, welches Mittel in Frage kommt, schlagen Sie nach, was in Teil 4 über die zwei oder drei Mittel steht, die am ehesten den Symptomen Ihres Kindes entsprechen. (Nicht jedes in Teil 3 genannte Mittel ist auch in Teil 4 aufgeführt, weil ich mich im Rahmen dieses Buches auf die Vorstellung der gebräuchlichsten Mittel beschränken mußte. Weitere Informationen zu in Teil 4 nicht angeführten Mitteln finden Sie in den in der Literaturliste genannten homöopathischen Nachschlagewerken («Materia medica», S. 321 f.).

Im *fünften Teil* finden Sie Informationen über weitere Darreichungsformen homöopathischer Heilmittel wie die «Komplexmittel» und die Mittel zur äußerlichen Anwendung. Die Komplexmittel entsprechen zwar nicht der Methode der «klassischen Homöopathie», die immer bemüht ist, das jeweils richtige «Einzelmittel» zu bestimmen – welches «innerlich» anzuwenden ist –, aber sie werden heute von vielen Ärzten verschrieben, da sie sich als recht nützlich erwiesen haben. In diesem Teil finden Sie alles Wissenswerte über die Vor- und Nachteile dieser handelsüblichen Produkte.

Im *Anhang* berichte ich zuerst über verschiedene aktuelle Forschungsergebnisse auf dem Gebiet der Homöopathie, die nicht nur für Sie als Anwender, sondern auch für Freunde, Familienangehörige oder Ärzte interessant sein könnten, die dieser Heilkunst skeptisch gegenüberstehen.

Für alle, die sich eingehender mit der Homöopathie beschäftigen wollen, enthält der Anhang weiterhin eine nach Sachgruppen gegliederte Liste weiterführender Literatur (in der die im Buchtext empfohlenen Titel hervorgehoben sind), Hinweise auf nützliche Bezugsadressen, Hersteller von homöopathischen Mitteln und die Adressen von Organisationen, die sich für die Homöopathie einsetzen und über die Sie Adressen von homöopathischen Ärzten erfragen können. Auch (wohl vor allem für Ärzte und Heilpraktiker interessante) Adressen von Veranstaltern homöopathischer Aus- und Fortbildungskurse sind angeführt.

Hier kann nur der erfahrene Homöopath helfen

Die in diesem Buch beschriebenen Mittel sind vor allem zur Behandlung akuter Beschwerden und vorübergehender Krankheiten geeignet. In vielen Fällen werden Sie damit bei Ihrem Kind Beschwerden wie Halsschmerzen, Erkältung, Allergien, Kopfschmerzen oder Schlaflosigkeit erfolgreich behandeln können. Treten solche Beschwerden jedoch wiederholt auf, rate ich Ihnen dringend, sich an einen erfahrenen Homöopathen zu wenden, damit das den Symptomen zugrundeliegende chronische Leiden geheilt werden kann.

Zur Behandlung der zugrundeliegenden Krankheit ist im allgemeinen eine «konstitutionelle Behandlung» erforderlich. Nach sorgfältiger Analyse der erblichen Vorbelastung, der Krankheitsvorgeschichte und der gesamten körperlichen, gefühlsmäßigen und geistigen Symptome verschreiben Homöopathen, die mit dieser «klassischen» Methode Erfahrung haben, individuell abgestimmte homöopathische Mittel, die in vielen Fällen eine tiefgreifende Heilung chronischer Krankheiten herbeiführen. Die konstitutionelle Behandlung kann zwar nicht jede chronische Krankheit heilen, zumindest aber wird sie in der Regel die Beschwerden Ihres Kindes deutlich lindern und reduzieren.

Dieses Buch kann kein Allheilmittel für sämtliche Beschwerden verschreiben, die bei Ihrem Kind auftreten können, denn natürlich gibt es ernste Gesundheitsprobleme, bei denen Sie unbedingt ärztliche Hilfe in Anspruch nehmen müssen. Auch bei schweren Krankheiten wie Lungenentzündung, Epilepsie oder Diabetes kann die Homöopathie Positives bewirken, für die richtige Behandlung aber braucht man wesentlich mehr Wissen über Krankheitssymptome und homöopathische Heilmittel, als ich in diesem Buch vermitteln kann. In solchen Fällen sollten Sie einen erfahrenen Homöopathen zu Rate ziehen (Kontaktadressen, über die Sie einen Homöopathen in Ihrer Nähe ausfindig machen können, im Anhang V und VI, S. 324f.).

Möglicherweise wundern Sie sich darüber, daß in diesem Buch so wenig über Hautkrankheiten steht, obwohl diese doch bei Kindern sehr häufig auftreten. Der Grund dafür ist die Überzeugung der Homöopathen, daß Hautsymptome nur eine Folge tieferliegender innerer Probleme sind, die oft nur durch eine konstitutionelle Behandlung zu lösen sind. Es gibt eine lange Reihe von homöopathischen Mitteln, die bei Hautkrankheiten helfen. Ohne medizinische Vorbildung aber könnten Sie darunter kaum die richtige Wahl treffen. Deshalb gehe ich in diesem Buch nur auf einige wenige Hautkrankheiten ein: Windelausschlag, Grind (Impetigo) und Herpes. Bei diesen Beschwerden kommt normalerweise nur eine kleine Zahl homöopathischer Mittel in Frage, die Sie auch selbst auswählen können. Bedenken Sie aber bitte: Möglicherweise gelingt es Ihnen relativ leicht, die akuten Symptome solcher Hautkrankheiten zu beseitigen; eine dauerhafte Heilung jedoch ist oft nur über eine konstitutionelle Behandlung möglich.

Berücksichtigen Sie schließlich noch folgendes: Trotz der großen Wirksamkeit homöopathischer Mittel sind sie natürlich kein Ersatz für eine gesunde Lebensführung. Die Gesundheit Ihres Kindes ist von zahlreichen Faktoren abhängig: Ernährung, Bewegung, Hygiene, Umwelt, psychologische Einflüsse. Indem Sie diese Einflüsse ernst nehmen und möglichst optimal für Ihr Kind gestalten, können Sie Krankheiten verhindern und auch heilen. Die Homöopathie sollte nur eine Ergänzung zu einer gesunden Lebensweise sein. Homöopathie kann niemals das einzige Mittel zur Gesunderhaltung eines Kindes sein; in vielen Fällen aber hat sich diese Heilkunst als äußerst erfolgreich erwiesen.

Erster Teil
Wie Homöopathie funktioniert

1. Die Weisheit des Körpers

Jeden Tag, zu jeder Stunde, ja in jeder Sekunde vollbringt der menschliche Körper wahre Wunder. Ständig muß er sich, um zu überleben, gegen Bakterien, Viren, Gifte, allergieauslösende Substanzen, Umweltbelastungen, psychischen Druck und zahllose weitere sichtbare und unsichtbare Einflüsse verteidigen, von denen er pausenlos bedrängt wird.

Im Laufe der Evolution hat der Körper komplexe Abwehrmechanismen gegen diese Angriffe entwickelt. Er erzeugt Fieber, um eingedrungene Keime zu verbrennen. Etwaige Fremdkörper werden durch eitrige Entzündungen isoliert und hinausgespült. Durch die Schleimbildung beim Schnupfen entledigt sich der Körper abgetöteter Viren und toter weißer Blutkörperchen. Den Schmerz setzt er ein, um unsere Aufmerksamkeit auf verletzte oder erkrankte Körperbereiche zu lenken, damit wir ruhen können oder uns entsprechend behandeln lassen.

Einerseits dienen die Symptome, die der Körper erzeugt, der Anpassung an Belastungen und Infektionen, andererseits will er sich damit verteidigen und letztendlich heilen. Die Reaktionen verlaufen völlig unbewußt. Niemand muß dem Körper sagen, daß er sich heilen soll. Es handelt sich um automatische Reaktionen, um eine uns allen innewohnende Weisheit. Der Körper scheint genau zu wissen, wie er Krankheiten bekämpfen und Verletzungen heilen muß. Schließlich hat er dies schon Millionen Male so gemacht. Nur aufgrund dieser beeindruckenden Fähigkeit zur Selbstverteidigung und zur Anpassung an sich verändernde Umweltbedingungen hat er bis heute überlebt.

Doch die Fähigkeiten des Körpers haben auch ihre Grenzen. Der Körper des Menschen ist wie jeder andere lebende Organismus krankheitsanfällig. Nicht jede Schlacht gegen Infektionen geht zu seinen Gunsten aus. Nicht an jeden aggressiven Umwelteinfluß kann er sich erfolgreich anpassen. Nicht jede neue Belastung wird von ihm gleichermaßen problemlos bewältigt.

An den Symptomen eines Menschen läßt sich ablesen, daß der Körper sein bestes tut, um sich zu verteidigen und zu heilen. Deshalb ist es nicht sinnvoll, diese natürlichen Abwehrmechanismen zu hemmen. Behandlungverfahren, die Symptome unterdrücken, können zwar kurzfristig zum Erfolg führen, letzten Endes aber sind sie nicht gesundheitsförderlich, da sie nicht der Vernunft des Körpers entsprechen.

Der Körper sagt uns, daß die Unterdrückung von Symptomen keine wirkliche Heilung bewirkt. Symptome können zurückkehren, und oft tun sie dies mit vermehrter Wucht. Oder schlimmer noch, sie kehren nicht zurück, werden aber von anderen, ernsteren Symptomen abgelöst. Jeder Mensch, der an wahrer Heilung interessiert ist, muß zunächst einmal die Weisheit des Körpers begreifen. Wer diese Weisheit ignoriert, landet nur zu oft bei Behandlungen, die entweder wirkungslos sind oder nur vorübergehend wirken. Oft werden ihre ernsten Nebenwirkungen nicht durch den Heilungserfolg kompensiert.

2. Die Bedeutung von Nebenwirkungen

Vom rein pharmakologischen Standpunkt aus gibt es so etwas wie Nebenwirkungen gar nicht. Jedes Medikament hat seine Wirkung, nicht mehr und nicht weniger. Dann aber kommt der Mensch und unterscheidet willkürlich zwischen denjenigen Wirkungen, die ihm gefallen, und denen, die ihm nicht passen. Letztere bezeichnet er als *Nebenwirkungen*.

Denken wir zum Beispiel an die schulmedizinische Behandlung von Erkältungen. Der Körper des Kindes reagiert – ebenso wie der des Erwachsenen – auf die Erkältungsviren, indem er vermehrt weiße Blutkörperchen zur Bekämpfung der Viren erzeugt. Da ein Teil der weißen Blutkörperchen und der Viren in diesem Kampf stirbt, produziert der Körper flüssigen Schleim, um die abgestorbenen Überreste abzutransportieren.

Die üblichen rezeptfrei erhältlichen Erkältungsmedikamente blockieren entweder die Schleimbildung und trocknen die Schleimhäute aus, oder sie bringen die geschwollenen Kapillargefäße in der Nase zum Abschwellen. Wenn aber die Schleimbildung blockiert wird, ist das Kind weniger gut in der Lage, die toten Viren und weißen Blutkörperchen auszuscheiden. Also entwickelt sich statt des wäßrigen Ausflusses ein dicker klebriger Schleim, den das Kind weniger leicht aus der Nase herausblasen oder hochhusten kann. Man braucht kein Experte zu sein, um vorauszusagen, daß durch diese Unterdrückung wesentlich beunruhigendere Symptome entstehen können. Plötzlich leidet das Kind nicht mehr unter Ausfluß aus der Nase, sondern vielleicht unter Kopfschmerzen, weil die Nebenhöhlen verstopft sind, oder unter geistiger Dumpfheit und Benommenheit, mitunter auch unter Halluzinationen, Ängsten und Verhaltensstörungen.

Bei diesen Symptomen handelt es sich nicht um *Nebenwirkungen*, sondern um die direkten Wirkungen von Medikamenten, die die natürliche Heilungsreaktion des Körpers behindern.

Auch die Mittel gegen verstopfte Nase, die über das Abschwellen der Nasenkapillaren wirken, helfen nur vorübergehend. Es ist durchaus möglich, daß sie den Ausfluß aus der Nase erfolgreich beseitigen und die Atemwege frei machen. Wird die Medizin aber abgesetzt, sind alle Symptome rasch wieder da, oft schwerer als vorher. Häufig haben Eltern Angst, ihren Kindern diese Mittel nicht mehr zu geben, weil sie befürchten, daß darauf die Symptome wieder ausbrechen. Mit der Zeit aber genügt die Dosis, die bisher zum Abstellen der Symptome ausreichte, nicht mehr, und man braucht immer höhere Dosen.

Die Verschlimmerung der Symptome nach dem Absetzen solcher Medikamente ist keine Nebenwirkung, sondern bloß der Versuch des Körpers, sich zu heilen. Das gelingt ihm weit besser, wenn wir aufhören, seine natürlichen Bemühungen zu unterdrücken.

Da Symptome ein wesentlicher Bestandteil der körpereigenen Abwehr sind, wäre es doch nur vernünftig, Methoden einzusetzen, die diese Abwehr unterstützen anstatt sie zu behindern. Die Homöopathie ist eine solche Methode.

3. Die Prinzipien der Homöopathie

Die homöopathische Heilkunde ist eine natürliche pharmazeutische Wissenschaft, bei der die körpereigene Abwehr durch sehr geringe Dosen natürlicher Substanzen aus dem Pflanzen-, Mineral- und Tierreich stimuliert wird. Ein gutes Beispiel ist die homöopathische Behandlung von Erkältungen. Eines der gängigen homöopathischen Mittel für diesen Zustand ist *Allium cepa*, was zu deutsch nichts anderes als Küchenzwiebel bedeutet. Wenn wir Zwiebeln schneiden, läuft die Nase, und die Augen tränen. Da ist es nur logisch, daß Zwiebeln dem Körper bei der Ausscheidung von Erkältungsviren helfen können, indem sie die Prozesse anregen, die im Körper als Reaktion auf die Viren ohnehin ablaufen. Im Gegensatz zu Mitteln, die die Schleimhaut austrocknen und die natürlichen Selbstheilungskräfte des Körpers zeitweilig unterdrücken, hilft *Allium cepa* dem Körper bei der Selbstheilung, indem es das unterstützt, was der Körper ohnehin macht.

Allium cepa ist jedoch nicht das einzige Homöopathikum, das bei Erkältungen helfen kann. Ganz wesentlich in der Homöopathie ist die Ermittlung des individuell richtigen Mittels. Es gibt kein einziges Mittel, das für jeden Menschen bei jeder Erkältung oder bei sonstigen Krankheiten richtig wäre. Obwohl, oberflächlich gesehen, die gleiche Erkrankung vorliegen mag, sind die Symptome doch bei jedem Kind anders. Deshalb basiert die Wahl homöopathischer Mittel auf der in jedem Fall einzigartigen Kombination von Symptomen und nicht auf der «Krankheit», wie sie die Schulmedizin definiert. Die Individualisierung der Symptome ist eines der wichtigsten Prinzipien der Homöopathie. Homöopathen suchen für jeden kranken Menschen ein individuell geeignetes Mittel. Dabei gehen sie vom *Gesetz der Ähnlichkeit* aus.

Erstes Prinzip: Das Ähnlichkeitsgesetz

Der Begriff *Homöopathie* leitet sich von zwei griechischen Wörtern her: *homoios* (zu deutsch: «ähnlich») und *pathos* (zu deutsch: «Krankheit» oder «Leiden»). Das übergeordnete Prinzip der Homöopathie ist das Ähnlichkeitsgesetz, das besagt, daß eine Substanz bei der Heilung derjenigen Symptome helfen kann, die sie auch selbst hervorruft. Buchstäblich jeder Stoff, ob pflanzlicher, mineralischer oder tierischer Herkunft, kann als homöopathisches Medikament verwendet werden. Um zu ermitteln, welches Mittel welche Symptome erzeugt, führt man «Prüfungen» an gesunden Personen durch. Dabei erhöht man die Dosis so lange, bis Symptome auftreten. (An Kranken werden keine Prüfungen durchgeführt, weil bei ihnen die Symptome der Krankheit schwer von denen zu unterscheiden sind, die durch das getestete Mittel ausgelöst werden.)

Vielleicht überrascht es Sie, zu hören, daß die meisten gängigen homöopathischen Mittel aus Giften hergestellt sind, etwa aus Arsen, Giftsumach oder Bienengift, um nur einige zu nennen. Da aber die Hersteller diese Substanzen nur in äußerst geringen Dosen einsetzen, gelten Homöopathika allgemein als ungefährlich. Sowohl in den USA als auch in Deutschland werden sie rezeptfrei abgegeben, und auch in vielen anderen Ländern in aller Welt stuft man sie als risikolos ein.

Bei Arsen handelt es sich um ein Gift, das eine Form von Durchfall erzeugt, die ähnlich auch bei Lebensmittelvergiftungen auftritt; deshalb wird es in homöopathischer Dosierung (*Arsenicum album*) unter anderem bei Lebensmittelvergiftung gegeben. Giftsumach (*Rhus toxicodendron*) kann in homöopathischer Dosierung bestimmte Hautausschläge zum Verschwinden bringen, ebenso wie er bei gesunden Menschen solche Ausschläge auslöst. Auch bei Zerrungen und Verstauchungen hilft dieses Mittel; homöopathische Prüfungen ergaben, daß Giftsumach bei innerer Anwendung Schmerzen in Muskeln, Sehnen und Bändern erzeugt, die denen bei einer Verstauchung gleichen.

Bienengift (*Apis mellifica*) wird in der Homöopathie bei Entzündungen eingesetzt, die mit einem brennenden und stechenden

Schmerz einhergehen. Wie alle homöopathischen Mittel muß auch dieses Mittel individuell passen, um zu wirken. Wenn Sie das Gefühl haben, daß das Auflegen von Eis bei Ihrer Entzündung den Schmerz lindert, während Wärme den Schmerz verstärkt, dann ist Bienengift in homöopathischer Zubereitung für Sie das Richtige, da auch bei Bienenstichen das Auflegen von Eis hilfreich ist. Auch Kinder mit Mandelentzündung bekommen oft *Apis*, aber nur, falls sie sich beim Lutschen von Eiswürfeln besser fühlen oder kalte Getränke bevorzugen.

Im selben Jahr, als der Begründer der Homöopathie, der deutsche Arzt Samuel Hahnemann, erstmals über diese neue Wissenschaft berichtete, schlug der britische Arzt Edward Jenner als erster vor, Menschen mit Hilfe eines aus Kuhpocken gewonnenen Impfstoffs gegen Pocken zu immunisieren. Die theoretischen Grundlagen der Impfung ähneln dem grundlegenden homöopathischen Prinzip der Ähnlichkeit: Man verwendet kleine Dosen einer krankheitserzeugenden Substanz, um das Immunsystem zum Aufbau einer natürlichen Abwehr gegen eben diese Krankheit anzuregen.

Impfungen werden von der Schulmedizin als Vorbeugung eingesetzt, aber auch in der Behandlung greift die konventionelle Medizin gelegentlich auf das Ähnlichkeitsgesetz zurück: etwa bei der Allergie-Desensibilisierung. Allergologen geben ihren Patienten allergieauslösende Substanzen in kleinen Dosen, um die Widerstandsfähigkeit gegen diese Substanzen zu verbessern. Ein weiteres Beispiel ist das amphetaminähnliche Medikament Ritalin, das von manchen Ärzten zur Behandlung hyperaktiver Kinder eingesetzt wird und bei nichthyperaktiven Kindern Hyperaktivität auslösen kann.

Obwohl Impfungen, Allergiebehandlungen, die Wirkung von Ritalin und einiger anderer schulmedizinischer Medikamente, wenn man so will, auf dem Ähnlichkeitsgesetz basieren, gelten sie gemeinhin nicht als homöopathische Behandlungsverfahren, denn sie werden weder individualisiert noch in den äußerst geringen und ungefährlichen Dosen verabreicht, die in der Homöopathie üblich sind. Dennoch finde ich es ermutigend, daß zumindest einige homöopathische Prinzipien auch in der Schulmedizin angewendet werden.

Zweites Prinzip:
Das Symptom-Muster erkennen

Ein wesentlicher Bestandteil der Homöopathie ist die Idee des *Symptom-Musters*. Schließlich besteht die Krankheit eines Menschen nicht nur aus einem isolierten Symptom, sondern aus der Kombination aller körperlichen, emotionalen und geistigen Symptome, die der Mensch erlebt.

Homöopathen haben festgestellt, daß jeder pflanzliche, mineralische oder tierische Wirkstoff bei Überdosierung ein ganz bestimmtes einzigartiges Muster von Symptomen im menschlichen Körper erzeugt. Zum Beispiel gibt es zahlreiche Substanzen, die Kopfschmerzen hervorrufen. Doch der Kopfschmerz ist nicht immer gleich: Bei manchen tritt er am Hinterkopf auf, bei anderen über der Stirn und bei wieder anderen nur links oder rechts. Manche Substanzen verursachen Kopfschmerzen, die sich durch das Auflegen von Eisbeuteln lindern lassen, während nach Einnahme anderer Substanzen die Kopfschmerzen durch heiße Packungen zurückgehen. Bei manchen Mitteln sind die Kopfschmerzen dann am schlimmsten, wenn man sich bewegt, bei anderen, wenn man sich hinlegt, manche verursachen neben Kopfschmerzen Reizbarkeit, andere erzeugen Depressionen.

Wie keine Substanz nur ein einziges Symptom hervorruft, so hat auch keine Krankheit nur ein Symptom, sondern vielmehr ein Symptom-Muster. Beim einen Kind sind die Kopfschmerzen morgens schlimmer, beim anderen spät abends. Dem ersten Kind geht es besser, wenn man auf den Kopf drückt, bei dem anderen werden die Schmerzen dadurch nur gesteigert. Das eine Kind ist während der Kopfschmerzen sehr unruhig, ein anderes wirkt lethargisch.

Bestimmte körperlich-geistige Symptom-Muster aber, das hat die Homöopathie erkannt, kehren bei verschiedenen Menschen immer wieder. Zu diesen Mustern rechnet man Aspekte der Persönlichkeit, den Körperbau, akute und chronische Krankheitssymptome und erbliche Faktoren.

Deshalb sprechen Homöopathen von «Sulfur-Typen», «Phosphorus-Typen» oder «Pulsatilla-Typen». Mit einem Typ ist ein bestimmtes Muster aus körperlichen, gefühlsmäßigen und geistigen

Symptomen gemeint, das einen Menschen mehrere Jahre oder auch Jahrzehnte lang kennzeichnet. Das Heilmittel, das genau zu diesem Persönlichkeitstyp paßt, nennt man *Konstitutionsmittel*. Im vierten Teil dieses Buches finden Sie kurzgefaßte Informationen über einige häufig vorkommende konstitutionelle Typen von Kindern. (Eine genaue Erörterung besonders oft vorkommender Kindertypen finden Sie in: Frans Vermeulen: *Kindertypen in der Homöopathie*, siehe Literaturliste, S. 321).

Es ist sehr hilfreich, das Konstitutionsmittel eines Kindes zu kennen; denn es läßt sich ideal zur Behandlung akuter und chronischer Beschwerden und zur Krankheitsvorbeugung einsetzen. Wenn Sie sich näher mit den für Ihr Kind typischen Eigenschaften auseinandersetzen, werden Sie an ihm vielleicht plötzlich Neigungen und Tendenzen entdecken, die Sie bisher gar nicht wahrgenommen haben.

Eine ausführliche Anleitung zur Ermittlung des Konstitutionsmittels für Ihr Kind paßt nicht in den Rahmen dieses Buches, denn die dazu erforderlichen vertieften Kenntnisse der Homöopathie sind unmöglich in dieser Kürze zu vermitteln. Ich beschränke mich also darauf, Ihnen zu erklären, wie Sie das homöopathische Mittel finden, das dem Symptom-Muster Ihres Kindes bei akuten Krankheiten entspricht.

Drittes Prinzip: Kleine Dosis – große Wirkung

In der Homöopathie werden nur sehr geringe Wirkstoffmengen verwendet. Das ist einer der Gründe dafür, daß Homöopathika allgemein als ungefährlich gelten. Die Mittel werden durch den speziellen pharmakologischen Prozeß der *Potenzierung* hergestellt. Dazu wird eine Substanz aus dem Pflanzen-, Mineral- oder Tierreich zunächst in destilliertem Wasser aufgelöst (in der Regel nimmt man neun Teile Wasser auf einen Teil des Wirkstoffes). Dann wird die Lösung kräftig geschüttelt (*verschüttelt* – sagen die Homöopathen).

Anschließend wird die Lösung weiter verdünnt und erneut verschüttelt. Nach dreimaliger Verdünnung um den Faktor 10 und anschließender Verschüttelung erhält man die Potenz D3, nach zwölfmaliger Verdünnung (jeweils um den Faktor 10) und Verschüttelung erhält man die Potenz D12.

Spätestens, wenn man die Substanz 24mal um den Faktor 10 oder 12mal um den Faktor 100 verdünnt hat, dürfte nach den heute bekannten physikalischen Gesetzen mit großer Wahrscheinlichkeit pro Fläschchen der Verdünnung allenfalls noch ein einziges Molekül der Ursprungssubstanz zu finden sein – oder auch gar keines. Dennoch haben Homöopathen und ihre Patienten in den letzten zweihundert Jahren immer wieder beobachtet, daß ein Wirkstoff um so stärker und nachhaltiger wirkt und man ihn seltener einnehmen muß, je höher seine Potenz ist, je öfter er also verdünnt wurde.

Die großen Kontroversen, die es immer wieder um die Homöopathie gegeben hat, entzünden sich vor allem an diesem Prinzip der extrem kleinen Dosen. Skeptiker stellen deshalb die ganze Methode in Frage, weil sie nicht einsehen, daß so kleine Dosen irgendeine Wirkung haben können. Für sie sind Homöopathika nicht mehr als «Placebos». Mit anderen Worten: Die Patienten bilden sich bloß ein, daß die Mittel ihnen helfen. Leider haben die meisten dieser Skeptiker nie selbst Homöopathika angewendet und kennen oft nicht einmal die grundlegenden Prinzipien der Homöopathie. Deshalb sind solche Attacken alles andere als wissenschaftlich.

Zugegeben, es ist nur schwer zu begreifen, wie so kleine Dosen eine so machtvolle Wirkung entfalten können. Doch die Wirkung der Homöopathika wird durch eine zunehmende Zahl wissenschaftlicher Forschungen (siehe Anhang IV) und durch eine ungeheure Menge positiver Erfahrungen von Therapeuten und Patienten bestätigt.

Zahlreiche Beispiele aus der Natur können zur Klärung dieser Frage beitragen. Haie zum Beispiel können auch aus großer Entfernung winzige Blutspuren im Wasser ausmachen. Männliche Insekten legen große Entfernungen zurück, um ein Weibchen zu finden. Viele Tiere sondern Pheromone ab, Sexualhormone, die das andere Geschlecht anziehen, und locken damit Partner auch über sehr große Entfernungen an. Es ist eine anerkannte Tatsache, daß Insekten und andere Tiere über ihre Riechorgane eine Substanz schon an wenigen Molekülen erkennen können.

Obwohl praktisch jedes Tier auf unserem Planeten sich durch irgendwelche erstaunlichen Sinnesleistungen auszeichnet, gehen die Kritiker der Homöopathie seltsamerweise davon aus, daß der menschliche Organismus nur das registrieren kann, was tatsächlich sichtbar oder meßbar ist.

Natürlich werden geringe Dosen einer bestimmten Substanz normalerweise keine spürbare Wirkung auf einen Organismus haben, es sei denn, er reagiert darauf überempfindlich. Das Gesetz der Ähnlichkeit weist uns den Weg zur Entdeckung solcher individuellen Überempfindlichkeiten. Ein Insekt zum Beispiel ist nur gegen die Pheromone seiner eigenen Art «überempfindlich», auf die von anderen Insekten ausgesandten Duftstoffe reagiert es nicht. Ebenso ist das kranke Kind nur dann aufnahmefähig beziehungsweise «überempfindlich» für eine Minidosis eines bestimmten Mittels, wenn dieses Mittel bei einem Gesunden genau die Symptome des kranken Kindes erzeugen würde.

Wie die in der Homöopathie verwendeten extrem kleinen Dosen wirken, ist nach wie vor ein Geheimnis. Ebenso mysteriös ist allerdings die Wirkung mancher von der Schulmedizin eingesetzter Wirkstoffe. Zum Beispiel wissen die Forscher erst seit kurzem mehr darüber, wie und warum Aspirin wirkt – nachdem man viele Millionen in die Forschung investiert hat. Aber auch als man noch nichts über den Wirkmechanismus von Aspirin wußte, haben sich Ärzte und Patienten nicht davon abschrecken lassen, das Mittel zu verwenden. Für die meisten Menschen genügt es zu wissen, daß etwas wirkt, über das Wie und Warum machen sie sich keine weiteren Gedanken.

Viertes Prinzip: Der Heilungsprozeß

Homöopathen haben die besten Voraussetzungen, um den Krankheits- und Heilungsprozeß ihrer Patienten wirklich zu verstehen, weil sie den Patienten Fragen zu allen möglichen Einzelheiten stellen. Sie diagnostizieren nicht nur die Krankheit des Kindes, sondern untersuchen gleichzeitig das einzigartige Muster körperlicher und psychischer Symptome, das bei ihm vorliegt.

Homöopathen fragen, wie die Krankheitssymptome durch Temperatur, Wetter, Tageszeit, Bewegung, Körperposition, äußere Reize, Essen und Trinken, Schlafen, Urinieren, Stuhlgang, gefühlsmäßige oder geistige Befindlichkeit und andere Faktoren beeinflußt werden. Ihre Fragen haben eine große Bandbreite, weil es ihnen um die individuelle Art und Weise geht, in der das jeweilige Kind seine Krankheit erlebt.

Durch die sorgfältige Beobachtung einerseits der offensichtlichen, andererseits der feinen, kaum spürbaren Symptome ist der Homöopath in der Lage, die gesundheitliche Entwicklung eines Kindes besser zu begreifen. Auch die Tatsache, daß viele Homöopathen in privater Praxis mit engem Kontakt zu ihren Patienten arbeiten, kommt ihnen zugute, wenn es um die Beurteilung von Krankheiten im familiären Umfeld geht.

Als ganzheitliche Methode berücksichtigt die Homöopathie gleichzeitig die körperlichen, gefühlsmäßigen und geistigen Ebenen eines Menschen. Die Symptome sind auf jeder Ebene von unterschiedlicher Intensität, und jede Ebene kann die Art und Weise, wie ein Patient seinen Gesundheitszustand erlebt, positiv oder negativ beeinflussen.

Liegen auf der körperlichen Ebene sehr ernste Probleme vor, können sie sich beispielsweise durch Krankheiten des Herzens, des Gehirns oder des Nervensystems äußern. Am wenigsten bedrohlich auf der körperlichen Ebene sind Krankheiten von Haut, Muskeln und Bindegewebe.

Auf der gefühlsmäßigen Ebene sind Todesängste, Depressionen mit Selbstmordgedanken und starke Wut Anzeichen für tiefgehende Gefühlsstörungen, während leichte Reizbarkeit, Frustriertheit oder Ängste am wenigsten bedrohlich sind.

Auf der geistigen Ebene läßt sich eine tiefgehende Angeschlagenheit an Verwirrungszuständen, Wahnvorstellungen und Identitätskrisen ablesen, während leichte Gedächtnisstörungen vorübergehende Konzentrationsschwierigkeiten und gelegentliche Geistesabwesenheit weniger bedrohlich sind.

Nach Anschauung der Homöopathen sind geistige Symptome am schwerwiegendsten, weil sie direkt den Kern des Menschen betreffen. Andererseits können auch Symptome auf anderen Ebenen tiefgreifend sein, vorausgesetzt, sie sind sehr intensiv. Nach verschiedenen populären psychologischen Theorien machen Gefühle den Kern eines Menschen aus. Im Gegensatz dazu meinen die Homöopathen, daß die geistige Ebene – der Wille eines Menschen, sein geistiges Verständnis und sein Bewußtsein von sich selbst – die tiefste Ebene des Menschen ausmacht.

Wenn man den Heilungsprozeß verstehen will, muß man diese unterschiedlichen Ebenen berücksichtigen. Manche Menschen bekommen nach Einnahme eines homöopathischen Mittels eine *Heilkrise*: Plötzlich werden bestimmte Symptome schlimmer, während andere gelindert werden. Meist werden die Symptome, die lebenswichtige Organe betreffen, gemildert, während andere, eher oberflächliche Symptome, sich verstärken. Bei einem Kind, das unter hohem Fieber und Verdauungsstörungen leidet, kann zum Beispiel der Durchfall schlimmer werden, während das potentiell ernstere Symptom, das hohe Fieber nämlich, nachläßt. Der Durchfall kann zwar lästig sein, zeigt im Grunde aber nur, wie der Körper bemüht ist, sich selbst zu heilen.

Sowohl bei Kindern als auch bei Erwachsenen kommt es im Falle von chronischen Erkrankungen eher zu einer Heilkrise als bei der Behandlung von akuten Beschwerden. Eltern sollten sich darauf einstellen, daß solche Heilkrisen gelegentlich auftreten können, damit sie nicht überängstlich reagieren, wenn bestimmte Symptome plötzlich schlimmer werden, während sich andere bessern. In den meisten Fällen allerdings werden Sie nur eine erfreuliche Beschleunigung des Heilungsprozesses erleben, wenn Sie Ihre Kinder bei akuten Beschwerden homöopathisch behandeln.

In den letzten beiden Jahrhunderten haben Homöopathen immer wieder feststellen können, daß dem Heilungsprozeß bestimmte Gesetzmäßigkeiten zugrunde liegen, die man auch das Heringsche Gesetz nennt (nach Dr. Constantin Hering, dem Vater der amerikanischen Homöopathie, der diese Gesetzmäßigkeiten als erster beschrieb).

1. *Die Heilung wirkt sich zunächst auf innere lebenswichtige Funktionen aus und schreitet dann zu den weiter außen liegenden oberflächlichen Funktionen fort.* Demnach bessern sich zuerst

die Symptome, die die wichtigsten Organe betreffen, etwa das Gehirn und das Herz, während weniger wichtige Symptome wie etwa Hautausschläge im allgemeinen als letztes abheilen. Oft verschlimmern sich die Symptome, welche weniger wichtige Funktionen betreffen, im Laufe der Heilung. Zum Beispiel kann ein Kind, das unter Asthma leidet, vorübergehend einen Hautausschlag bekommen, während sich die Asthmaanfälle bereits bessern. Bei Kindern mit trockenem Husten kommt es mit Fortschreiten der Heilung vor, daß plötzlich Schleim hochgehustet wird. Die Eltern erschrecken dann zunächst, sollten aber eigentlich froh sein, daß der Husten jetzt «produktiv» ist, weil der Schleim abgehustet und die Atemwege des Kindes befreit werden. Leidet ein Kind nicht nur unter körperlichen Beschwerden, sondern auch unter emotionalen und geistigen Problemen, werden sich in der Regel zunächst die psychischen Symptome bessern, bevor auch die körperlichen Beschwerden zurückgehen, falls letztere nicht sehr ernst sind.

2. *Die Heilung vollzieht sich in der umgekehrten Reihenfolge zum Auftauchen der Symptome.* Wenn ein chronisch krankes Kind mit dem richtigen homöopathischen Mittel behandelt wird, können Symptome auftreten, die man aus früheren Stadien der Krankheit kennt. Möglich, daß sie damals durch schulmedizinische Behandlungsverfahren unterdrückt wurden. Oder sie sind seit dem Säuglingsalter nicht mehr aufgetreten. Dieses Wiederauftreten der Symptome ist ein gutes Zeichen. Es weist darauf hin, daß ein tiefgreifender Heilungsprozeß im Gange ist. (Dieses Phänomen beobachtete man vor allem bei der Behandlung chronischer Krankheiten; bei Kindern mit akuten Beschwerden tritt es kaum auf.)

3. *Der Heilungsprozeß schreitet vom oberen Teil des Körpers nach unten fort.* Danach wird ein Hautausschlag zunächst an den oberen Körperteilen zurückgehen, bevor sich an den Beinen etwas ändert.

Ist diese Reihenfolge bei der Heilung nicht zu beobachten, so kann man annehmen, daß kein tiefgehender Heilungsprozeß vonstatten geht, sondern eine Placeboaktion, durch die das Kind nur vorübergehende Linderung erfährt.

Im Heringschen Gesetz haben allgemein anerkannte Praktiken der natürlichen Heilung ihren Niederschlag gefunden. Bei einer wahren Heilung verschwinden die Symptome nicht unbedingt alle gleichzeitig, sondern der Heilungsprozeß verläuft nach einer bestimmten Ordnung. Auch die chinesische Medizin und die europäische Naturheilkunde kennen vergleichbare Prinzipien.

4. Grenzen und Risiken der Homöopathie

Homöopathische Mittel sind nicht allmächtig. Zum Beispiel können sie nicht bewirken, daß einem Kind ein abgetrenntes Glied nachwächst. Auch durch Unfall oder Krankheit beschädigte Gehirnzellen können sie nicht nachbilden. Und in bestimmten Notfällen wie bei Leistenbruch oder fortgeschrittener Blinddarmentzündung ist die Homöopathie selbstverständlich kein Ersatz für den chirurgischen Eingriff.

Bei bestimmten Beschwerden helfen homöopathische Mittel nur dann, wenn sie parallel zu anderen Therapieverfahren eingesetzt werden. Zum Beispiel können sie das Zusammenwachsen gebrochener Knochen beschleunigen, vorausgesetzt, die Knochen sind fachkundig geschient. Hat ein Kind aufgrund einer Darmverschlingung Schmerzen im Unterleib, ist natürlich der Einsatz homöopathischer Mittel nur sinnvoll, wenn zuvor das Problem chirurgisch korrigiert wurde.

Außerdem ist es nicht immer einfach, das individuell geeignete homöopathische Mittel für ein krankes Kind zu finden. Deshalb gelingt gelegentlich die Heilung auf diese Weise nicht, selbst wenn es sich nur um unbedrohliche weitverbreitete Krankheiten handelt. Auch Kinder, die starke Medikamente einnehmen, sind oft schwieriger zu behandeln, weil ihre natürlichen Symptome von den Medikamenten überdeckt werden. Ein weiteres Problem bei der Ermittlung des richtigen Mittels stellt sich dadurch, daß Kinder ihre Symptome nicht immer klar artikulieren können.

Homöopathika können im Prinzip zur Behandlung der meisten Infektionskrankheiten bei Kindern jeden Alters eingesetzt werden. Bei extrem hohem Fieber oder anderen lebensbedrohlichen Symptomen aber wird auch ein Homöopath zusätzlich Antibiotika oder andere schulmedizinische Arzneien verschreiben (oder den Patienten an einen Arzt verweisen, der solche Mittel verschreiben darf). Wenn man gelegentlich konventionelle Medikamente zur Behandlung von Infektionen empfiehlt, heißt das keineswgs, daß Homöopathika in diesen Fällen nicht wirken würden. Manchmal aber ist eine Kombination von homöopathischer und schulmedizinischer Behandlung sinnvoll, um jegliches Risiko für das Leben des Patienten zu vermeiden. Erfahrene Homöopathen verschreiben in solchen Fällen zunächst ein Homöopathikum, greifen dann aber, falls es nicht sehr rasch wirkt, auf schulmedizinische Verfahren zurück.

Manchmal braucht man etwas Zeit, um das richtige, individuell geeignete Homöopathikum zu finden, obwohl das Kind Beschwerden hat, die eine sofortige Behandlung erfordern. In solchen Fällen empfiehlt es sich, vorsichtshalber ein schulmedizinisches Mittel zu geben und das Homöopathikum später, wenn man es gefunden hat.

Homöopathie ist auch dann nicht geeignet, wenn es einen offenkundigen äußeren Grund für das Problem gibt. Leidet ein Kind zum Beispiel aufgrund von Fehlernährung unter Blutarmut, wird ein Homöopathikum wenig helfen. Ist das Kind dem Einfluß giftiger Substanzen oder Umweltschadstoffe ausgesetzt, kann ein Homöopathikum zwar die Ausscheidung dieser Giftstoffe fördern, am wichtigsten für die Gesundung ist es jedoch, daß das Kind nicht weiter in Kontakt mit den Giften kommt.

Das größte Risiko bei der Anwendung homöopathischer Mittel besteht darin, daß Eltern sich zu sehr darauf verlassen und zu spät ärztliche Hilfe holen, wenn es dringend erforderlich wäre. Um solche Situationen zu vermeiden, sollten Sie ein ausführliches Buch über Kinderkrankheiten anschaffen (zum Beispiel *Kindersprechstunde* von Wolfgang Goebel und Michaela Glöckner oder *Unseren Kindern helfen – Was tun, wenn Kinder krank werden?* von Vera Herbst, siehe Literaturliste S. 322), um zu wissen, wann Sie unbedingt oder vorsichtshalber einen Arzt verständigen müssen.

Ein gewisses Risiko bei der Anwendung homöopathischer Mittel ergibt sich daraus, daß Eltern mitunter immer wieder dasselbe homöopathische Mittel geben, weil es einmal so gut geholfen hat – obwohl das Kind mittlerweile gesund ist. Bei einer bestimmten Dosis kann es dann passieren, daß das Kind eine homöopathische

«Prüfung» durchmacht, also zeitweilig die Symptome auftreten, gegen die das Mittel eigentlich wirken soll. Solche Symptome sind allerdings kaum ernster Natur und verschwinden meist nach kurzer Zeit, wenn man das Mittel absetzt.

Die Homöopathie hat also durchaus ihre Grenzen – wie jede andere Therapieform auch. Dennoch gilt nach wie vor der Ausspruch des berühmten Geigers und Menschenfreunds Yehudi Menuhin: «Homöopathie gehört zu den wenigen medizinischen Richtungen, bei denen es keine Verlierer gibt, nur Gewinner.»

Zweiter Teil

Homöopathische Mittel in der praktischen Anwendung

*Es ist wichtiger zu wissen,
wie der Mensch ist, der die Krankheit hat,
als wie die Krankheit ist, die er hat.*
Sir William Osler

5. Bevor Sie zur Anwendung schreiten

Mit homöopathischen Heilmitteln lassen sich zahlreiche Krankheiten und Verletzungen gefahrlos und wirksam behandeln. Die Herausforderung besteht darin, das richtige Mittel zu finden.

Mit Hilfe der Informationen im dritten und vierten Teil dieses Buches werden Sie das richtige, individuell geeignete Mittel für Ihr Kind ohne weiteres finden.

Zuvor aber lesen Sie bitte sorgfältig diesen zweiten Teil des Buches. Denn um das richtige Mittel wählen zu können, müssen Sie zunächst begriffen haben, wie Sie es für Ihr Kind «individualisieren», welche Fragen Sie also Ihrem Kind stellen müssen (beziehungsweise, welche Fragen Sie im Namen Ihres Kindes beantworten müssen), um an die Informationen zu kommen, die Sie zur Auswahl des richtigen Mittels brauchen. Hier erfahren Sie auch, welche Mittel wichtiger sind als andere und wie man die geeignete Dosis und Potenz eines Homöopathikums bestimmt.

Für eine erfolgreiche Behandlung der meisten akuten Beschwerden von Kindern sollten die in diesem Buch enthaltenen Informationen genügen. Falls Sie die Heilmittel noch präziser bestimmen und auch andere, in diesem Buch nicht genannte Krankheiten behandeln wollen, brauchen Sie weiterführende Literatur, vor allem ein «Repertorium» und eine «Materia medica». In einem Repertorium sind alle erdenklichen Symptome aufgelistet und daneben jeweils die homöopathischen Mittel, mit denen sie sich heilen lassen. Der lateinische Ausdruck *Materia medica* bedeutet auf deutsch nichts anderes als «zu Heilzwecken verwendete Materialien», Heilmittel also. Es handelt sich dabei um eine Liste von Wirkstoffen mit Beschreibungen der *Symptome*, für die sie jeweils geeignet sind. Eine kurze Materia medica finden Sie im vierten Teil dieses Buches; wenn Sie mehr wissen wollen, besorgen Sie sich eines der in der Literaturliste im Anhang (S. 321) genannten umfangreicheren Werke (die allerdings meist sehr fachlicher Natur sind). Wenn Sie beides, Repertorium und Materia medica in einem Band haben wollen, empfehle ich Ihnen das Buch *Homöopathische Mittel und ihre Wirkungen* von Dr. William Boericke.

Mit Hilfe des Repertoriums läßt sich die Anzahl der möglichen Mittel im allgemeinen auf eine Handvoll eingrenzen. Wenn Sie dann nachlesen, was in der Materia medica zu diesen Mitteln steht, können Sie in der Regel das eine Mittel herausfinden, das dem individuellen Symptom-Muster Ihres Kindes am nächsten kommt.

6. Die Bewertung der individuellen Symptome Ihres Kindes

Homöopathen geht es immer um die ganz persönlichen, individuellen Symptome des Kranken. Deshalb stellen sie detaillierte Fragen, um das Mittel zu finden, das am besten zu den Beschwerden paßt. Im Rahmen dieser «Fallaufnahme» begreifen Homöopathen den Begriff *Symptom* sehr weit gefaßt. Als Symptome gelten zum Beispiel

- jeglicher Schmerz und jegliche Mißempfindung

- jegliche Veränderung gegenüber dem Normalbefinden

- jegliche Einschränkung der normalen Handlungsmöglichkeiten des Kranken

- alles, was den Schmerz oder die Mißempfindung lindert oder verstärkt

Hier genügt es nicht, einfach eines der Symptome Ihres Kindes zu nehmen und ein Mittel zu suchen, von dem bekannt ist, daß es dagegen hilft. Vielmehr sind die Mittel um so wirksamer, je besser sie zu dem gesamten Symptom-Muster des Kindes passen. Das Mittel muß nicht unbedingt zu jedem einzelnen Symptom passen, aber doch zumindest zu den wichtigsten.

In der Homöopathie unterscheidet man vier Arten von Symptomen:

1. *Krankheitsübliche Symptome.* Dies sind Symptome, die gemeinhin im Zusammenhang mit bestimmten Erkrankungen auftreten und in der traditionellen schulmedizinischen Diagnose vorrangig berücksichtigt werden. Grippe zum Beispiel geht in der Regel mit Fieber einher, Hepatitis mit Gelbsucht und Asthma mit pfeifendem Atem. Bei der Wahl des Mittels wird diesen Symptomen die *geringste* Bedeutung beigemessen.

2. *Lokale Symptome.* Darunter versteht man Schmerzen oder Mißempfindungen, die auf einen bestimmten Körperteil beschränkt sind, zum Beispiel Kopfschmerzen, Halsweh oder Husten. Auch kalte Zehen, ein schweißbedeckter Kopf oder müde Augen rechnet man zu den lokalen Symptomen. Bei der Wahl des Mittels sind sie zwar wichtig, aber von geringerer Bedeutung als die allgemeinen Symptome.

3. *Allgemeine Symptome.* Gemeint sind alle Symptome, die den ganzen Körper betreffen. Symptome wie Hunger, Durst, Ruhelosigkeit, Schreckhaftigkeit und gefühlsmäßige oder geistige Beschwerden zählen zu den allgemeinen Symptomen, weil der Schmerz oder das Mißempfinden nicht auf einen bestimmten Körperteil beschränkt ist. Weitere Beispiele für Allgemeinsymptome sind Schlafstörungen, allgemeines Energieniveau, Temperaturempfindlichkeit und Wetterfühligkeit. Allgemeine Symptome sind wichtiger als die lokalen Symptome, weil sie die Reaktion des gesamten Körpers auf Belastungen oder Infektionen darstellen.

4. *Sonderbare oder seltene Symptome.* Diese Symptome treten individuell bei einzelnen Menschen auf. Beispiele dafür wären ein kribbelndes Gefühl in der Bauchdecke, Kälteempfinden an der Stirn oder ein großer Durst, der aber schon durch einen winzigen Schluck Flüssigkeit zu stillen ist. Solche sonderbaren und seltenen Symptome sind für die Wahl des richtigen Mittels äußerst wichtig, obwohl sie – wie der Name schon sagt – nur selten auftreten und deshalb auch nur selten zu beobachten sind.

Der Schulmediziner konzentriert sich bei Diagnose und Behandlung vor allem auf die krankheitsüblichen, gängigen Symptome; dem Homöopathen hingegen sind gerade die sonderbaren oder seltenen Symptome am wichtigsten. Denn «normale» Symptome, die bei fast jeder Grippe auftreten, können natürlich keinen Beitrag zu einer individualisierten Bestimmung des homöopathischen Heilmittels leisten. Die traditionelle Medizin versucht, Kinder in bestimmte diagnostische Kategorien zu zwängen, die Homöopathie hingegen ist bemüht zu ermitteln, wie ein bestimmtes Kind eine bestimmte individuelle Form von Grippe, Kopfschmerz oder Halsweh erlebt.

Homöopathie entfaltet erst dann ihre wahre Wirkung, wenn es gelingt, die einzigartigen Symptome eines kranken Menschen mit den Symptomen in Einklang zu bringen, die eine bestimmte Substanz hervorruft. Deshalb sollten Eltern sehr sorgfältig abwägen, welche der Symptome ihres Kindes wirklich ganz persönlicher Natur sind.

Die Homöopathie liefert die überzeugende Bestätigung für etwas, das die meisten Eltern bereits wissen: daß ihr Kind einmalig ist. Natürlich bekommt im Krankheitsfall jedes Kind irgendwelche Symptome, die denen anderer Kinder ähneln; andererseits aber zeichnet es sich durch ein einzigartiges Muster körperlicher und geistig-psychischer Störungen aus, die das Nachbarkind in dieser Form keinesfalls hätte.

Stellen Sie sich vor, Ihr Kind hätte ebenso wie das Nachbarskind Halsschmerzen. Interessanterweise aber geht es Ihrem Kind beim Lutschen von Eiswürfeln besser, während das Nachbarskind sich beim Schlürfen heißer Getränke wohler fühlt. Ihr Kind hat neben den Halsschmerzen auch noch Kopfweh, während das Nachbarskind ständig hustet. Ihr Kind benimmt sich apathisch, während das andere Kind launisch und reizbar ist.

Der Homöopath ist besonders an dem interessiert, was den einen Menschen vom anderen unterscheidet. Deshalb helfen ihm gerade die sonderbaren und seltenen Symptome bei der Ermittlung des individuell geeigneten Mittels. Da solche Symptome aber nicht immer auftreten, gehen Homöopathen bei ihrer Diagnose in der Regel zuerst von den allgemeinen Symptomen aus. Lokale Symptome werden erst in zweiter Linie berücksichtigt, es sei denn, sie sind sehr ernst und intensiv. Nur im letzteren Fall wählt man ein Mittel, das vor allem auf die Behandlung dieser starken Lokalsymptome abzielt.

Zusammenfassend läßt sich sagen: Symptome sind immer dann wichtig, wenn sie eines oder mehrere der folgenden Kriterien erfüllen:

- Sie sind sonderbar oder selten.

- Es handelt sich um allgemeine Symptome, die den ganzen Körper betreffen.

- Die Symptome sind sehr intensiv.

Einen wichtigen Punkt möchte ich noch klarstellen. Die Tatsache, daß Homöopathen die Symptome von kranken Menschen so gründlich erforschen, *bedeutet nicht, daß die homöopathische Behandlung symptomorientiert ist.* Homöopathen behandeln nicht Symptome, sondern entscheiden anhand der Symptome, welches Mittel die körpereigenen Heilungsreaktionen am wirksamsten stimulieren könnte.

7. Die Fallaufnahme

Um die charakteristischen Symptome Ihres Kindes zu ermitteln, müssen Sie die richtigen Fragen stellen. Sie müssen nicht nur wissen, ob das Kind Schmerzen hat, sondern auch, wie sich die Schmerzen anfühlen, wodurch sie gelindert oder verschlimmert werden und welche Symptome das Kind sonst noch erlebt.

Dazu möchte ich Ihnen einen nützlichen Trick empfehlen: Vermeiden Sie Fragen, die nur mit ja oder nein beantwortet werden können, und fragen Sie lieber so, daß die Antwort offen bleibt. So steht es dem Kind frei, die Symptome ausführlich und mit allen möglichen Einzelheiten zu beschreiben, wenn ihm danach ist. Lenken Sie das Kind mit der Frage nicht in eine bestimmte Richtung, fragen Sie sich also nicht, *ob* sein Kopf nachts besonders weh tut, sondern *wann* er weh tut. Fragen Sie nicht, ob die Halsschmerzen besser werden, wenn das Kind kaltes Wasser trinkt, sondern fragen Sie, ob es irgend etwas gibt, das die Schmerzen lindert.

Jede Empfindung, die Ihr Kind sonst nicht hat, jedes Verhalten, das es sonst nicht an den Tag legt, verdient Ihre Aufmerksamkeit. Wenn Ihr Kind normalerweise morgens immer sehr energiegeladen ist, jetzt aber während der Grippe plötzlich nur zögernd aufsteht, sind diese Symptome wichtiger, als wenn das Kind sowieso morgens schlecht aus dem Bett kommt.

Auch wenn die Symptome des Kindes sich deutlich von denen anderer Kinder im selben Alter unterscheiden, sollten Sie aufhorchen. Ungewöhnlich und deshalb beachtenswert wäre es zum Beispiel, wenn Ihr Kind eine Abneigung gegen Süßigkeiten entwickelt.

Bei Kleinkindern ist das Ermitteln der Symptome schwieriger, aber in der Regel werden Eltern nach einer Eingewöhnungsphase rasch zu Experten, wenn es darum geht, feine, aber dennoch deutlich erkennbare Verhaltensänderungen zu registrieren. Manchmal kann es nützlich sein, zur Probe die Umgebung zu verändern, um zu sehen, wie das Baby darauf reagiert. Öffnen Sie das Fenster, und beobachten Sie, ob es dem Baby dadurch besser geht oder ob es sich irritiert fühlt. Nehmen Sie die Zudecke vom Bettchen, um zu sehen, ob es schreit und mit den Händchen nach der Decke sucht, oder ob es die Veränderung gar nicht bemerkt. Geben Sie ihm alternativ kalte und warme Getränke und beobachten Sie, welche es bevorzugt. Machen Sie ein plötzliches Geräusch, um zu sehen, ob das Baby schreckhaft reagiert. Benutzen Sie Ihre Beobachtungsgabe: Ist das Kissen naß von Speichel oder Schweiß? Schmiegt das Baby den Kopf ins Kissen, oder versucht es irgendwie, Druck auf den eigenen Vorder- oder Hinterkopf auszuüben? Wirft es ständig die Decke ab oder streckt die Füße heraus? Wirkt es eher lethargisch oder ruhelos?

8. Lokale Schlüsselsymptome

Es folgen einige Fragen, die Sie bei Kleinkindern selbst beantworten, bei älteren Kindern mit dem Kind durchsprechen müssen. Sie sind überwiegend so formuliert, daß die Antwort offen bleibt; so hat das Kind Gelegenheit zu sagen, was ihm am meisten zu schaffen macht.

Was tut am meisten weh?

Wo tut es am meisten weh, und wie fühlt sich das an?
Bitten Sie das Kind, den Ort des Schmerzes genau zu benennen und seine Empfindungen so genau wie möglich zu beschreiben.

Fingen die Symptome langsam an oder sehr plötzlich?

Hat das Kind in den letzten 24 Stunden vor Einsetzen der Symptome etwas Besonderes getan oder irgendwelche ungewöhnlichen Empfindungen erlebt?

Manchmal werden Kinder krank, wenn sie mit kalter Luft oder Luftzug in Berührung kommen oder längere Zeit durchnäßt herumgelaufen sind. Manchmal haben sie sich auch infolge sehr warmen Wetters oder starker körperlicher Anstrengung überhitzt. Mitunter beginnen die Beschwerden mit einem Gefühlserlebnis, wie etwa Ärger, Furcht, Trauer, Depression, Besorgnis, Schrecken oder Eifersucht. (Kinder bringen Gefühlszustände nur selten in Verbindung mit körperlichen Symptomen; Eltern, Lehrer und andere Erwachsene können solche Zusammenhänge, die bei der Wahl des richtigen Mittels berücksichtigt werden sollten, oft besser erkennen.)

9. Die Modalitäten

Äußere Faktoren, die ein Symptom oder das Allgemeinbefinden positiv oder negativ beeinflussen können, nennt man *Modalitäten*. Eine Modalität ist alles, was die Symptome verschlimmert oder auch dem kranken Kind Linderung bringt. Es gibt viele Einflüsse, die die lokalen Symptome eines Kindes oder seinen allgemeinen Gesundheitszustand verändern können: Tageszeit, Außentemperatur, Wetter, eine bestimmte Speise oder ein Getränk. Verschlimmert sich zum Beispiel der Husten des Kindes bei warmen Zimmertemperaturen, ist Wärme die Modalität des Hustens. Es kommt auch vor, daß ein Faktor ein bestimmtes Symptom lindert, dafür aber ein anderes verschärft. Ein kaltes Getränk zum Beispiel kann bei Halsschmerzen Erleichterung bedeuten, aber gleichzeitig vorhandene Verdauungsstörungen verstärken. Kalte Luft kann für den Organismus des Kindes insgesamt irritierend wirken, dafür aber ein lokales Symptom wie etwa Kopfschmerzen lindern. Bitte berücksichtigen Sie unbedingt die folgenden Faktoren bei Ihrer Diagnose; sie sind für die Ermittlung des richtigen Mittels sehr wichtig.

Zeit

Gibt es bestimmte Tageszeiten, zu denen die Schmerzen schlimmer werden oder nachlassen?
Beobachten Sie, ob die Symptome Ihres Kindes sich zu bestimmten Zeiten positiv oder negativ verändern: nach dem Aufwachen, im Laufe des Vormittags, nachmittags, abends, nachts, vor oder nach Mitternacht oder zu anderen Zeiten.

Temperatur und Wetter

Werden irgendwelche Symptome durch bestimmte Raumtemperaturen oder durch Witterungsbedingungen verschlimmert oder gebessert?

Meidet Ihr Kind die folgenden Orte, oder fühlt es sich von ihnen angezogen: kalte Zimmer, warme Zimmer, stickige Räume, ein warmes Bett, die Wärme eines Ofens, die Wärme der Sonne, frische Luft oder Durchzug. Macht das Kind das Fenster auf, um mehr frische Luft zu bekommen, oder schließt es das Fenster, weil ihm kalt ist? Wie wirken verschiedene Wetterbedingungen auf das Kind: heißes, kaltes, feuchtes, trockenes oder stürmisches Wetter; Wind, Nebel, Schnee oder auch Wetterwechsel? Wie warm möchte sich das Kind anziehen?

Baden

Werden irgendwelche Symptome durch heiße Bäder verschlimmert oder gelindert?

Es kann wichtig sein, wenn ein Kind, das normalerweise äußerst ungern badet, während der Krankheit plötzlich ein warmes Bad genießt. Manchmal liegt das allerdings einfach daran, daß das Kind friert und ihm die Wärme guttut.

Ruhe oder Bewegung

Werden irgendwelche Symptome durch Ruhe oder Bewegung verschlimmert oder gelindert?

Versuchen Sie zu beurteilen, wie sich langsame beziehungsweise rasche, schneller oder langsamer werdende, plötzlich einsetzende oder länger anhaltende Bewegungen auf das Kind auswirken. Wie fühlt es sich dabei und danach? Wie fühlt es sich während und nach körperlicher Anstrengung? Wie bei passiver Bewegung (Auto- oder Bootsfahrten und Flugreisen?)

Körperposition

Werden irgendwelche Symptome durch bestimmte Körperhaltungen verschlimmert oder gemildert?
Wie wirken unterschiedliche Positionen auf das Kind: Stehen, Sitzen, Liegen, Liegen auf der linken oder rechten Seite, Liegen auf dem Bauch oder auf dem Rücken, Liegen auf der schmerzhaften oder auf der gegenüberliegenden Seite, flach ausgestrecktes Liegen, Liegen mit einem Kissen unter dem Kopf, Liegen in Embryohaltung?

Äußere Reize

Wie wirken äußere Einflüsse wie (feste oder zarte) Berührungen, Druck, Reiben, Lärm, Licht oder Gerüche auf das Kind?
Es kann von Bedeutung sein, wenn das Befinden des Kindes durch solche äußeren Reize beeinflußt wird, insbesondere wenn es normalerweise auf diese Reize nicht überempfindlich reagiert.

Essen und Trinken

Werden irgendwelche Symptome durch den Verzehr bestimmter Speisen oder Getränke verschlimmert oder gemildert?
Beobachten Sie, ob das Befinden Ihres Kindes sich irgendwie verändert, wenn es heiße oder kalte Speisen und Getränke zu sich nimmt, wenn es Essen schluckt oder ein bestimmtes Nahrungsmittel zu sich nimmt. Am häufigsten treten veränderte Reaktionen bei folgenden Nahrungsmitteln auf: Milch, Brot, Rindfleisch, Schweinefleisch, Butter und andere Fette, Eier, Fisch, Obst, Zwiebeln, Austern, Gebäck, Eiskrem, Kartoffeln, Salz, stark gewürzte Speisen und Süßigkeiten.

Schlaf

Wie beeinflußt Schlaf die Symptome; wie wird der Schlaf durch die Symptome beeinflußt?
Bei Kindern werden die Symptome oft nachts deutlich schlim-

mer. Manchmal ist die Verschlimmerung vor dem Einschlafen am deutlichsten, während andere Symptome erst im Schlaf schlimmer werden.

Urinieren und Stuhlgang

Werden irgendwelche Symptome vor, während oder nach dem Urinieren oder dem Stuhlgang verschlimmert oder gemildert?

Schwitzen

Werden irgendwelche Symptome schlimmer oder besser, wenn das Kind schwitzt oder nach dem Schwitzen?

Manche Kinder fühlen sich erleichtert, wenn sie geschwitzt haben, andere werden danach lethargisch.

10. Allgemeine Symptome

Appetit

Gibt es irgendeine Speise oder ein Getränk, nach denen das Kind besonders verlangt oder die es eindeutig ablehnt? Ist das Kind ständig hungrig? Oder nur selten? Ißt es langsam oder hastig?
Erkundigen Sie sich im einzelnen, ob Ihr Kind gegen die folgenden Lebensmittel Abneigung verspürt oder sie gern essen würde: Milch, Brot, Rindfleisch, Schweinefleisch, Butter und andere Fette, Eier, Fisch, Obst, Zwiebeln, Austern, Gebäck, Eiskrem, Kartoffeln, Salz, stark gewürzte Speisen und Süßigkeiten. Dabei ist es noch nicht als Symptom zu werten, wenn das Kind diese Nahrungsmittel nur gern oder weniger gern mag; als Symptome gilt erst ein starkes Verlangen oder eine deutliche Abneigung. Unterscheiden Sie zwischen den Nahrungsmitteln, die das Kind irgendwie als unangenehm empfindet, und anderen, vor denen es sich geradezu ekelt. Beachten Sie auch, daß Veränderungen des Appetits während einer akuten Krankheit wichtiger sind als die alltäglichen Vorlieben und Abneigungen des Kindes in bezug auf Nahrung.

Durst

Verspürt das Kind ein starkes Verlangen nach heißen oder kalten Getränken? Oder eine klare Abneigung dagegen? Trinkt es in großen Schlucken, oder schlürft es das Getränk schlückchenweise? Ist es ständig durstig oder nur selten?

Schlaf

Ist das Kind in der Lage, einzuschlafen und dann längere Zeit durchzuschlafen? Welche Schlafposition bevorzugt es? Wacht es erholt auf?

Schwitzen

Beschreiben Sie, wie das Kind schwitzt. Schwitzt es an bestimmten Körperteilen, am ganzen Körper übermäßig stark? Schwitzt es mehr an unbekleideten Körperteilen oder mehr an bekleideten? Hat der Schweiß einen charakteristischen Geruch?

11. Geistig-psychische Symptome

Beschreiben Sie den geistig-psychischen Zustand des Kindes direkt vor und während der Krankheit. Ist es ängstlich oder besorgt, deprimiert oder reizbar? Ärgerlich, trotzig oder leicht beleidigt? Gehen Sie ins Detail. Falls das Kind ängstlich ist, wovor fürchtet es sich? Vor Dunkelheit, vor dem Alleinsein, vor Ungeheuern, Tieren, steilen Abgründen oder der Zukunft? Falls das Kind traurig ist, weint es, oder versucht es, die Trauer zu beherrschen? Falls es weint, tut es das lautlos oder mit lautem Schluchzen? Ist das Kind reizbar, oder liegt ein klar erkennbarer Ärger über etwas oder jemanden vor? Ist das Kind wütend? Ist seine Stimmung stabil oder wechselhaft?

Ist Ihr Kind lethargisch oder ruhelos? Schreckhaft? Will es lieber allein sein oder lieber zusammen mit Freunden oder der Familie? Möchte es, daß ihm jemand zuhört?

Wie reagiert Ihr Kind auf Sympathiebezeugungen? Nimmt es sie gern entgegen, oder reagiert es gereizt auf Versuche, es zu trösten? Ist sein Zimmer besser aufgeräumt als sonst, oder ist das Durcheinander größer?

Wie reagiert das Kind, wenn es während der Krankheit irritiert wird? Schlägt es andere? Wirft es mit Gegenständen? Ist es heimtückisch oder zu Schabernack aufgelegt? Ist es impulsiv oder übermäßig beherrscht?

12. Die Wahl des richtigen Mittels

Die Suche nach dem richtigen homöopathischen Mittel ist vergleichbar mit dem Versuch, zwei einander ähnliche Puzzles zur Deckung zu bringen. Jedes Symptom Ihres Kindes entspricht einem Stück des einen Puzzles; die Teile des zweiten Puzzles entsprechen den Symptomen, von denen man weiß, daß bestimmte Mittel sie heilen. Die Schwierigkeit besteht darin, diese beiden ähnlichen Puzzles erst einmal zu finden.

Schreiben Sie zunächst, während Sie Ihrem Kind (oder sich selbst) Fragen zu den Symptomen stellen, alle Antworten auf.

Dann unterstreichen Sie, wie es unter Homöopathen üblich ist, diejenigen Symptome, die einzigartig (sonderbar oder selten) oder besonders intensiv sind. Kennzeichnen Sie diejenigen Symptome, die besonders intensiv oder ungewöhnlich sind, durch zwei- oder dreifache Unterstreichung (dreifach unterstrichen bedeutet, daß ein Symptom wirklich einzigartig ist oder sehr intensiv auftritt; zweifach unterstrichen bedeutet, daß es selten auftritt oder ziemlich intensiv ist; einfach unterstrichen bedeutet, daß das Symptom eher ungewöhnlich ist, oder, wenn auch nicht intensiv, doch deutlich spürbar; keine Unterstreichung bedeutet, daß das Symptom sich nur mild zeigt).

Wenn das Kind *spontan* Symptome beschreibt, sollten Sie diese möglicherweise gesondert kennzeichnen, weil solche Symptome oft vom Kind sehr stark gefühlt werden.

Bedenken Sie auch, daß Symptome, die *das ganze Kind* betreffen (also die Allgemeinsymptome), wichtiger sind als lokale Symptome.

Schlagen Sie dann in Teil 3 die gebräuchlichsten Mittel für bestimmte Symptome nach. Bitte lesen Sie nicht nur die Informationen unter dem Stichwort, das für die Beschwerden Ihres Kindes steht, sondern berücksichtigen Sie auch, ob die Mittel, die möglicherweise für Ihr Kind geeignet sind, in Teil 4 auftauchen. Wenn ja, informieren Sie sich dort über den allgemeinen Charakter des Mittels, um zu überprüfen, ob das gesamte Symptom-Muster zu Ihrem Kind paßt.

Mitunter ist schwer zu entscheiden, welches Mittel am besten geeignet ist, weil das eine zu den einen Symptomen paßt, das andere zu den anderen, aber keines zu allen.

Sie werden nur sehr selten ein Mittel finden, das wirklich zu allen Symptomen Ihres Kindes paßt. Meistens werden einige Symptome vorhanden sein, die zu keinem Mittel recht passen wollen. Konzentrieren Sie sich in diesem Fall auf die allgemeinen und auf die besonders intensiven Symptome.

Sollte die Entscheidung dann immer noch unklar sein, schlagen Sie nach, ob eines der in Betracht kommenden Mittel in Teil 3 in Großbuchstaben angeführt ist, also zu den Mitteln gehört, die für die jeweiligen Beschwerden am besten geeignet sind. Versuchen Sie es zunächst mit diesem Mittel.

Sollten zwei der in Frage kommenden Mittel in Teil 3 in Großbuchstaben (oder auch beide in normalem Druck) gedruckt sein, gehen Sie die Symptome des Kindes noch einmal durch. Vielleicht entdecken Sie etwas Neues. Lesen Sie (falls vorhanden) nochmals die Informationen über den allgemeinen Charakter der Mittel in Teil 4. Oft wird die Antwort klarer, wenn Sie Detailkenntnisse über die möglichen Mittel haben.

Falls Sie dann immer noch nicht sicher sind, schlagen Sie nach, was in Dr. Boerickes *Homöopathische Mittel und ihre Wirkungen* oder in einer anderen Materia medica (Literaturliste S. 321 f.) über die fraglichen Mittel steht. Vielleicht hilft auch eines der neuerdings angebotenen Computersoftware-Programme bei der Suche nach dem richtigen Mittel weiter. (Die meisten homöopathischen Softwareprogramme auf dem Markt sind für professionelle Homöopathen entwickelt worden und entsprechend kompliziert und teuer; mittlerweile gibt es aber auch Programme, mit denen sich jedermann leicht zurechtfinden kann. Wenn Sie mehr darüber wissen wollen, schreiben Sie die in Anhang III (S. 322) genannten Adressen an.

Falls Sie dann immer noch unsicher sind, sollten Sie mit der Anwendung homöopathischer Mittel noch warten, bis Sie mehr Selbstvertrauen haben. Vielleicht konsultieren Sie dann besser einen erfahrenen Homöopathen oder lassen die berühmte elterliche Intuition walten. Wenn Sie das falsche Mittel geben, passiert meistens gar nichts. Im günstigen Fall aber kommt es dem richtigen so nah, daß eine gewisse Besserung eintritt – die allerdings in der Regel nicht für eine vollständige Heilung ausreicht. Bei solchen beinahe, aber eben doch nicht ganz richtigen Mitteln können sich sogar erfahrene Homöopathen irren. Deshalb gebe ich Ihnen im folgenden Abschnitt einige Hinweise zur Wahl der richtigen Potenz und Dosis, damit Sie wissen, wann Sie ein Mittel weiter geben und wann Sie auf ein anderes umsteigen sollten.

13. Die Wahl der richtigen Potenz und Dosis

Der Begriff *Potenz* bezieht sich auf die Anzahl der Potenzierungen, denen ein Mittel ausgesetzt wurde (also auf das in Kapitel 1 des zweiten Teils beschriebene Verdünnen und Verschütteln). Die homöopathische Erfahrung lehrt, daß Mittel um so rascher und tiefergreifend wirken (und im allgemeinen nur einige Male eingenommen werden müssen), je öfter sie potenziert wurden.

Als Niedrigpotenzen bezeichnet man die Mittel im Bereich zwischen D3 und D12 (die also drei- bis zwölfmal im Verhältnis 1:10 verdünnt wurden). Als mittlere Potenz gelten die Potenzen D30 und C30, als Hochpotenzen bezeichnet man D200, C200, M1 (*M* ist das römische Symbol für 1000, was bedeutet, daß diese Potenz tausendmal im Verhältnis 1:100 verdünnt wurde), M10, M50 und höher.

Wer mit Homöopathie noch wenig Erfahrung hat, befürchtet oft, daß er nicht die richtige Potenz finden könnte. Diese Sorge ist unbegründet, denn es ist ein anerkannter Grundsatz der Homöopathie, daß die Wahl des richtigen Mittels weit wichtiger ist als die Wahl der richtigen Potenz. Auch wenn man nicht die richtige Potenz gibt, wird im allgemeinen die Heilung gefördert, allerdings dauert der Prozeß mitunter etwas länger. Auch die Frage, ob man eher D- oder C-Potenzen geben sollte, ist eher nebensächlich, denn sie wirken im Grunde sehr ähnlich. Allerdings schreibt man den C Potenzen eine geringfügig stärkere Wirkung zu, weshalb man bei ihrer Verordnung etwas sorgfältiger vorgehen sollte.

Der Begriff *Dosierung* bezieht sich auf die Häufigkeit der Einnahme. Je stärker die Symptome eines Menschen, desto häufiger sollte er das Mittel nehmen. Sobald aber die Heilungsreaktion einsetzt, sollte man das Mittel nach und nach seltener geben oder absetzen.

Die richtige Dosierung ist deshalb von Bedeutung, weil die zu häufige Einnahme in seltenen Fällen zu Prüfungen führen kann. Der Patient erlebt dann die typischen Symptome, die eine Überdosis des Mittels hervorruft. Dennoch ist kaum zu befürchten, daß Ihr Kind solch eine Prüfung erlebt. Sollte dies doch einmal der Fall sein, werden die Symptome rasch verschwinden, sobald Sie das Mittel absetzen.

Die folgenden neun Regeln werden Ihnen bei der Bestimmung der richtigen Potenz und Dosierung behilflich sein.

1. *Geben Sie so wenig Gaben wie möglich, aber so viele, wie nötig.*
Bei akuten Krankheiten braucht der Körper des Kindes im allgemeinen wiederholte Gaben des homöopathischen Mittels, damit die Heilreaktion des Körpers weiter unterstützt wird. Da aber homöopathische Mittel die körpereigene Abwehr stimulieren, ist es nicht immer nötig, sie über längere Zeit zu geben. Beobachten Sie die Symptome des Kindes: Ist es schon nach ein oder zwei Gaben geheilt oder wirkt deutlich erholt, geben Sie das Mittel nicht weiter. Geht es dem Kind hingegen nach Einnahme mehrerer Gaben nur geringfügig besser, und ist es im Grunde noch krank, dann geben Sie das Mittel weiter, falls Ihnen nicht doch ein anderes passender erscheint. Vermeiden Sie es, ein Mittel weiterzugeben, das keine erkennbare Wirkung zeigt. Schließlich sind Homöopathika keine Vitamine, sondern Heilmittel, die, richtig angewendet, als Katalysator für die körpereigenen Heilungsprozesse dienen. Durch die vermehrte Einnahme wird ihre Wirkung nicht unbedingt verstärkt.

2. *Falls Sie sich in der Homöopathie noch nicht so gut auskennen, verwenden Sie zunächst Sechser-, Zwölfer- und Dreißigerpotenzen (D6 oder C6, D12 oder C12, D30 oder C30).*
Je nach Intensität der Symptome sollte man diese Potenzen drei- bis sechsmal täglich geben. Bei hohem Fieber und anderen Entzündungen kann es erforderlich sein, das Mittel zumindest in den ersten vierundzwanzig Stunden stündlich oder alle zwei Stunden zu geben. Sehr oft beobachtet man bei akuten Beschwerden nach der Nachtruhe eine gewisse Erholung. Bei chronischen oder

Die Wahl der richtigen Potenz und Dosis | 65

häufig wiederkehrenden Erkrankungen dauert die Heilung länger und ist in vielen Fällen nur durch ein vom professionellen Homöopathen ermitteltes Konstitutionsmittel möglich.

3. *Falls Sie mit der homöopathischen Philosophie, Methodologie und Materia medica noch nicht sehr vertraut sind, verwenden Sie prinzipiell keine höheren Potenzen als 30.*
Obwohl höhere Potenzen weniger stoffliche Anteile der Ursprungssubstanz enthalten, stellen Homöopathen immer wieder fest, daß sie stärker wirken als niedrige. Durch die Verwendung höherer Potenzen kommt es mitunter zu Heilkrisen, also zu vorübergehender Verschlimmerung der Symptome, bevor eine tiefgehende Heilung einsetzt. Erfahrene Homöopathen können meist unterscheiden, ob eine Verschlimmerung der Symptome eine Heilkrise bedeutet oder ob das Kind nur einfach noch kränker geworden ist.

4. *Je ernster die Symptome, unter denen Ihr Kind leidet, desto kürzer die Abstände zwischen den einzelnen Gaben.*
Bei hohem Fieber, schweren Entzündungen und starken Schmerzen müssen Sie das Mittel womöglich jede Stunde oder alle zwei Stunden geben. Bei schwächeren Symptomen gibt man das Mittel üblicherweise drei- bis viermal täglich. Sechser- und Zwölferpotenzen kann man im allgemeinen problemlos eine ganze Woche lang geben, Dreißigerpotenzen sollte man nicht länger als drei Tage geben.

5. *Je stärker die Symptome, desto höher die Potenz.*
Sind die Symptome des Kindes sehr stark und nicht etwa schwach oder einfach nur hartnäckig, sollten Sie die Dreißigerpotenz wählen, da sie rascher und tiefgreifender wirkt als die Sechserpotenz.

6. *Falls Sie sich in der Wahl Ihres Mittels sehr sicher sind, insbesondere wenn das Mittel genau zu den allgemeinen Symptomen paßt, verwenden Sie höhere Potenzen.*
Dreißigerpotenzen müssen genauer eingesetzt werden als Sech-

ser- oder Zwölferpotenzen. Je höher die verwendete Potenz, desto exakter sollte das gewählte Mittel passen.

7. *Geben Sie dem Mittel genügend Zeit zum Wirken, bevor Sie auf ein anderes überwechseln.*
Manchmal wirken Homöopathika sehr rasch, manchmal aber auch langsamer. Mitunter ist das Kind immer noch krank, nachdem es das Mittel bereits einige Tage genommen hat, obwohl einige Schlüsselsymptome nachgelassen haben. Wenn sich das Kind auf dem Weg der Besserung befindet, sollte man nicht auf ein anderes Mittel umsteigen. Hat das Kind hingegen intensive Symptome, und läßt sich nach 24 Stunden keine Besserung feststellen, sollte man ein neues Mittel in Betracht ziehen. Hat das Kind nur schwache Symptome, wartet man mindestens 36 oder 48 Stunden, bevor man es mit einem neuen Mittel probiert. (Wichtige Ausnahme: Wenn bei Ihrem Kind neue Symptome auftreten und Sie sicher sind, daß ein anderes Mittel genauer passen würde, können Sie vorzeitig das Mittel wechseln.)

8. *Vermeiden Sie es möglichst, während einer Krankheitsperiode mehr als ein Mittel zu geben.*
Ungeduldige Eltern erwarten, daß homöopathische Mittel oder andere Medikamente ihr Kind unverzüglich heilen. Wechseln Sie das Mittel nicht zu rasch und nicht zu oft. Wenn Sie in einer Krankheitsperiode viele verschiedene Mittel geben, lassen Sie ihnen nicht genug Zeit zum Wirken. In seltenen Fällen kann das eine Mittel die Wirkung des anderen behindern. Geben Sie während einer Krankheitsattacke höchstens drei oder vier Mittel; im Idealfall sollten es nur ein oder zwei sein.

9. *Wenn es dem Kind deutlich besser geht, geben Sie das Mittel nicht weiter!*
Manche Homöopathen geben die Mittel noch weiter, solange noch schwächere Symptome beim Kind vorliegen. Ein allgemeiner Grundsatz der Homöopathie besagt jedoch, daß man so wenig Gaben wie möglich einsetzen sollte. Wenn ein Mittel ganz offensichtlich deutlich geholfen hat, wird der Körper des Kindes

in der Lage sein, die Heilung zu Ende zu führen. Geschieht dies nicht, verabreicht man entweder einige weitere Gaben des ursprünglichen Mittels oder sucht ein neues Mittel heraus, das zu den noch vorhandenen Symptomen paßt.

14. Eine homöopathische Hausapotheke

In diesem Kapitel sind alle in diesem Buch aufgeführten homöopathischen Heilmittel zusammen mit den Pflanzen oder Substanzen, aus denen sie gewonnen werden, in alphabetischer Reihenfolge aufgelistet.

Die Mittel, die Sie immer in Ihrer Hausapotheke vorrätig haben sollten, sind mit einem Sternchen markiert.

Aconitum napellus* – Sturmhut

Aethusa – Glanzpetersilie, Hundspetersilie

Allium cepa* – Zwiebel

Alumina – Tonerde

Ambrosia – Ambrosiapflanze

Anacardium – Ostindische Elefantenlaus

Antimonium crudum – Grauspießglanzerz, Antimonsulfid

Antimonium tartaricum – Brechweinstein

Apis mellifica* – zerstoßene Honigbiene

Argentum nitricum – Höllenstein, Silbernitrat

Arnica montana* – (als potenziertes Homöopathikum zur inneren Einnahme und außerdem als Gel, Spray, Öl und Salbe) – Arnika, Bergwohlverleih

Arsenicum album* – Arsen

Belladonna* – Tollkirsche

Bellis perennis – Gänseblümchen

Berberis vulgaris – Berberitze

Borax – Borax, borsaures Natron

Bryonia alba* – Weiße Zaunrübe

Calcium carbonicum* – Kalk, Calciumkarbonat

Calcium phosphoricum* – Calciumphosphat

Calendula officinalis* – (als Urtinktur, Spray, Gel und Salbe) – Ringelblume

Cantharis vesicatoria* – Spanische Fliege

Causticum Hahnemanni – Hahnemanns Ätzstoff, Kaliumhydrat

Chamomilla vulgaris* – Kamille

Chelidonium majus – Schöllkraut

China regia siehe Cinchona

Cinchona – Perurinde

Cocculus – Pferdemais

Coffea cruda – Roher Bohnenkaffee

Colocynthis* – Koloquinte

Croton tiglium – Krotonöl

Cuprum – Kupfer

Drosera rotundifolia – Sonnentau

Equisetum – Schachtelhalm

Eupatorium perfoliatum – Durchwachsener Wasserdost

Euphrasia officinalis* – Augentrost

Ferrum phosphoricum* – Eisenphosphat

Gelsemium sempervirens* – Jasmin

Ginseng – Ginseng

Glonoinum – Nitroglyzerin

Graphites – Reißblei

Hamamelis virginica – Virginischer Zauberstrauch

Hepar sulfuris* – Hahnemanns Calciumsulfid

Hydrastis – Kanadische Orange- oder Gelbwurzel

Hypericum perforatum* – (in potenzierter Form und als Urtinktur) – Johanniskraut

Ignatia amara* – Ignatiusbohne

Influenzinum – Grippevirus

Ipecacuanha – Brechwurzel

Iris – Blaue Schwertlilie

Kalium bichromicum* – Kaliumbichromat

Kreosotum – Kreosot

Lachesis muta – Buschmeister

Ledum palustre* – Wilder Rosmarin, Sumpfporst

Lobelia – amerikanische Lobelie

Lycopodium clavatum – Bärlapp

Magnesium phosporicum* – Magnesiumphosphat

Mercurius* – Quecksilber

Natrium muriaticum – Kochsalz, Natriumchlorid

Natrium phosphoricum – Natriumphosphat

Natrium sulfuricum – Glaubersalz

Nux moschata – Muskatnuß

Nux vomica – Brechnuß

Oscillococcinum* – Herz und Leber der Ente (kann in Deutschland über den Auslandsdienst des Arzneimittelgroßhandels beim französischen Hersteller Boiron in Lyon bestellt werden)

Petroleum – Rohöl

Phosphorus* – Phosphor

Phytolacca decandra – Kermesbeere

Pilocarpinum – Pilocarpin

Plantago major – Breitwegerich

Podophyllum* – Maiapfel

Pulsatilla nigricans* – Küchenschelle

Rhus toxicodendron* – Giftefeu

Rumex crispus – Ampfer

Ruta graveolens* – Weinraute

Sabadilla – Sabadillsamen, mexikanischer Läusesamen

Sambucus nigra – Holunder

Sanguinaria canadensis – Kanadische Blutwurzel

Sarsaparilla – Stechwinde

Sepia officinalis – Tintenfisch

Silicea† – Kieselsäure

Spigelia anthelmia – Wurmkraut

Spongia marina tosta – gerösteter Meerschwamm

Staphisagria* – Stephanskorn

Stramonium – Stechapfel

Sulfur* – Schwefel

Sulfuricum acidum – Schwefelsäure

Symphytum officinale* – Beinwell, Comfrey

Tabacum – Tabak

Urtica urens – Brennessel

Veratrum album – Weiße Nieswurz

Wyethia – (amerikanische Pflanze [*poison weed*], kein deutscher Name)

15. Darreichungsformen homöopathischer Mittel

In der Apotheke sind homöopathische Mittel unter anderem in Form von weißen Kügelchen (Globuli) erhältlich, die meist aus Laktose (Milchzucker) oder Saccharose (Rohrzucker) bestehen. Manchmal sind sie sehr klein und ähneln den Zuckerstreuseln, die man auf Plätzchen streut, aber es gibt auch größere Kügelchen sowie Homöopathika in Tabletten- und Pulverform. Manche Hersteller bieten Homöopathika in flüssiger Form an, meistens auf Basis von destilliertem Wasser, das mit Alkohol konserviert wird. Für Qualität und Wirkung der Mittel ist die Darreichungsform nicht von Bedeutung.

Da die Zuckerkügelchen süß schmecken, werden sie von Kindern gern genommen. Für Säuglinge und Kleinkinder zerquetscht man die Kügelchen am besten, damit sie nicht in die Luftröhre geraten.

Das Mittel sollte unter die Zunge gelegt werden, so daß es sich langsam auflösen kann. Es kann aber auch gelutscht oder gekaut werden. Das Mittel mit Wasser hinunterzuspülen, ist weniger empfehlenswert.

Von den Kügelchen in Kuchenstreuselgröße sollte man jedesmal 5–10 geben, von den etwas größeren Kugeln 2–4, von den Tabletten 1–2, vom Pulver eine Messerspitze, von den Tropfen etwa 5. Aus gesetzlichen Gründen fehlen in Deutschland bei Homöopathika auf Verpackungen und Flaschen nähere Angaben zur Dosierung und zum Verwendungszweck.

Vermeiden Sie es möglichst, das Mittel mit der Hand zu berühren, sondern geben Sie es am besten zunächst auf einen Löffel und dann in den Mund des Kindes. Wenn Sie ein Mittel zerdrücken wollen, damit es gefahrlos von Kleinkindern genommen werden kann, verwenden Sie sauberes und trockenes Besteck, und säubern

Sie es danach gründlich, damit alle Spuren des Mittels beseitigt werden.

Im Idealfall sollte das Kind eine Viertelstunde vor und nach der Einnahme nichts essen, nichts trinken (außer Wasser), sich nicht die Zähne putzen, kein Kaugummi kauen und keine Hustentropfen nehmen. Natürlich können Sie diese Regel in Ausnahmefällen durchbrechen: Verletzt sich das Kind zum Beispiel direkt nach dem Essen, sollten Sie ihm natürlich sofort etwas dagegen geben.

Homöopathie hat den großen Vorteil, daß sie praktisch risikolos ist. Auch wenn das Kind zufällig den Inhalt einer ganzen Flasche von einem homöopathischen Mittel schluckt, brauchen Sie sich im allgemeinen keine Sorgen machen. Da nur noch wenige Moleküle der Ursprungssubstanz vorhanden sind, sind schädliche Auswirkungen kaum zu befürchten. Die Menge des eigentlichen Wirkstoffs ist im Vergleich zu der im Homöopathikum enthaltenen Zucker- oder Milchzuckermenge zu vernachlässigen. Probleme können nur dann auftreten, wenn das Kind mehrere Tage lang alle paar Stunden ein Kügelchen nimmt. Aber selbst in diesem schlimmsten denkbaren Fall würde es nur eine Prüfung des Wirkstoffs erleben, und alle denkbaren Symptome würden schon bald nach der letzten Einnahme wieder verschwinden.

16. Was Sie während der Behandlung vermeiden sollten

Homöopathen haben beobachtet, daß bestimmte Dinge unter Umständen die Wirkung eines Homöopathikums beeinträchtigen können. Obwohl keine der folgenden Substanzen sich in jedem Fall nachteilig auf jedes Mittel auswirkt, sollte Ihr Kind sie doch vorsichtshalber meiden, solange es Homöopathika nimmt.

- Kampfer und kampferhaltige Produkte (häufig in durchblutungsfördernden Einreibemitteln enthalten);

- Minze und mentholhaltige Produkte (oft in Mundwasser, Hustentropfen und Zahnpasta, aber auch im Pfefferminztee enthalten);

- elektrische Heizdecken (man nimmt an, daß elektrische Heizdecken das Nervensystem und die physiologischen Prozesse auf feiner Ebene beeinträchtigen können);

- Bohren und Zahnreinigung beim Zahnarzt (wir wissen nicht genau, warum dies nachteilig wirkt; möglicherweise regt das intensive Reinigen und Bohren Akupunkturpunkte in den Zähnen an und neutralisiert so die Wirkung des homöopathischen Mittels);

- auch manche allopathischen (also in der Schulmedizin angewandten) Medikamente, insbesondere Steroidhormone wie Kortison oder Prednison, können die Wirkung von Homöopathika beeinträchtigen. Obwohl dies bei den meisten allopathischen Mitteln nicht der Fall ist, ist doch zu bedenken, daß sie fast immer die Symptome verändern und damit die Ermittlung des richtigen homöopathischen Mittels erschweren.

Auch Kaffee hat nach den Erkenntnissen der Homöopathie mitunter eine störende Wirkung. Bei Kindern tritt dieses Problem am ehesten auf, wenn sie koffeinhaltige Colagetränke zu sich nehmen.

17. Zur Aufbewahrung homöopathischer Mittel

Homöopathische Mittel können ihre Wirksamkeit über viele Jahrzehnte behalten – vorausgesetzt sie werden richtig aufbewahrt. Halten Sie sich bei der Aufbewahrung an folgende Grundsätze:

- Setzen Sie sie nicht über längere Zeit der Sonne oder anderen intensiven Lichtquellen aus.

- Setzen Sie die Mittel nicht Temperaturen über 37 Grad aus.

- Lagern Sie die Mittel nicht in der Nähe stark riechender Substanzen wie Kampfermittel, Parfümflaschen und Mottenkugeln. Aus diesem Grund ist von der Lagerung im Medizinschränkchen abzuraten, weil dort fast immer eine Geruchsbelastung vorliegt, oft noch von Mitteln, die man früher dort aufbewahrt hat.

- Schützen Sie die Mittel vor Verunreinigungen, indem Sie sie nach Gebrauch sofort wieder verschließen.

- Lassen Sie das Mittel in seinem ursprünglichen Behälter. Falls Ihr Kind es außerhalb des Hauses weiternehmen soll, können Sie ihm ein paar Kügelchen in einem zusammengefalteten sauberen Papier mitgeben.

- Falls versehentlich Kügelchen auf den Boden fallen, sollten Sie sie wegwerfen und nicht in die Flasche zurückgeben.

18. Hier kann nur der Arzt weiterhelfen

In diesem Buch geht es vor allem um die Verwendung homöopathischer Mittel zur Behandlung *akuter* Beschwerden von Säuglingen und Kindern. Grundsätzlich sind Homöopathen dafür, daß Eltern die Behandlung akuter Probleme in der Familie selbst übernehmen, von der Heimbehandlung bei *chronischen* Krankheiten raten sie dagegen ausdrücklich ab.

Jedes Symptom oder Syndrom, das wiederholt bei Ihrem Kind auftritt, sollte von einem professionellen Homöopathen behandelt werden. Einige der in Teil 3 dieses Buches genannten Beschwerden können chronischer Natur sein. In solchen Fällen können Sie zwar versuchsweise das Kind selbst behandeln, falls Sie keinen erfahrenen Homöopathen kennen, an den Sie sich wenden können. Aber erfahrungsgemäß lohnt es sich meist, auch eine längere Fahrt in Kauf zu nehmen, um einen erfahrenen Homöopathen zu finden.

Bei potentiell lebensbedrohenden Erkrankungen sollten Eltern auch schulmedizinische Hilfe in Anspruch nehmen. Vielleicht gelingt es Ihnen, einen Kinderarzt zu finden, der selbst Interesse an Homöopathie und anderen Naturheilverfahren hat. Es gibt mittlerweile viele Ärzte, die sich in der Homöopathie auskennen. In manchen Fällen finden Sie bei solchen Ärzten die ideale Kombination von Schulmedizin und Naturheilverfahren.

Schaffen Sie sich auf jeden Fall ein Buch an, dem Sie entnehmen können, wann die Symptome Ihres Kindes so ernst sind, daß Sie ärztliche Hilfe holen müssen, zum Beispiel *Kindersprechstunde* von Wolfgang Goebel und Michaela Glöckner, oder *Unseren Kindern helfen – Was tun, wenn Kinder krank werden?* von Vera Herbst (siehe Literaturliste, S. 322).

Bei der Suche nach einem erfahrenen Homöopathen können Sie

sich an die im Anhang angegebenen Organisationen wenden oder im Branchenbuch unter dem Stichwort «Ärzte», Untergruppe «Homöopathie» nachschlagen. Auch viele Heilpraktiker arbeiten mit Homöopathie.

Für die Gesundheit Ihres Kindes kann es von entscheidender Bedeutung sein, wenn Sie einen guten Homöopathen finden. Unter Umständen kann er chronische Erkrankungen heilen, verschiedenen Krankheiten vorbeugen oder zumindest die Häufigkeit und Intensität wiederkehrender Beschwerden vermindern.

Aber auch schon mit Hilfe der in diesem Buch enthaltenen Informationen können Sie viel ausrichten und eine große Zahl akuter Beschwerden und Verletzungen sofort zu Hause behandeln. Am besten wäre eine Art Arbeitsteilung, bei der Eltern lernen, ihre Kinder zu Hause bei gängigen akuten Beschwerden zu behandeln, während die Behandlung ernsterer und chronischer Beschwerden dem professionellen Homöopathen überlassen bleiben sollte. Wenn Sie sich für diese gesunde Mischung entscheiden, wird Ihr Kind auf lange Sicht großen Nutzen daraus ziehen.

Dritter Teil
Die häufigsten Erkrankungen und Beschwerden

Die meisten Eltern lesen diesen Teil des Buches wahrscheinlich erst, wenn das Kind bereits krank ist und dringend Hilfe braucht. Falls Sie noch keine persönlichen Erfahrungen mit Homöopathie haben, werden Sie erstaunt sein, wie wirksam der Einsatz von Homöopathika oft sein kann.

Wenn Ihr Kind krank ist, schlagen Sie als erstes in diesem Teil unter der betreffenden Krankheit nach. Dann lesen Sie die Symptombeschreibung *aller* unter dem Stichwort in alphabetischer Reihenfolge angegebenen Mittel genau durch. Selbst wenn Sie meinen, bereits ein Mittel gefunden zu haben, dessen Symptomkomplex zu den Symptomen Ihres Kindes paßt, sollten Sie auch noch die Beschreibung der anderen Mittel lesen. Möglicherweise stoßen Sie dabei auf ein Mittel, das noch besser paßt.

Haben Sie das am besten passende Mittel herausgefunden, dann können Sie, um wirklich sicherzugehen, daß Sie das richtige Mittel haben, zur Ergänzung noch die Detailinformationen zu den einzelnen Mitteln in Teil 4 lesen. Dort geht es um den allgemeinen Charakter häufig verwendeter Mittel, die unentbehrlich für eine homöopathische Hausapotheke sind. Die in diesem Teil noch detaillierter charakterisierten Mittel sind in Teil 3 durch eine Unterstreichung hervorgehoben. Sollten Sie sich auch nach der Lektüre der Informationen in Teil 4 nicht für eines von zwei möglichen Mitteln entscheiden können, dann geben Sie Ihrem Kind das Mittel, das in Teil 3 in Großbuchstaben gedruckt ist. Es handelt sich bei diesen groß gedruckten um Mittel, die erfahrungsgemäß bei der Behandlung des jeweiligen Beschwerdebildes am erfolgreichsten sind.

Viele homöopathische Hersteller bieten homöopathische Hausapotheken an, die mehrere Dutzend verschiedener Mittel enthalten. Der Erwerb einer solchen Hausapotheke empfiehlt sich schon wegen des günstigen Preises, der oft nur die Hälfte dessen beträgt, was Sie einzeln für die Mittel zahlen würden. Da Kinder sehr oft abends oder auch spät nachts krank werden, ist es sehr beruhigend, die Mittel im Haus zu haben.

Falls Sie ausführliche Informationen über ein in diesem Buch beschriebenes Mittel wünschen, schlagen Sie in einer der in der Literaturliste angegebenen Materia medica nach (s. S. 321 f.). Außerdem möchte ich erwähnen, daß dieselben Mittel, die in diesem Buch zur Behandlung von Beschwerden bei Kindern empfohlen werden, genausogut und in derselben Dosis auch Erwachsenen mit ähnlichen Symptomen helfen können.

Wichtiger Hinweis

Ist ein Mittel in GROSSBUCHSTABEN gedruckt, gehört es zu den bei den jeweiligen Beschwerden am häufigsten eingesetzten Mitteln. Ist der Name eines Mittels **unterstrichen**, finden Sie in Teil 4 ausführliche Informationen dazu.

Ängstlichkeit

Bei Ängsten und Angstzuständen kann Homöopathie oft die akuten Symptome beheben. Sollten solche Zustände öfter auftreten, hilft meist nur die konstitutionelle Behandlung durch einen erfahrenen Homöopathen. Wenn ein Kind wiederholt unter Angstattacken leidet, kann eine psychologische Behandlung sinnvoll sein.

ACONITUM: Kinder, die dieses Mittel brauchen, verspüren oft Panik oder hektische Ungeduld. Sie sind schreckhaft und leiden unter einer schwer greifbaren, aber doch realen Angst, daß etwas Furchtbares passieren könnte. Zum Beispiel können sie sich einbilden, sie seien so krank, daß sie bald sterben werden.

Argentum nitricum: Diese Kinder neigen dazu, aufgrund der Angst vor schwierigen Aufgaben oder Prüfungen körperlich krank zu werden. Sie haben schreckliche Angst, daß etwas schiefgehen könnte.

Ängstlichkeit

Arsenicum: Das Lebensmotto eines Kindes, für das dieses Mittel geeignet ist, könnte lauten: «Alles, was ich tue, läßt sich noch besser machen.» Diese Kinder sind Perfektionisten. Sie sind wählerisch, übertrieben auf ihr Äußeres bedacht und selbst während der Krankheit noch ordentlich. Sie übertreiben das Kranksein, indem sie sich kränker benehmen, als sie eigentlich sind. Sie sind grundlos ängstlich und sorgen sich um alles mögliche, besonders wenn eine außergewöhnliche Leistung von ihnen erwartet wird.

Gelsemium: Dieses Kind hat Angst vor Prüfungen, Wettkämpfen, Reden, öffentlichen Darbietungen und anderen Aktivitäten, die Mut erfordern. Oft bekommt es vor lauter Angst Durchfall oder Kopfschmerzen. Es kann den Körper nicht stillhalten: Die Hände zittern beim Heben, die Füße beim Sitzen und Gehen, die Zunge beim Herausstrecken. Selbst die Stimme kann zittrig sein.

Ignatia: Kinder, die *Ignatia* brauchen, unterdrücken ihre Gefühle und verteidigen sich nicht, wenn sie verletzt werden. Anstatt ihre Gefühle zu äußern, tun sie lieber, als sei alles in Ordnung. Manchmal offenbaren sich ihre Ängste durch Zittern und Seufzen. Letztendlich explodieren sie dann aber doch. Sie lassen sich von Kleinigkeiten aus der Ruhe bringen und sind leicht beleidigt. Außerdem ist *Ignatia* für sensible und angespannte Kinder zu empfehlen, nachdem sie getadelt wurden. Auch bei Heimweh ist dieses Mittel geeignet.

Lycopodium: Wenn es krank ist, fühlt sich dieses Kind unsicher und möchte, daß immer jemand in der Nähe ist, vielleicht nicht direkt am Bett, aber im Nebenzimmer. *Lycopodium* eignet sich für bettnässende Kinder, die ständig angespannt sind, sich Gedanken machen, was andere von ihnen halten, und Angst haben, etwas Neues auszuprobieren. Sie können ziemlich arrogant sein und andere einschüchtern, um ihre tiefe Unsicherheit zu verbergen. Die Unsicherheit offenbart sich dadurch, daß die Kinder leicht in Verlegenheit zu bringen sind und Versagensängste haben. Vor wichtigen Aufgaben prahlen sie mit ihren Fähigkeiten, je näher jedoch der Zeitpunkt rückt, in dem sie tatsächlich etwas leisten müssen, desto unsicherer werden sie, geben aber ihr Bestes, um dies zu verbergen.

Natrium muriaticum: Diese Kinder haben meist ein sehr gutes Gedächtnis für erlittene Verletzungen. Wenn sie verletzt sind, lassen sie den Schmerz nicht ohne weiteres los, sondern grollen und brüten über vergangenen Problemen. Todesfälle, Scheidung, mangelnde Elternliebe oder Heimweh können zu unausgedrückten Ängsten führen, die sich schließlich in diversen körperlichen Beschwerden ausdrücken. Die Kinder weisen Sympathiebekundungen eindeutig zurück und wollen in Ruhe gelassen werden.

Phosphorus: Dieses Kind wird stark von anderen beeinflußt: Wenn jemand in der Umgebung sich Sorgen um seine Gesundheit macht, beginnt es, sich ebenfalls zu sorgen; wenn man hofft, hofft es mit. Es sehnt sich nach Gesellschaft und Zuneigung und will vor allem Sympathie. Es ist besonders anfällig für bestimmte typische Ängste: vor Dunkelheit, Krankheit, Donner, vor dem Alleinsein und vor Spinnen. Oft fühlt es die Angst im Magen. Mitunter zittert es bei geringfügigen Anlässen oder wird ruhelos und zappelt ständig.

Silicea: Diese Kinder sind sehr schüchtern und haben Angst, etwas Neues zu tun, weil sie befürchten zu versagen. Obwohl es ihnen an Selbstvertrauen fehlt, sind sie im allgemeinen recht intelligent und machen ihre Sache gut, wenn sie etwas zu Ende bringen. Sie können ihren Standpunkt schlecht vertreten und wirken schlapp und mutlos, wenn man ihnen nicht viel Mut zuspricht. Sie sind schreckhaft und lassen sich von Kleinigkeiten aus der Ruhe bringen. Manchmal fühlen sie sich von Kleinigkeiten mehr gestört als von wichtigen Problemen. Sie können sehr dickköpfig sein, sind aber nicht aggressiv oder streitsüchtig, sondern wirken umgänglich, solange man sie ihren eigenen Weg gehen läßt.

Ärger/Wut

Mit homöopathischen Mitteln lassen sich die akuten Symptome von Ärger oft gut behandeln. Um eine tiefgreifende Heilung zu erreichen, ist in der Regel die Ermittlung des Konstitutionsmittels durch einen erfahrenen Homöopathen erforderlich. Wenn das Kind wiederholt unter Wutanfällen leidet, ist eine psychologische Behandlung in Betracht zu ziehen.

Bryonia: Das richtige Mittel für «Brummbären». Die Kinder sind reizbar und wollen in Ruhe gelassen werden. Um andere fernzuhalten, murren sie oder fahren sie plötzlich an. Nach dem Anfall bekommen sie oft Beschwerden im Bereich von Verdauungsorganen und Atemwegen oder auch Kopfschmerzen.

CHAMOMILLA: Kinder, die *Chamomilla* brauchen, «können es einfach nicht mehr aushalten»: den Schmerz, andere Leute, sich selbst, alles mögliche. Es stört sie schon, wenn man sie nur anschaut oder anspricht. Sie verlangen nach diesem oder jenem, um es dann gleich wieder in die Ecke zu legen. Die einzige Möglichkeit, ihnen wenigstens vorübergehend Hilfe zukommen zu lassen, besteht darin, sie zu wiegen oder zu tragen. Diese passive Bewegung empfinden sie als besänftigend: Kurz nachdem man das Kind wieder abgesetzt hat, geht das Geschrei und Heulen meist wieder los. Das Kind ist launisch und ungeduldig, wirft mit Gegenständen und schlägt mitunter mit dem Kopf gegen die Wand. Nach so einem Gefühlsausbruch können diverse körperliche Symptome auftreten. Ebensogut können auch die körperlichen Symptome vorausgehen, und die übermäßige Reizbarkeit folgt.

COLOCYNTHIS: Diese Kinder beklagen sich pausenlos. Wenn sie nicht jammern können, haben sie keine Lust, mit anderen Menschen zu sprechen. Sie sind reizbar, ungeduldig und oft wegen der kleinsten Kleinigkeit beleidigt. Nach diesen Anfällen von Ärger treten oft Brechreiz, Durchfall und Koliken auf.

IGNATIA: Kinder, die *Ignatia* brauchen, unterdrücken ihre Gefühle und verteidigen sich nicht, wenn sie verletzt werden. Sie halten Ärger, Trauer und Angst unter Kontrolle und tun, als sei alles in Ordnung. Manchmal offenbaren sie ihre innere Anspannung durch Zittern. Sie seufzen oft. In der Endphase drücken sie ihre inneren Wirren durch hysterisches Verhalten aus. Sie zeigen kaum Ärger und sind niemals über längere Zeit wütend oder gar gewalttätig. Im allgemeinen fühlen sie sich mißverstanden und weisen Sympathiebekundungen zurück. Ihre Stimmung ist schwankend: Lachen und Weinen wechseln einander ab und vermischen sich; eben noch wütend, sind sie im nächsten Augenblick zerknirscht und reumütig; mal sind sie rüde und aufmüpfig, kurz darauf jedoch sehr gefügig.

NUX VOMICA: Das Kind bekommt Tobsuchtsanfälle und wehrt sich verzweifelt gegen jeden, der es an der Durchsetzung seines Willens hindert. Am besten gefällt es sich in der Rolle des Rebellen. Es ist sehr wettbewerbsorientiert und ärgert sich über jeden, gegen den es verliert. Es ist reizbar und hat an allem etwas auszusetzen. Nach dem Wutanfall neigt es zu Verdauungsstörungen (Verstopfung, Blähungen oder saures Aufstoßen) und kann schlecht schlafen.

Stramonium: Kommt in Betracht, wenn das Kind außer sich vor Wut ist, sich wie ein Wilder aufführt und unter Sinnestäuschungen leidet. Es hört Stimmen und behauptet, Geister, Tiere oder den Teufel persönlich zu sehen. Es glaubt, man hätte es im Stich gelassen, oder es hat das Gefühl zu fallen. Es redet viel und flucht möglicherweise laut und regelmäßig. Manchmal tritt bei diesen Kindern Stottern auf.

STAPHISAGRIA: Dieses Mittel ist für Kinder geeignet, die ihren Ärger unterdrücken und stumm über ihren Problemen brüten. Natürlich läßt sich die Wut nicht ewig unterdrücken, irgendwann explodiert das Kind vor Wut. Es zittert, kann vor Aufregung nicht mehr sprechen, wirft mit Gegenständen, verlangt nach etwas, weist es aber zurück, sobald man es ihm bringt. Es kann sich nicht konzentrieren, ist schließlich total erschöpft und leidet unter Schlafstörungen. Diese Kinder sind ganz anders als die, die *Chamomilla* oder *Ignatia* brauchen. Während «*Chamomilla*-Kinder» viel zu reizbar sind, um irgend etwas aufzustauen, neigen «*Ignatia*-Kinder» zu häufigen Stimmungsschwankungen und merklichem Seufzen. «*Staphisagria*-Kinder» hingegen fühlen sich von der kleinsten Kleinigkeit angegriffen, fressen den Ärger aber zunächst in sich hinein. Oft bekommen sie alles, was man zu ihnen sagt, «in den falschen Hals».

Wenn sie dann schließlich explodieren, schämen sie sich oft nachher dafür. Bei diesen Kindern treten körperliche Beschwerden entweder kurz nach dem Unterdrücken des Ärgers oder kurz nach dessen Ausbruch auf. *Staphisagria* wird häufig Kindern gegeben, die körperlich (sexuell) mißbraucht wurden.

Allergien der Atemwege
(siehe auch Asthma, Nesselausschlag, Verdauungsstörungen oder andere individuelle Allergiesymptome)

Bei der Behandlung akuter Allergiesymptome können homöopathische Mittel oft sehr hilfreich sein. Um eine tiefergehende Heilung bei chronischer Allergieanfälligkeit zu bewirken, sollte man einen erfahrenen Homöopathen hinzuziehen.

ALLIUM CEPA: Dieses Mittel ist geeignet, wenn Kinder unter reichlich fließendem, wäßrigem und brennendem Schleimfluß aus der Nase leiden, der in warmen Räumen schlimmer und an der frischen Luft besser wird. Die Augen sind gerötet und tränen leicht (wobei die Tränen allerdings kein brennendes Gefühl auslösen), das Kind reibt sich oft die Augen. Das Naseninnere fühlt sich wund an, das Kind verspürt Juckreiz in der Nase und neigt zu heftigem Niesen. Mitunter sind die Allergiesymptome mit Schmerzen im Stirnbereich verbunden (erklärbar durch Verstopfung der Nebenhöhlen). Nach feucht-windigem Wetter werden die Symptome eher schlimmer.

Ambrosia: Wenn Kinder unter Heuschnupfen bei Kontakt mit Ambrosiapollen leiden, ist dies das richtige Mittel (*Ambrosia* besteht aus einem homöopathisch verdünnten Extrakt dieser Pflanze). Die Kinder leiden unter wäßrigem Nasenausfluß, die Augen tränen und jucken. Hinzukommen können Rachenreizung und asthmatisches Atmen.

Allergien der Atemwege | 89

Apis: Bei diesen Kindern äußert sich die Allergie im allgemeinen durch ein Anschwellen des Halses, das durch Wärme verschlimmert wird. Sie können keine Schals oder Tücher um den Hals ertragen und fühlen eine Beengung im Brustkorb. Im Gesicht können Nesselausschlag und eine gewisse Aufgedunsenheit auftreten, die Augenlider und der Bereich unter den Augen sind oft geschwollen. Mitunter leidet das Kind unter unerträglichem Juckreiz, besonders nachts im Bett, die Haut ist oft geschwollen und angespannt und reagiert überempfindlich auf Berührung.

ARSENICUM: Hier sind die Symptome brennende Tränen und brennender Nasenausfluß, oft schlimmer auf der rechten Seite. Nach Mitternacht sind die Symptome schlimmer. Das Kind wirft und wälzt sich im Bett hin und her und bekommt große Angst, weil es nur schwer Luft holen kann. Es fröstelt stark und fühlt sich in warmen Räumen besser. Es hat großen Durst, trinkt aber immer nur ein Schlückchen auf einmal. Außerdem ist es lichtempfindlich und niest heftig. Der Atem kann asthmatisch sein.

EUPHRASIA: Kinder, die dieses Mittel brauchen, haben die entgegengesetzten Symptome wie diejenigen, die *Allium cepa* brauchen: reichlichen, brennenden Tränenfluß, aber nur einen schwachen Nasenausfluß. Ihre Augen tränen so stark, daß es aussieht, als weinten sie ohne Pause. Augen und Wangen werden durch die brennenden Tränen gerötet. An der frischen Luft werden die Augensymptome schlimmer; die Nasensymptome werden nachts, im Liegen und bei windigem Wetter schlimmer.

Kalium bichromicum: Unentbehrlich, wenn allergische Kinder unter einem dicken, klebrigen, zähen und gelben Nascnausfluß leiden. Oft ist der hintere Rachenraum mit klebrigem Schleim bedeckt, der aber aus der Nase fließt. Ein eventueller Schmerz an der Nasenwurzel wird durch Druckanwendung gelindert. Mitunter will das Kind sich ständig die Nase putzen. Ausfluß und Niesen werden durch Kälte und Aufenthalt im Freien verstärkt. Gleichzeitig kann das Kind Husten haben und einen geschwollenen Hals, der nach dem Trinken warmer Flüssigkeiten weniger Beschwerden verursacht.

Natrium muriaticum: Wird meist Kindern gegeben, die jeden Frühling und jeden Herbst unter Heuschnupfenattacken leiden und die Symptome auch nach gefühlsmäßigen Belastungen, etwa bei Trauer, entwickeln. Oft lösen Todesfälle, Scheidung, unerwiderte Liebe oder Heimweh Gefühle aus, die nicht vollständig ausgedrückt werden und schließlich zu verschiedenen körperlichen Symptomen führen. Dagegen hilft dieses Mittel. Die Kinder niesen häufig, aus Nase und Augen kommt reichlich wäßriger Ausfluß, Geschmacks- und Geruchssinn gehen oft verloren. Letztendlich kann der Ausfluß zu chronisch verstopfter Nase und dicker weißer Schleimbildung führen. Morgens sind die Symptome schlimmer; das Kind hustet im allgemeinen dicken weißen Schleim hoch. Gleichzeitig können trockene und aufgesprungene Lippen oder Herpesanfälle auftreten.

Nux vomica: Die Kinder sind reizbar und frösteln. Tagsüber leiden sie unter ständigem Ausfluß aus der Nase, nachts ist die Nase verstopft. Im Haus sind die Symptome eher schlimmer, im Freien besser. Die Kinder reagieren empfindlich auf Kälte und Abgedecktliegen. Mitunter niesen sie oft. Manchmal setzen die Symptome ein, wenn das Kind irgendwie gereizt wird oder erschöpft ist.

Pulsatilla: Tagsüber haben diese Kinder eine Laufnase, nachts ist sie verstopft. In warmen Räumen, bei heißem Wetter und im Liegen wird die Verstopfung schlimmer, in kühlen Räumen, im Freien oder durch kühle Anwendungen wird sie gelindert. Nachts juckt der Gaumen. Das Kind ist launisch und leicht aus der Fassung zu bringen. Es hat praktisch nie Durst. Mädchen erhalten *Pulsatilla* öfter als Jungen, obwohl natürlich letztendlich die Persönlichkeit und nicht das Geschlecht über die Anwendung dieses Mittels entscheidet. Wenn das Kind launisch und leicht aus der Fassung zu bringen ist und ein starkes Bedürfnis nach menschlicher Wärme hat, kommt dieses Mittel in Betracht.

Sabadilla: Diese Kinder fühlen sich in kalter Luft schlechter. Sie niesen krampfartig, haben juckende Laufnasen und gerötete, tränende Augen. Im Stirnbereich können Kopfschmerzen auftreten, im Hals ein kloßiges Gefühl mit ständigem Schluckbedürfnis. Wie die Kinder, die auf *Pulsatilla* reagieren, haben diese Kinder eine trockene Kehle, sind aber nicht durstig. Sie frösteln ständig.

Sulfur: Bei diesem Kind kommt der Heuschnupfen im Sommer und wird von Hitze oder Sonneneinstrahlung schlimmer. Innen ist die Nase verstopft, läuft aber ständig. Nase und Augen sind gerötet, der Nasenfluß ist brennend und wird mit anhaltender Symptomatik übelriechend. Die Allergie kann sich zu Asthma weiterentwickeln, insbesondere nach Anstrengungen.

Wyethia: Das Kind verspürt einen störenden Juckreiz hinter der Nase und am Gaumen. Außerdem kitzelt es im Hals, so daß das Kind trocken und stoßweise hustet. Der Hals fühlt sich geschwollen an, das Kind möchte ständig Speichel schlucken, hat aber Schluckbeschwerden.

Asthma

Asthma kann sehr ernst und sogar lebensbedrohlich sein. Alle Kinder, die unter Asthma leiden, gehören in ärztliche Behandlung. Bitte machen Sie sich klar, daß die von der Schulmedizin gegen Asthma eingesetzten Medikamente, insbesondere Kortison, das Immunsystem schwächen und zu noch ernsteren Gesundheitsstörungen führen können. Mit den folgenden Mitteln lassen sich die akuten Symptome, die mit einem Asthmaanfall einhergehen, lindern; um jedoch eine dauerhafte Heilung zu erzielen, sollte man sich an einen erfahrenen Homöopathen wenden.

Aconitum: Dieses Mittel ist bei beginnenden Asthmaattacken sehr nützlich. Das Asthma geht mit spürbaren Ängsten und Ruhelosigkeit einher.

Antimonium tartaricum: Das charakteristische Symptom von Kindern, die dieses Mittel brauchen, ist ein rasselnder Husten, verbunden mit der Unfähigkeit, Schleim abzuhusten. Manchmal beginnt dieser Zustand, nachdem die Kinder verärgert oder wütend waren. Sie fühlen sich schläfrig und schwach. Die Symptome werden normalerweise um vier Uhr morgens schlimmer. Oft wollen sie lieber sitzen als liegen, weil sie Schwierigkeiten beim Atmen haben. Neben Atembeschwerden treten Ängstlichkeit, Ruhelosigkeit und Reizbarkeit auf. Die Kinder frösteln, fühlen sich jedoch in kühlen Räumen bei geöffnetem Fenster besser als in stickigen, warmen Räumen. Dieses Mittel wird nur selten zu Beginn einer Krankheit gegeben.

ARSENICUM: Hier sind Ruhelosigkeit und ängstliche Angespanntheit vorherrschend. Mit Fortdauer des Anfalls bekommt das Kind mehr und mehr Angst. Von Mitternacht bis zwei Uhr morgens werden die Symptome schlimmer; das Kind wälzt und wirft sich im Bett herum. Die Atmung ist am besten, wenn es aufrecht sitzt. Trotz der Ruhelosigkeit ist es müde und schwach. Es fröstelt und fühlt sich durch Wärme besser. Es ist durstig, will aber immer nur einen Schluck Wasser auf einmal trinken.

Chamomilla: Kommt in Betracht, wenn dem Asthmaanfall eine Wutattacke vorausgeht. Das Kind reagiert mit Ungeduld auf sein eigenes Leiden. Im Schlaf hustet es hart und trocken; die Atembeschwerden werden gelindert, wenn es den Kopf nach hinten neigt, sich in kalter Luft aufhält oder kaltes Wasser trinkt.

IPECACUANHA: Das Kind leidet unter andauernder Übelkeit, begleitet von lockerem Husten und Rasseln in der Brust, obwohl der Schleim nicht ausgehustet wird. Der Atem geht pfeifend, der Schleim ist klebrig und von Blut durchzogen. Erbrechen vermittelt eine gewisse Erleichterung, weil dabei auch Schleim ausgeschieden wird. Bei feuchtheißem Wetter werden die Symptome schlimmer. Auch die geringste Bewegung wirkt verschlimmernd. Auf Armen und Beinen steht kalter Schweiß. Oft haben diese Kinder Schlafschwierigkeiten und neigen zu übermäßiger Speichelbildung.

Lobelia: Dieses Mittel heilt Asthmaanfälle, die von Übelkeit und Erbrechen begleitet werden. Bevor die Attacke einsetzt, haben die Kinder gewöhnlich ein prickelndes Gefühl am ganzen Körper, das bis in die Finger und Zehen geht. Durch Kälte wird das Asthma verstärkt. Oft verspürt das Kind eine Schwäche in der Magengrube und hat das Gefühl, daß über dem Brustbein ein Kloß sitzt.

Nux vomica: Dieses Mittel ist zur Asthmabehandlung geeignet, wenn das Kind insbesondere morgens oder nach dem Essen ein Völlegefühl im Magen verspürt. Das Asthma wird außerdem begleitet von Erstickungsgefühlen, Angstzuständen, Druck in der Magengrube, Ohrensausen, beschleunigtem Puls und Schwitzen. Manchmal wird der Anfall durch Heuschnupfen ausgelöst. Das Kind hat ständig das Gefühl, es müsse die Kleidung um den Oberkörper lockern. Es ist eher reizbar als ängstlich.

PULSATILLA: Das asthmatische Atmen tritt in warmen oder stickigen Räumen, bei warmem Wetter und nach dem Verzehr fettreicher und schwerer Speisen auf. Das Kind möchte das Fenster offen haben und einen kühlen Luftzug spüren. Die Atemschwierigkeiten treten eher abends auf, besonders nach dem Essen. Das Kind sehnt sich nach Anteilnahme und Gesellschaft. Es wirkt sehr anhänglich und bedürftig und reagiert sensibel auf Außeneinflüsse: Wenn die Eltern sich seinetwegen ängstigen, wird es auch selbst ängstlicher; sind die Eltern sicher, daß es ihm bald besser gehen wird, fühlt es sich beruhigt.

Sambucus: Diese Kinder bekommen die Asthmaanfälle im Schlaf und wachen oft gegen drei Uhr morgens auf. Im Liegen fällt ihnen das Atmen schwerer; wenn sie sich aufsetzen und nach Luft schnappen, geht es ihnen ein wenig besser. Sobald sie sich jedoch wieder zum Schlafen hinlegen, wird das Atmen wieder schwieriger. Im Wachzustand schwitzt das Kind reichlich, im Schlaf eher nicht.

Spongia: Dieses Mittel kann Kindern mit Asthma helfen, die unter einem trockenen, bellenden kruppartigen Husten leiden. Ihre Luftwege sind trocken, es wird kein Schleim hochgehustet, und die Stimme ist heiser. Mitunter wird das Asthma verschlimmert durch kalte Luft, warme Räume, Tabakrauch, Reden, flache Rückenlage ohne Kissen unter dem Kopf und durch den Verzehr von kalten Getränken und Süßigkeiten. Auch sind die Symptome im ersten Teil der Nacht eher schlimmer. Warmes Essen und warme Getränke bringen, auch in kleinen Mengen, eine gewisse Erleichterung, ebenso wie aufrechtes Sitzen oder Nachvornelehnen.

Augenverletzungen

Augenverletzungen müssen sofort ärztlich behandelt werden, es sei denn, es handelt sich um geringfügige Prellungen im Gesicht, die ein blaues Auge verursachen. Die folgenden Mittel gibt man den Kindern, noch bevor man mit ihnen den Arzt aufsucht.

ACONITUM: Dieses Mittel nennt man auch «Arnica fürs Auge». Bei Augenverletzungen stellt es die erste Wahl dar. Auch wenn das Kind nach einer Augenverletzung extrem unruhig und ängstlich ist, ist *Aconitum* geeignet. Es wirkt ebenfalls, wenn bei einem blauen Auge der Augapfel geringfügig in Mitleidenschaft gezogen ist. Außerdem ist es eine gute Wahl, wenn das Kind Staub, Sand oder andere Fremdkörper ins Auge bekommen hat und sich beim Versuch, diese Fremdkörper herauszuwischen, versehentlich die Hornhaut verletzt. *Aconitum* lindert den Schmerz und trägt zur Heilung dieser Verletzungen bei. Man sollte es so rasch wie möglich nach der Verletzung geben.

ARNICA: Hilft am besten gegen den verletzungsbedingten Schock und fördert den Abbau von Blutergüssen. Äußerlich sollte man *Arnica* (als Salbe, Gel oder Spray) nur anwenden, wenn die Haut unverletzt ist. Auch direkt ins Auge darf man *Arnica* nicht geben. *Arnica* kann man gleichzeitig innerlich und äußerlich anwenden.

CALENDULA: *Calendula*-Urtinktur kann man parallel zu sämtlichen anderen in diesem Kapitel genannten Mitteln auftragen, sofern diese innerlich angewandt werden. Bei geringfügigen Kratzern an der Hornhaut verdünnt man *Calendula*-Urtinktur mit sterilisiertem Wasser (ein Teil Urtinktur auf zehn Teile Wasser) und tropft diese Lösung ins betroffene Auge.

LEDUM: Dieses Mittel eignet sich am besten bei «blauem Auge», insbesondere wenn das Kind durch kalte Anwendungen Erleichterung erfährt. Es lindert die Schmerzen und wirkt den bekannten blauschwarzen Verfärbungen entgegen.

SYMPHYTUM: Dieses Mittel kommt in Frage bei Verletzungen des Augapfels oder des Wangenknochens infolge von Schlägen oder Stößen ins Gesicht. Auch zur Heilung älterer Verletzungen am Augapfel und am Gewebe um das Auge kommt es in Frage oder wenn *Aconitum* nicht rasch genug gewirkt hat.

Bettnässen

Bei einem Kind, das schon einmal trocken war und dann wieder anfängt, ins Bett zu machen, sollte man den Urin untersuchen lassen, um eine Nierenerkrankung auszuschließen. Um das Problem vollkommen zu kurieren, kann der Beistand eines erfahrenen Homöopathen erforderlich sein. Die folgenden Mittel können eine gewisse Besserung bewirken. Auch Verhaltenstherapie und psychologische Behandlung können sinnvoll sein.

Belladonna: Das Kind macht in die Hose oder ins Bett, wenn es kalt oder durchgefroren ist. Mitunter verspürt es beim Urinieren brennende Schmerzen in der Harnröhre. Oft hat es wilde Träume und träumt vom Wasserlassen.

Causticum: Diese Art des Bettnässens tritt im allgemeinen im Winter vermehrt auf und im Sommer weniger. Das Kind leidet unter diversen Ängsten, insbesondere der Idee, daß ihm etwas Schlimmes passieren könnte. Es hat Angst, im Dunkeln ins Bett zu gehen. Oft macht es schon in die Hose, wenn es hustet, niest oder lacht.

Equisetum: Dieses Mittel ist für Kinder geeignet, die nur aus Gewohnheit ins Bett machen. Es kommt in Betracht, wenn das Kind keine anderen offensichtlichen Symptome hat. Auch wenn das Kind während des Bettnässens unter wilden Träumen oder Alpträumen leidet, paßt *Equisetum*. Häufig träumt das Kind von großen Menschenmengen. Dieses Mittel hilft meist am besten, wenn es in niedriger Potenz (D3 oder D6) gegeben wird.

Ferrum phosphoricum: Hilft besser bei Kindern, die tagsüber in die Hose machen, besonders wenn das Kind im Stehen den stärksten Harndrang verspürt. Im Liegen ist der Druck geringer.

Kreosotum: Dieses Mittel kommt für Kinder in Frage, bei denen der Harndrang so plötzlich auftritt, daß sie nicht genug Zeit haben, um aus dem Bett zur Toilette zu laufen. Meist machen sie im ersten Teil der Nacht ins Bett. Manchmal träumen sie, daß sie urinieren.

Lycopodium: Ist für bettnässende Kinder geeignet, die sich ständig Sorgen darüber machen, was andere von ihnen denken. Im allgemeinen haben sie Angst, etwas Neues auszuprobieren. Wenn sie in einem warmen oder stickigen Zimmer schlafen, neigen sie eher zum Bettnässen. Sie ziehen es vor, bei offenem Fenster zu schlafen.

Pulsatilla: Dieses Kind kann nicht auf dem Rücken im Bett liegen, ohne Harndrang zu verspüren. *Pulsatilla* ist auch geeignet, wenn das Kind während oder nach den Masern ins Bett macht.

Sepia: Das Kind macht kurz nach dem Schlafengehen oder am frühen Abend ins Bett. Wenn Sie verhindern können, daß das Kind vor zehn Uhr ins Bett macht, bleibt es wahrscheinlich die ganze Nacht trocken.

SULFUR: Das Kind steckt im Schlaf die Füße unter der Bettdecke hervor und wirft die Zudecke ab. Es möchte Luft um sich haben, wacht um fünf Uhr morgens auf und hat lebhafte Träume. (Mehr Informationen über diesen Kindertyp finden Sie unter dem Stichwort «Sulfur» in Teil 4.)

Bindehautentzündung

Apis: Die Augen jucken, brennen und tränen. Die Augenlider schwellen an, besonders oben, mitunter bilden sich auch taschenartige Schwellungen unter den Augen. Die Augenlider reagieren sehr empfindlich auf Berührung, oft hat das Kind das Gefühl, es hätte Sand im Auge. Das Kind kann überempfindlich auf Licht reagieren, will sich aber trotzdem die Augen nicht abdecken lassen. Besonders wertvoll ist das Mittel bei Augenreizungen durch hellen Sonnenschein oder Schnee. Auch bei Bindehautentzündungen von Säuglingen wirkt es oft hilfreich.

Arsenicum: Kinder, die dieses Mittel brauchen, haben hellrote, blutunterlaufene Augen. Die Augen fühlen sich heiß an, pochen und tränen reichlich. Durch Licht werden die Symptome verschlimmert.

BELLADONNA: Die Augen sind rosa oder rot gefärbt. Das Kind verspürt brennende Schmerzen in den Augen und ist sehr lichtempfindlich, die Pupillen sind erweitert.

Calendula: Dieses Mittel sollte man parallel zu einem innerlich eingenommenen Mittel anwenden. Man verdünnt einen Teil *Calendula*-Urtinktur in etwa zehn Teilen destilliertem Wasser. Dann gibt man mit einer sterilen Pipette zwei Tropfen ins Auge. Dieses Mittel kann nach allen erdenklichen Augenverletzungen helfen.

EUPHRASIA: Kann oft bei allergisch bedingter Bindehautentzündung helfen. Die Lidränder sind sichtlich wund. Häufig eitert das Auge, und das Kind blinzelt ständig.

Ferrum phosphoricum: Dieses Mittel kommt in der Anfangsphase einer Bindehautentzündung in Frage, wenn noch wenige charakteristische Symptome vorliegen.

Hepar sulfuris: Kommt in Betracht, wenn Auge und Augenlid sehr empfindlich auf Berührung, kalte Luft oder kalte Anwendungen reagieren. Außerdem kann das Kind unter reichlichem Ausfluß aus dem Auge und unter Lichtempfindlichkeit leiden.

Mercurius: Dieses Mittel wird selten zu Beginn einer Bindehautentzündung gegeben. Es hilft eher Kindern, deren Augen schon mindestens zwei Tage entzündet sind. Oft leiden die Kinder unter reichlichem, brennendem Ausfluß, der durch Hitze und nachts schlimmer wird.

Pulsatilla: Nachts brennen und jucken die Augen des Kindes, im Freien tränen sie reichlich. Oft tritt ein dickflüssiger gelber oder weißer Ausfluß auf, der die Lider des Kindes morgens beim Aufwachen verklebt. Die Augen sind sehr lichtempfindlich. Kalte Anwendungen lindern die Beschwerden.

Blasenentzündung
(Cystitis)

Angesichts neuer Forschungsergebnisse scheint es dringend erforderlich, daß *jedes* Kind mit einer Blasenentzündung sofort in medizinische Behandlung kommt, damit festgestellt werden kann, ob ein Schaden an den Harnwegen vorliegt.

Aconitum: Kommt bei den ersten Anzeichen einer Blasenentzündung in Betracht. Das Wasserlassen ist brennend und schmerzhaft, so daß das Kind oft laut schreit. Typischerweise ist es sehr durstig.

Berberis: Wenn das Kind Schmerzen bei jeder kleinen Bewegung oder Erschütterung verspürt, kommt dieses Mittel in Frage. Beim

Blasenentzündung | 99

Wasserlassen verspürt das Kind einen brennenden und stechenden Schmerz, aber auch, wenn es gerade nicht uriniert, tut die Blase weh.

CANTHARIS: Das Kind verspürt häufig und sehr plötzlich das Bedürfnis zum Wasserlassen, sondert dann aber jedesmal nur sehr wenig und tröpfchenweise Urin ab. Während und nach dem Wasserlassen hat es Schmerzen. Es ist ruhelos und wechselt oft die Körperposition. Mitunter ist der Urin rötlich gefärbt, ein Hinweis auf Blut im Urin.

Equisetum: Gegen Ende des Wasserlassens verspürt das Kind einen brennenden Schmerz in der Harnröhre. Das Bedürfnis zum Wasserlassen ist sehr stark, aber die auf einmal abgegebene Menge nur klein.

PULSATILLA: Ist geeignet, wenn die Blasenentzündung beginnt, wenn sich das Kind bei heißem Wetter plötzlich unterkühlt hat. Es verspürt ein häufiges Bedürfnis zum Wasserlassen. Während und nach dem Urinieren treten Schmerzen auf. Mitunter macht das Kind beim Husten, Niesen oder Lachen eine kleine Menge Urin in die Hose. Das Kind ist launisch und weinerlich, sehnt sich nach Zuneigung und Anteilnahme, scheut warme Räume und hat keinen Durst.

SARSAPARILLA: Zum Ende des Wasserlassens verspürt das Kind unerträgliche Schmerzen. Im Sitzen kann es nur schwer Wasser lassen und gibt den Urin in kleinen Mengen ab. Manchmal verspürt es ein schmerzhaftes Verlangen zum Urinieren, es gelingt ihm aber nicht. Im Stehen ist das Wasserlassen leichter und weniger schmerzhaft.

STAPHISAGRIA: Kommt in Frage, wenn ein Kind nach sexuellem oder körperlichem Mißbrauch eine Blasenentzündung entwickelt. Auch eine Demütigung oder unterdrückte Wut kann zur Vorgeschichte gehören. Das Kind hat, auch wenn es nicht uriniert, brennende Schmerzen in der Harnröhre und verspürt ein häufiges Bedürfnis zum Wasserlassen.

«Blaues Auge»
(siehe Augenverletzungen)

Blutende Verletzungen

Wenn man das richtige homöopathische Mittel findet, kann man damit Blutungen unverzüglich stoppen. In der Ersten Hilfe ist es vorrangig, daß man die Blutung zum Stillstand bringt; verwenden Sie dazu auch Druck und Eis. Bei starkem Blutverlust sollte ein Arzt hinzugezogen werden. Bei inneren Blutungen müssen Sie sofort ins Krankenhaus fahren oder den Notarzt rufen.

Aconitum: Kommt in Betracht, wenn die Blutungen mit großer Unruhe, Nervosität und Ängsten einhergehen.

Arnica: Lindert den anfänglichen Schockzustand, unter dem das Kind nach der Verletzung steht. Es ist sowohl bei inneren als auch bei äußeren Blutungen sehr wirksam.

Calendula: Die äußerliche Anwendung von *Calendula* vermindert die Blutung oder bringt sie zum Stillstand. Außerdem werden dadurch Infektionen verhindert. Auch für Zahnfleischblutungen ist das Mittel geeignet; in diesem Fall sollte das Kind den Mund mit *Calendula*-Urtinktur ausspülen.

Hamamelis: Falls das Kind aus einer Schnittverletzung oder einer sonstigen Wunde stark blutet, wirkt dieses Mittel ebenso wie *Arnica* oft sofort. Auch bei starkem Nasenbluten stellt es die erste Wahl dar (vor *Phosphorus*). Tut der verletzte Bereich während oder nach der Blutung sehr weh, kann das Mittel rasche Linderung bringen. Man verwendet es auch, wenn das Weiße im Auge des Kindes sich hellrot verfärbt, weil ein Blutgefäß verletzt ist. Hämorrhoiden kommen nur sehr selten bei Kindern vor, wenn sie aber doch auftreten, ist *Hamamelis* geeignet (besonders wenn Hämorrhoiden bluten).

Ipecacuanha: Wenn das Kind häufig hellrot aus der Nase blutet, kommt dieses Mittel in Frage. Unentbehrlich ist es, wenn das Kind neben den Blutungen Übelkeit, Mattigkeit oder Lufthunger verspürt, also Schwierigkeiten beim tiefen Atemholen hat oder sich von anderen Luft zufächeln läßt.

Phosphorus: Das Kind hat häufig Nasenbluten und entspricht konstitutionell dem *Phosphor*-Typ (siehe Stichwort *Phosphorus* im vierten Teil). Auch bei Zahnfleischblutungen gehört *Phosphorus* zu den wichtigsten Mitteln.

Bronchitis
(siehe Husten)

Brüche
(siehe Knochenverletzungen)

Durchfall

Chronische oder anhaltende Durchfälle können zu Wasserverlust und ernsten Gesundheitsproblemen führen. Sorgen Sie während des Durchfalls dafür, daß das Kind viel trinkt. Lang anhaltende oder häufig wiederkehrende Durchfälle gehören in ärztliche Behandlung. Gleichzeitig sollte man eine Konstitutionsbehandlung bei einem erfahrenen Homöopathen durchführen lassen.

AETHUSA: Kommt in Frage, wenn Kinder Milch nicht verdauen können (was zu Koliken, Durchfall, Übelkeit und Erbrechen führen kann). Das Kind würgt die Milch oder andere Nahrungsmittel innerhalb einer Stunde nach dem Essen wieder heraus, manchmal unter heftigem Brechreiz. Das Erbrochene enthält im allgemeinen gelbe oder grüne Gerinnsel. Das Kind schwitzt, fühlt sich sehr schwach und wird unruhig und weinerlich.

ARSENICUM: Bei Symptomen von Lebensmittelvergiftungen oder Magen-Darm-Grippe sollte als erstes dieses Mittel in Betracht gezogen werden. Die Kinder leiden unter häufigen übelriechenden Durchfällen. Während des Durchfalls verspüren sie Schmerzen, danach Unwohlsein. Die Kinder sind häufig müde und schwach, aber auch unruhig und nicht in der Lage, längere Zeit in der gleichen Position zu verweilen. Der Durchfall kann mit verschiedenen anderen Verdauungsstörungen einhergehen, unter anderem mit Erbrechen, das plötzlich mitten in der Nacht einsetzen kann. Mitunter verspürt das Kind ein Brennen im Unterleib. Der After wird von den scharfen Durchfällen gereizt. Trotz des inneren Brennens fröstelt das Kind, besonders an Händen und Füßen. Durch Kälte werden die Symptome verschlimmert. Wärme und warme Getränke bringen vorübergehend Erleichterung. Die Kinder sind durstig, wollen aber nur einen kleinen Schluck Wasser auf einmal.

CALCIUM CARBONICUM: Dieses Mittel gibt man vor allem Säuglingen, besonders während des Zahnens. Die Kinder haben in der Regel saure Stühle und sauren Körpergeruch. Auch Schweiß und Erbrochenes riechen sauer. Der Stuhl ist blaß, weil zu wenig Gallenflüssigkeit darin ist. Die Kinder verlangen nach Eiern (am liebsten weichgekocht), Kohlehydraten, Eiskrem, Süßigkeiten und Salz. Manchmal haben sie auch Lust auf unverdauliche Stoffe wie Erde oder Kreide. Außerdem wollen sie eisgekühlte Getränke (je kälter, desto besser). Heißes, schleimiges und gemischtes Essen (zum Beispiel Eintöpfe) weisen sie im allgemeinen zurück. Auch Milch mögen sie häufig nicht oder sind darauf allergisch, was sich durch Verstopfung, Durchfall, Magenverstimmung und andere Beschwerden äußern kann. Dieses Mittel wird oft aufgrund seiner allgemeinen Charakteristik verschrieben (siehe unter dem Stichwort *Calcium carbonicum* in Teil 4).

CHAMOMILLA: Eines der gebräuchlichsten Mittel für in hohem Maße reizbare Säuglinge mit faulig riechendem Durchfall. Der

Durchfall | 103

Durchfall ist meist grün und enthält unverdaute Nahrung, der Unterleib ist aufgedunsen. Auch wenn Blähungen abgehen, lassen die Schmerzen nicht nach, und der Unterleib ist sehr berührungsempfindlich. Das Kind krümmt sich zusammen, tritt um sich und schreit. Mitunter ist es von kaltem Schweiß bedeckt. Hitze verschafft ihm eine gewisse Erleichterung. *Chamomilla* gibt man gemeinhin Kindern, die während des Zahnens Durchfall bekommen.

China regia (auch erhältlich unter der Bezeichnung *Cinchona*): Kommt bei schmerzlosen, aber schwächenden Durchfällen in Frage. Der Durchfall ist meist nachts stärker und kommt mitunter ohne Vorwarnung. Typischerweise ist der Bauch straff aufgedunsen wie eine Trommel. Lautes, saures Aufstoßen bringt keine Erleichterung.

Colocynthis: Bei diesen Kindern treten kurz nach dem Essen scharfe krampfartige Schmerzen verbunden mit Durchfall auf. Wenn sie sich vornüber beugen, Blähungen ablassen oder Stuhl ausscheiden, werden die Schmerzen geringer. Sie müssen häufig auf die Toilette.

IPECACUANHA: Für Durchfall mit anhaltender Übelkeit. Die Zunge ist trotz der Übelkeit nicht belegt. Der Speichel fließt reichlich, und das Kind hat einen schmerzhaften Stuhldrang.

Iris: Das Kind hat eine Kombination von Kopfschmerzen mit Übelkeit, Erbrechen und Durchfall, außerdem Koliken. Der Durchfall verursacht brennende, wunde Stellen am After (siehe auch unter Kopfschmerzen).

MERCURIUS: Ein gebräuchliches Mittel bei schweren Durchfällen und Lebensmittelvergiftung. Das Kind hat brennende wäßrige Stühle, manchmal auch schleimigen Stuhl mit Blutspuren. Bei Kleinkindern kann der Stuhl grün sein. In jedem Fall ist der Stuhl übelriechend, und das Kind verspürt vor, während und nach dem Stuhlgang Schmerzen. Es hat sehr häufig oder ständig das Bedürfnis, Stuhl auszuscheiden, und immer das Gefühl, als käme noch etwas nach. Der After ist wund von den beißenden Stühlen. Abends und nachts werden die Symptome schlimmer. Manchmal verspürt das Kind ein Kneifen im Unterleib, und es fröstelt. Oft ist es sehr erschöpft.

<u>Nux vomica</u>: Typisch für dieses Mittel ist Durchfall nach Genuß schwerer oder scharf gewürzter Speisen oder durch Lebensmittelvergiftung. Nach dem Stuhlgang fühlt sich das Kind für kurze Zeit besser, dann aber bekommt es unmittelbar nach dem Essen und direkt nach dem Aufwachen wieder Durchfall. Es fröstelt und ist reizbar.

PODOPHYLLUM: Wirkt bei reichlichen, hinausschießenden (und oft schaumigen) Durchfällen. Zwischen vier und zehn Uhr morgens und an heißen Sommertagen sind die Symptome schlimmer. Im Unterleib und in den Gedärmen sind gurgelnde Geräusche zu hören, der Durchfall tritt kurz nach dem Essen auf. Das Kind fühlt sich schwach, ist am Kopf verschwitzt, die Haut fühlt sich kalt an. Nachts ist das Kind ruhelos und knirscht mit den Zähnen. Mitunter tut der Leberbereich weh. Dies bessert sich, wenn man die Stelle reibt oder wenn das Kind auf dem Bauch liegt. Manchmal hat das Kind ein leeres, sinkendes Gefühl im Unterleib. Das Mittel wird häufig zur Behandlung von zahnenden Kindern mit Durchfall verwendet.

PULSATILLA: Kommt in Frage, wenn *Pulsatilla* zu den Allgemeinsymptomen des Kindes paßt (siehe vierter Teil, Stichwort *Pulsatilla*) oder wenn der Durchfall nach dem Verzehr von zuviel Obst, fetten oder schweren Speisen, kalten Speisen oder Getränken, oder auch nach Unterkühlung auftritt. Nachts ist der Durchfall gewöhnlich schlimmer, bei Kleinkindern wäßrig und grünlich. Wenn Farbe, Geruch und Konsistenz der Stühle sich während des Durchfalls oft ändern, kann dieses Mittel helfen.

<u>Silicea</u>: Geeignet für Kinder, die zum allgemeinen Symptombild dieses Mittels (siehe vierter Teil) passen und Durchfall nach dem Genuß von Muttermilch bekommen.

Veratrum album: Sowohl für einfache akute vorübergehende Durchfälle als auch für ernste häufige Durchfälle. Die Kinder sind in der Regel sehr erschöpft und haben wäßrigen Durchfall in Verbindung mit Erbrechen. Sie erschauern vor Kälte, haben kalten Schweiß und können sogar kollabieren. Selbst der Bauch fühlt sich kalt an. Trotz des Fröstelns verspüren sie einen unstillbaren Durst auf eiskalte Getränke und lutschen gern an Eiswürfeln. Falls das Kind Appetit hat, wird es kalte Speisen verlangen und warme ablehnen. Außerdem kann es kein Obst essen, weil es davon Durchfall bekommt. Oft ist der Durchfall so stark, daß das Kind sehr erschöpft ist.

Erkältung

Nicht jede Erkältung muß man behandeln, da die natürliche Reaktion des Körpers auf die Viren im Grunde sehr gesund ist. Behandeln Sie eine Erkältung nur dann, wenn das Kind sehr unter den Symptomen leidet, wenn die Symptome längere Zeit nicht zurückgehen oder wenn das Kind bei einem besonderen Anlaß nicht unter Atembeschwerden leiden soll.

ACONITUM: Dieses Mittel ist vor allem in den ersten 24 Stunden einer Erkältung von Nutzen. Typischerweise entwickelt das Kind die Erkältung oder den Husten, wenn es bei trockenkaltem Wetter draußen war. Es wacht mit einem trockenen, kruppartigen Husten auf, der besonders abends und nach Mitternacht schlimmer wird. Der Mund ist trocken, das Kind ist kurzatmig und kann mangels Speichel nicht ausspucken. Durch Kälte, Tabakrauch, Auf-der-Seite-Liegen und Trinken von kaltem Wasser wird der Husten schlimmer.

ALLIUM CEPA: Dieses gängige Erkältungsmittel hilft, wenn das Kind unter reichlich fließendem, wäßrigem und brennendem Nasenausfluß leidet, der in warmen Räumen zu- und an der frischen Luft abnimmt. Der Ausfluß reizt die Nasenlöcher, so daß das Naseputzen schmerzhaft wird. An den Augen ist oft vermehrte, nicht brennende Tränenbildung zu beobachten. Außerdem sind die Augen gerötet, und das Kind reibt sie häufig. Die Nase fühlt sich innen wund und kitzlig an, so daß es zu heftigem Niesen kommt. Manchmal beginnt der Ausfluß im rechten Nasenloch und wechselt dann zum linken über. Gelegentlich treten Kopfschmerzen im Stirnbereich auf.

Oscillococcinum: Ist vor allem zur Grippebehandlung geeignet, kann aber auch bei Erkältungen helfen. Es sind keine Symptome bekannt, anhand derer man die Behandlung individualisieren könnte, aber das Mittel wirkt oft gut, wenn es innerhalb von 48 Stunden nach Einsetzen der Symptome gegeben wird. Geben Sie es beim ersten Zeichen einer Erkältung oder wenn Sie nicht wissen, welches Mittel Sie sonst geben sollen.

Arsenicum: Das Kind leidet unter brennendem Ausfluß aus der Nase, der die Nasenlöcher und die Oberlippe reizt. Er fröstelt und ist zugempfindlich. Bei jeder Temperaturveränderung kann es zu niesen anfangen. Typischerweise beginnt die Erkältung in der Nase und schreitet dann nach unten zum Hals fort (sobald sie die Brust erreicht, braucht man im allgemeinen ein anderes Mittel). Der Mund ist trocken, das Kind ist sehr durstig, will aber immer nur ein Schlückchen auf einmal trinken.

Belladonna: Kommt in Betracht, wenn der Ausfluß aus der Nase plötzlich aufhört und von hohem Fieber in Verbindung mit einem pochenden Kopfschmerz abgelöst wird, der auf Verstopfung der Nebenhöhlen beruht.

Bryonia: Wie bei dem Kind, das *Belladonna* braucht, tritt wenig oder gar kein Nasenfluß auf, aber das Kind hat deutlich spürbare dumpfe Kopfschmerzen im Stirnbereich. Es niest oft, wodurch ein stechender Schmerz an der Oberseite des Kopfes ausgelöst werden kann. Je geringer der Nasenausfluß, um so schmerzhafter die Kopfschmerzen. Mund und Hals sind trocken, mitunter hat das Kind trockenen Husten. Es verspürt großen Durst auf kalte Getränke und fühlt sich in warmen Räumen schlechter.

Erkältung | 107

Calcium carbonicum: Eignet sich für Säuglinge und Kinder, die sich leicht erkälten und dem typischen *Calcium-carbonicum*-Symptom-Muster entsprechen (siehe unter *Calcium carbonicum* im vierten Teil). Das Kind fröstelt und ist sehr kälteempfindlich, obwohl es am liebsten eiskalte Getränke mag. Oft entwickelt sich die Erkältung nach einer Unterkühlung. Das Kind schwitzt reichlich sauer riechenden Schweiß. Auch der Stuhl riecht säuerlich. Oft sind diese Kinder hellhäutig und rundlich mit schwachem Muskeltonus. Die Erkältung geht oft mit wundem Hals sowie geschwollenen Mandeln und Lymphknoten einher. Der Nasenausfluß ist gelb und dickflüssig, der Atem geht aufgrund des losen Schleims in Kehle und Brust rasselnd.

EUPHRASIA: Geeignet für Kinder mit brennenden, reichlich tränenden Augen und reichlichem, nicht reizendem Nasenfluß. Das Weiße der Augen und die Wangen sind durch die brennenden Tränen gerötet. Im Freien verschlimmern sich die Augensymptome. Der Nasenausfluß, der oft mit Niesen einhergeht, wird nachts, im Liegen und bei windigem Wetter schlimmer. Nachdem die Ausscheidungen aus Augen und Nase ein bis zwei Tage angehalten haben, wandert die Erkältung weiter zum Kehlkopf und erzeugt dort einen harten Husten und Heiserkeit. Der Husten ist tagsüber schlimmer und wird durch Hinlegen gemildert.

Ferrum phosphoricum: Ist für Kinder geeignet, bei denen die Erkältung mit Nasenbluten einhergeht oder der Nasenausfluß Blutspuren enthält.

Gelsemium: Das Kind leidet unter wäßrigem Nasenausfluß, niest häufig und hat ein Verstopfungsgefühl an der Nasenwurzel. Gleichzeitig können Fieber, Gliederschmerzen, allgemeine Mattigkeit, Kopfschmerzen im hinteren Bereich des Kopfes und gelegentlich ein wunder Hals auftreten.

Hepar sulfuris: Ist für Kinder geeignet, die sofort zu niesen anfangen, wenn sie an die kalte Luft kommen. Der Nasenausfluß ist gelb und dickflüssig, die Nasenlöcher und das Nasenbein sind sehr wund. Die Atemwege reagieren sehr empfindlich auf kalte Luft. Manchmal hat das Kind gleichzeitig Kopfschmerzen. Typischerweise ist es berührungsempfindlich und im allgemeinen reizbar.

Kalium bichromicum: Typisch ist ein gelber, zähflüssiger Schleim, der Fäden zieht. Das Kind leidet unter dickflüssigem Nasenausfluß, der teilweise in den Rachenraum hinter der Nase läuft. Oft verspürt es Schmerzen an der Nasenwurzel, die sich durch Daraufdrücken bessern lassen. Am liebsten würde es sich ständig die Nase putzen. Ausfluß und Niesen werden durch kalte Luft oder im Freien schlimmer. Manchmal ist der Hals geschwollen, was sich durch warme Getränke lindern läßt. Mitunter tritt gleichzeitig Husten auf.

Natrium muriaticum: Dieses Mittel gibt man meist Kindern, die unter wiederkehrenden Erkältungen leiden und in ihrem Symptombild dem *Natrium-muriaticum*-Typ entsprechen. Oft entwickelt das Kind die Symptome nach einem tiefgreifendem Gefühlserlebnis. So können etwa Tod, Scheidung, unerwiderte Liebe und Heimweh zu nicht vollständig ausgedrückter Trauer und letztendlich zu körperlichen Beschwerden führen. Das Kind niest oft und leidet unter reichlichem wäßrigem Ausfluß aus Nase und Augen sowie unter einem Verlust des Geruchs- und Geschmackssinns. Mitunter führt der Nasenausfluß zu chronischer Verstopfung mit dickem weißem Schleim. Morgens sind die Symptome schlimmer, und das Kind hustet Schleim hoch. Manchmal kommen trockene und aufgesprungene Lippen oder ein Herpes dazu.

Nux vomica: Das Kind entwickelt die Erkältung nach überreichlichem Konsum von Nahrungsmitteln, Alkohol, Drogen oder Medikamenten oder auch nach länger andauernden geistigen oder emotionalen Belastungen. Aus der Nase kommt mal wäßriger Ausfluß, mal ist sie trocken und verstopft. Tagsüber fließt der Ausfluß im allgemeinen stetig, nachts kommt er ins Stocken. Oft wird dieses Mittel auch Neugeborenen gegeben, wenn ihnen die Nase läuft.

P̲u̲l̲s̲a̲t̲i̲l̲l̲a̲: Wird bei akuten und chronischen Erkältungen gegeben. Charakteristisch ist ein dicker, gelber oder grünlicher Schleim und Ausfluß, der Nasenlöcher und Haut nicht reizt. Die Nasenverstopfung ist nachts schlimmer, besonders nach dem Hinlegen, weil dies im Schlaf zur Mundatmung führt. Oft ist die Nase abwechselnd links und rechts verstopft. In warmen Räumen ist sie mehr verstopft, im Freien fließt sie stärker. Manchmal entwickelt sich die Erkältung, nachdem das Kind zu viele fette oder schwere Speisen gegessen hat. Obwohl der Mund trocken ist, ist das Kind nicht durstig. *Pulsatilla* ist auch für Neugeborene geeignet, denen die Nase läuft, besonders wenn der Ausfluß gelb oder grün ist. Kinder, die dem *Pulsatilla*-Bild entsprechen, sind meist gefühlsbetont, sentimental und leicht verletzbar. Sie weinen leicht und haben große Stimmungsschwankungen. Von Zuneigung und Anteilnahme können sie gar nicht genug bekommen. Sie lassen sich gefühlsmäßig leicht von anderen anstecken. Ihr Zustand verschlechtert sich zum Beispiel, wenn die Eltern sich über ihre Gesundheit Sorgen machen, und bessert sich, wenn die Eltern zuversichtlich sind.

Fieber

Wenn ein Kind über 39,7 °C Fieber hat und das Fieber nicht innerhalb von sechs Stunden nach Verabreichung der im folgenden genannten Mittel und häuslicher Krankenpflege sinkt, braucht es ärztliche Hilfe. Säuglinge unter sechs Monaten sollten schon bei Fieber über 38 °C ärztliche Hilfe bekommen. Säuglinge unter zwei Monaten gehören beim geringsten Anstieg der Temperatur in ärztliche Behandlung. Auch wenn das Fieber mit extremer Reizbarkeit, Lethargie, Geistesverwirrung, Nackensteifheit, Krampfanfällen, wiederholtem Erbrechen oder Atembeschwerden einhergeht, sollten Sie sofort einen Arzt zu Rate ziehen.

ACONITUM: Kommt nur in der Anfangsphase des Fiebers in Frage. Das Fieber kommt plötzlich, gewöhnlich nachdem das Kind kalt geworden ist. Das Kind fröstelt und friert leicht, wenn es abgedeckt ist. Manchmal ist das Gesicht rot, in anderen Fällen abwechselnd blaß und rot. Das Kind ist durstig.

ARSENICUM: Das Kind hat Fieber und ist sehr durstig, will aber nur immer einen kleinen Schluck Wasser auf einmal trinken. Zwischen Mitternacht und drei Uhr morgens ist die Temperatur am höchsten. Das Kind ist unruhig und angsterfüllt. Es fröstelt stark und fühlt sich durch Wärme besser.

BELLADONNA: Wenn plötzlich hohes Fieber mit gerötetem Gesicht und roten Lippen auftritt, kommt dieses Mittel als erstes in Betracht. Die Kinder haben meist einen heißen Kopf und kalte Arme und Beine. Die Haut ist in der Regel so heiß, daß sie Hitze abstrahlt (was man spüren kann, wenn man die Hand in einigen Zentimetern Abstand darüber hält). Das Fieber äußert sich durch trockene Hitze ohne Schwitzen. Meist hat das Kind einen stark hüpfenden Puls. Nachts erreicht die Temperatur Höchstwerte, das Kind wird aufgeregt und bekommt mitunter Verwirrungszustände und Halluzinationen.

FERRUM PHOSPHORICUM: Wie *Aconitum* und *Belladonna* gibt man dieses Mittel in den ersten Stadien von Fieber. Bei Kindern, die *Ferrum phosphoricum* brauchen, setzt das Fieber langsamer ein, und die Symptome sind weniger ausgeprägt.

Nux vomica: Kommt in Frage, wenn infolge von Medikamenteneinnahme, nach überreichlichem Essen oder durch Schlafmangel Fieber auftritt. Häufig fröstelt das Kind, und die Symptome werden schlimmer, wenn es abgedeckt liegt. Gleichzeitig können Kopfschmerzen oder Verdauungsbeschwerden wie etwa Verstopfung, Durchfall oder Magenverstimmung auftreten.

Pulsatilla: Diese Kinder frösteln während des Fiebers. In warmen Räumen geht es ihnen schlechter. Sie wollen frische Luft, müssen aber sehr gut zugedeckt sein. Sie sind nicht durstig.

Sulfur: Wie bei *Belladonna* rötet sich die Haut des Kindes. Charakteristisch ist ein plötzlicher Durchfall, der das Kind frühmorgens aus dem Bett treibt. Das Kind hat großen Durst und schwitzt reichlich; der Schweiß riecht unangenehm.

Finger- und Zehenquetschungen

Arnica: Wirkt gegen den anfänglichen Schock der Verletzung und hilft dem Körper beim Abbau von Blutergüssen. (Gleichzeitig sollte *Hypericum* genommen werden, um den Heilvorgang zu beschleunigen).

HYPERICUM: Lindert die scharfen und stechenden Schmerzen der Verletzung und fördert die Heilung verletzter Nerven.

Furunkel und Eiterbildung

BELLADONNA: Diese Kinder leiden unter schmerzhaften und glänzenden Furunkeln, die sich heiß anfühlen. Das Mittel wirkt im allgemeinen am besten, wenn es vor Beginn der Eiterbildung gegeben wird.

HEPAR SULFURIS: Wenn ein Furunkel extrem empfindlich auf Berührung reagiert, ist dieses Mittel oft sehr wirksam. Häufig hat das Kind das Gefühl, es hätte einen kleinen Stock unter der Haut. Das Mittel eignet sich auch für kleine Verletzungen, bei denen sich eine Eiterung entwickelt hat.

SILICEA: Ist für Kinder geeignet, bei denen sich schon nach kleinen Kratzern eine Eiterung entwickelt.

Sulfur: Kommt in Frage, wenn das Kind unter stark geröteten heißen Furunkeln leidet, die manchmal gruppenweise auftreten, oder falls immer neue Furunkel auftreten, nachdem die letzten gerade abgeheilt waren. Oft ist um die Eiterbeule herum ein roter oder purpurfarbener Kreis zu beobachten. Solche Furunkel bilden sich oft auf den Gesäßbacken. Typischerweise haben die Kinder eine trockene, schuppige und schmutzig wirkende Haut.

Geburtstrauma

Aconitum: Wenn die Mutter große Angst vor der Geburt hat, kann dieses Mittel beruhigend wirken. Nach der Geburt kann es dem Säugling die Angst nehmen, die er während der Geburt verspürt hat.

Arnica: Dies ist das wichtigste Mittel bei Geburtstrauma und eignet sich für Mutter und Kind. Auch lindert es durch Zerrungen bei den Wehen verursachte Muskelschmerzen der Mutter und fördert die physiologisch richtigen Kontraktionen der Gebärmutter. Außerdem kann es Gebärmutterblutungen während oder nach der Geburt stoppen.

Hypericum: Ist geeignet bei im Verlauf der Geburt entstandenen Verletzungen an Kopf, Wirbelsäule, Händen, Füßen und Nerven.

Natrium sulfuricum: Für Babys geeignet, die anhaltende, chronische Symptome infolge von Kopfverletzungen während der Geburt entwickeln.

Stramonium: Sollte als erstes in Betracht gezogen werden, wenn das Baby infolge des Geburtstraumas unter Zuckungen und Krämpfen leidet, nachts häufig aufwacht und große Angst hat.

Gerstenkorn

Apis: Wirkt bei beißenden Tränen und aufgedunsenem Augenlid, falls die Beschwerden durch heiße Anwendungen schlimmer und durch kalte gelindert werden.

Belladonna: Das Gerstenkorn entsteht sehr rasch. Das Auge ist rot und trocken. Meist ist das Kind sehr lichtempfindlich und hat erweiterte Pupillen.

PULSATILLA: Die Gerstenkörner treten wiederholt und eher am oberen Lid auf und werden durch warme Anwendungen verschlimmert, durch kalte gelindert. Manchmal ist gelblicher oder gelbgrüner Ausfluß vorhanden.

Staphisagria: Wie bei den Kindern, die *Pulsatilla* brauchen, treten auch hier die Gerstenkörner wiederholt auf. Daneben kommt es bei ihnen meist zu einem stärkeren Jucken an den Rändern der Augenlider.

Sulfur: Es kommt zu heißen, brennenden Schmerzen, die durch Hitze und Benetzen oder Baden des Auges schlimmer werden. Oft tritt ein beißender Ausfluß aus dem Auge auf, der die umgebende Haut angreift.

Grippe

Wenn Kinder über 39,7 Grad Fieber haben und die Temperatur nicht innerhalb von sechs Stunden durch Hausmittel und die im folgenden oder unter dem Stichwort «Fieber» angegebenen Homöopathika zurückgeht, sollte ein Arzt hinzugezogen werden. Kinder unter sechs Monaten brauchen bei jeder Temperatur über 38 Grad ärztliche Hilfe; Kinder unter zwei Monaten bei jeglicher Temperaturerhöhung. Auch wenn ein Fieber beliebiger Temperatur mit extremer Reizbarkeit, Lethargie, geistigen Verwirrungen, Nackensteifheit, Krämpfen, wiederholtem Erbrechen oder Atembeschwerden einhergeht, sollte man sofort einen Arzt konsultieren.

ACONITUM: Kommt nur in den ersten 24 Stunden nach Einsetzen der Symptome in Frage. Das Fieber beginnt plötzlich und ist von Schüttelfrost begleitet, der besonders kurz nach dem Zubettgehen auftritt. Auch wenn das Kind abgedeckt wird, fröstelt es leicht. Der Puls geht rasch und hart, das Gesicht ist entweder hochrot oder wechselt zwischen Blässe und Rötung.

Arsenicum: Hier setzt rasch hohes Fieber ein, begleitet von einem Gefühl der Schwäche und Ruhelosigkeit. Gleichzeitig hat das Kind oft Kopfschmerzen, Erkältung, Halsweh und Verdauungsstörungen (vor allem Durchfall). Es ist sehr durstig, trinkt aber nur schlückchenweise. Es fröstelt stark.

BELLADONNA: Typisch für diese Kinder sind ein hochrotes Gesicht und gerötete Schleimhäute, besonders an Lippen und Gaumen. Plötzlich kommt hohes Fieber auf, wobei der Kopf heiß, Arme und Beine aber kalt sind. Um den Kopf des Kindes ist deutlich die Hitzeabstrahlung zu spüren. Das Kind fühlt sich trocken und heiß, halluziniert mitunter bei geschlossenen Augen, wirft sich im Schlaf hin und her und kann beänstigende Träume haben. Der Puls ist stark und hüpfend.

BRYONIA: Das Fieber setzt langsam ein und ist durch Gliederschmerzen charakterisiert, die durch Bewegung schlimmer werden. Der Mund ist trocken, und das Kind hat Durst auf kalte Getränke. Durch Wärme und in warmen Räumen verschlimmern sich die Beschwerden. Das Kind bevorzugt kühle Räume und frische Luft. Oft leidet das Kind unter Kopfschmerzen im Vorderkopf, die durch jedwede Bewegung schlimmer werden. Es ist reizbar und weist Mitgefühl zurück.

Eupatorium perfoliatum: Ein typisches Symptom sind Knochenschmerzen, die durch Bewegung schlimmer werden. Die Kinder können zu jeder Zeit frösteln, am schlimmsten aber sind die Anfälle zwischen sieben und neun Uhr morgens. Dem Schüttelfrost voran gehen Durst und starke Schmerzen, besonders im Rücken. Trotz des Fröstelns verlangen die Kinder nach kalten Getränken, manchmal sogar nach Eiscreme.

Ferrum phosphoricum: Vor allem für das erste Stadium von Fieber geeignet. Das Fieber hat nicht die Intensität, die die Gabe von *Aconitum* oder *Belladonna* rechtfertigen würde, das Kind ist weniger schlapp als bei *Gelsemium* und auch nicht reizbar wie bei *Bryonia*.

GELSEMIUM: Eines der gebräuchlichsten Grippemittel. Das Kind leidet unter großer Schwäche und Schwere des Körpers; manchmal kann es die Augen nur halb öffnen, weil die Lider sich so schwer anfühlen. Es kommt zu Gliederschmerzen und Kopfschmerzen im Hinterkopf. Das Kind vermeidet Bewegung, nicht weil sie ihm schmerzhaft wäre, sondern weil es sich so schwach fühlt, daß jede Bewegung erschöpfend wirkt. Es fröstelt und versucht, sich warm zu halten. Ein wichtiges Unterscheidungsmerkmal besteht darin, daß das Kind nach dem Wasserlassen Erleichterung verspürt. Ebenfalls charakteristisch ist das Nichtvorhandensein von Durst. Dieses Mittel hilft in der Regel auch, wenn Kinder nach einer Grippe weiterhin unter andauernden Erschöpfungssymptomen leiden.

INFLUENZINUM: Dieses Mittel kann man während der Grippezeit einmal im Monat zur Vorbeugung nehmen (D30). Es hilft auch, wenn irgendwelche Symptome nach der Grippe andauern.

OSCILLOCOCCINUM: Hat sich in kontrollierten wissenschaftlichen Studien als wirksam bei der Behandlung von Grippe erwiesen. Besonders gut wirkt es, wenn man es in den ersten 48 Stunden nach Einsetzen der Grippe gibt. Manche Homöopathen betrachten es als geeignet für alle Formen von Grippe, andere meinen, es hilft vor allem dann, wenn die Grippe rasch einsetzt, der Kopf vor Schmerzen fast zu bersten scheint und ein schmerzhafter Husten auftritt, oder wenn die Grippesymptome nach Aufenthalt in kaltem Wind beginnen.

Rhus toxicodendron: Die Kinder leiden unter Gliederschmerzen und Steifheit. Die Symptome werden schlimmer, wenn sie sich ruhig verhalten oder beginnen, sich zu bewegen, besser, wenn sie sich ständig bewegen. Da sie aus diesem Grund immer wieder die Position wechseln, wirken sie unruhig. Fieber und Schmerzen werden nachts und im Bett schlimmer. Neben einer Steifigkeit im Rücken oder Nacken können Schmerzen in den Knochen auftreten. Außerdem kann das Kind unter trockenem Husten oder Niesen leiden, welche durch Kälte oder Abgedecktliegen verschlimmert werden. Das Fieber kann abwechselnd mit Schüttelfrösten auftreten. In seltenen Fällen ist ein wichtiges Schlüsselsymptom zu beobachten: eine hellrot gefärbte Zungenspitze.

Halsschmerzen

Akute Halsschmerzsymptome lassen sich oft mit Homöopathie gut behandeln, zur Heilung chronischer Beschwerden ist im allgemeinen eine konstitutionelle Behandlung durch einen erfahrenen Homöopathen erforderlich. Falls die Halsschmerzen sehr stark sind oder das Kind Schwierigkeiten beim Schlucken und Öffnen des Mundes hat, sollte man eine Kultur anlegen lassen, um zu ermitteln, ob eine Streptokokkeninfektion vorliegt.

ACONITUM: Kommt bei beginnenden Halsschmerzen in Frage. Die Symptome tauchen plötzlich auf, oft nach Aufenthalt in kalter Luft. Es tritt ein gewisses Brennen im Hals auf, die Kehle kann rot, trocken und geschwollen sein.

APIS: Die Kehle ist rot, entzündet und glänzend, die Mandeln geschwollen. Warme Speisen und Getränke verstärken die Beschwerden, kalte Getränke und das Lutschen von Eiswürfeln wirken lindernd. Kommt in Betracht, falls der Hals auch weh tut, wenn das Kind nicht schluckt. Die Kehle fühlt sich trocken an, das Kind verspürt einen brennenden, stechenden Schmerz und hat ein beengtes Gefühl im Hals. Der gesamte Rachenbereich und das Gaumenzäpfchen sind geschwollen. Mitunter hat das Kind das Gefühl, es sei ihm eine Gräte im Hals steckengeblieben, und leidet unter Schluckbeschwerden. Morgens tritt oft Heiserkeit auf, und das Kind kann es nicht ertragen, einen Schal oder ähnliches um den Hals zu haben.

Arsenicum: Kommt in Betracht, wenn das Kind brennende Halsschmerzen hat, die durch warme Speisen und Getränke gelindert und durch kalte Speisen und Getränke verschlimmert werden. Oft fangen die Beschwerden mit Nasenausfluß an und wandern dann zur Kehle weiter. Rechts sind die Schmerzen im allgemeinen stärker. Der Mund kann trocken sein. Das Kind hat großen Durst und trinkt immer wieder schluckweise Wasser.

BELLADONNA: Das gebräuchlichste Mittel bei akuter Mandelentzündung. Auch bei anderen Formen von Halsweh wird es im Frühstadium oft gegeben. Die Mandeln sind merklich gerötet, im allgemeinen scharlachrot. Das Kind verspürt brennende Schmerzen, ein Kitzeln im Kehlkopf und ein ständiges Schluckbedürfnis, obwohl es dabei Schmerzen hat und aufgrund eines Engegefühls in der Kehle kaum schlucken kann, nicht einmal Wasser. Das Kind verlangt nach Zitronen oder Zitronensaft. Falls Fieber auftritt, ist es meist sehr hoch. Typischerweise ist der Kopf heiß, während Arme und Beine kalt bleiben.

Ferrum phosphoricum: Wird oft bei akuten, milde verlaufenden Mandelentzündungen gegeben. Die Entzündung beginnt nicht plötzlich, und die Schmerzen sind nicht sehr stark. Die Kehle ist besonders nach dem Aufwachen rot und geschwollen. Das Schlukken bereitet (im allgemeinen brennende) Schmerzen, die durch kalte Anwendungen gelindert werden. Mitunter kann Heiserkeit auftreten. Das Mittel hilft auch Kindern, die Halsschmerzen vom vielen Singen bekommen.

Hepar sulfuris: Wenn ein Kind meint, es hätte einen Stock in der Kehle, oder wenn das Halsweh nach Aufenthalt im Kalten beginnt, kommt dieses Mittel in Frage. Die Mandeln sind vergrößert und pochen schmerzhaft. Das Schlucken bereitet Schmerzen, die bis zu den Ohren ausstrahlen. Heiße Getränke bringen eine gewisse Erleichterung. Die Kinder reagieren sehr empfindlich auf Berührungen und Kälte und sind äußerst reizbar.

Ignatia: Unterscheidendes Symptom sind in diesem Falle Halsschmerzen, die durch Schlucken von Nahrung gelindert und durch Trockenschlucken verstärkt werden. (*Lachesis* kann hier ebenfalls angezeigt sein.) Auch wenn das Kind nicht schluckt, kann der Hals weh tun. Oft hat es einen Kloß in der Kehle, was manchmal mit der Unterdrückung von Gefühlen zusammenhängt. Manchmal wird das

118 | Halsschmerzen

Kind heiser oder verliert völlig die Stimme. Es ist sehr gefühlsbetont, was sich an seiner Neigung zu tiefem Einatmen und häufigem Seufzen ablesen läßt.

LACHESIS: Ist oft hilfreich, wenn das Halsweh eher auf der linken Seite auftritt. Links außen am Hals sind die Drüsen stärker geschwollen, im Rachen ist die linke Seite stärker gerötet, mitunter purpurfarben. Das Kind verspürt ein ständiges Kitzeln im Hals, als wäre eine Gräte hineingeraten. Trockenschlucken und das Schlucken von Speichel verstärken den Schmerz, ebenso wie das Trinken warmer oder heißer Flüssigkeiten. Das Schlucken von Speisen wirkt lindernd. Besonders groß sind die Schmerzen, wenn das Kind versucht, Schleim hochzuhusten. Der Hals reagiert sehr empfindlich auf Berührung, eine Erklärung dafür, daß das Kind keine engen Kragen mag.

Lycopodium: Kommt in Betracht, wenn die Halsschmerzen rechts schlimmer sind oder rechts beginnen und dann nach links hinüberwandern. Wenn man in den Hals hineinschaut, sieht man, daß die eine Seite mehr entzündet ist als die andere, selbst wenn das Kind keinen Unterschied spürt. Durch Schlucken kalter Getränke wird der Schmerz verstärkt, durch kalte Getränke gelindert. Mitunter hat das Kind erstickungsähnliche Gefühle, als ob ihm ein Ball in der Kehle stecken würde.

MERCURIUS: Geeignet bei Erkältungen, die sich in der Kehle festsetzen. Das Kind will ständig schlucken, obwohl dies sehr schmerzhaft ist und in extremen Fällen sogar Erstickungsgefühle auslöst. Die Kehle ist stark gerötet und geschwollen und fühlt sich wund und brennend an. Trotz reichlicher Speichelbildung ist die Kehle trokken. Der Speichelfluß kann so stark sein, daß das Kind häufig schlucken muß und sein Kissen naßsabbert. Mandeln und Lymphknoten sind geschwollen, und die Halsschmerzen strahlen bis zu den Ohren aus. Oft ist der Hals vereitert und auf der rechten Seite stärker betroffen. Ein charakteristisches Symptom ist der spürbar übelriechende Atem dieser Kinder. Wenn das Halsweh eher auf der linken Seite sitzt, gibt man *Mercurius iodatus ruber*; sitzt es eher rechts, *Mercurius iodatus flavus*.

Phytolacca: Die Kinder, die dieses Mittel brauchen, erleben charakteristische Schmerzen beim Schlucken: ein stechender Schmerz, der von der Kehle zu den Ohren ausstrahlt, und ein Schmerz an der Zungenwurzel beim Herausstrecken der Zunge. Die Kehle fühlt sich wund und rauh an. Normalerweise sind die Schmerzen auf der rechten Seite und beim Trinken heißer Getränke stärker. Der Hals fühlt sich geschwollen und beengt an. Die Mandeln sind meist geschwollen. Oft dauert die Mandelschwellung bereits längere Zeit an. Auch die Drüsen am Hals sind geschwollen.

RHUS TOXICODENDRON: Den Kindern tut der Hals beim ersten Schlucken weh, bei öfterem Schlucken geht der Schmerz zurück.

Sulfur: Hilft bei brennenden Halsschmerzen, die durch warme Speisen und Getränke verschlimmert und durch kalte Getränke gelindert werden. Die Mandeln sind geschwollen, der Atem übelriechend.

Wyethia: Kommt in Betracht, wenn das Kind am Gaumen oder in der Kehle ein Kitzeln verspürt, das dauernd zum Husten reizt. Auch bei allergisch bedingten Halsschmerzen und bei Kindern, die viel singen oder ihre Stimme anders überstrapazieren, kann es helfen. Die Kehle ist im allgemeinen trocken, heiß und geschwollen; das Kind versucht trotz gewisser Schluckbeschwerden ständig, Speichel zu schlucken.

Hautausschlag durch Giftpflanzen

ANACARDIUM: Dieses Mittel gibt man Kindern, wenn sie giftige Pflanzen (wie etwa Giftefeu) berührt haben, sie unter starkem Juckreiz und Brennen leiden und Kratzen die Symptome verschlimmert. Das Kind ist reizbar und wirft mit Kraftausdrücken um sich, die es sonst nie benutzt. Außerdem wirkt es geistesabwesend. Der Ausschlag tritt vor allem im Gesicht auf (das Mittel kann aber auch helfen, wenn kein Gesichtsausschlag vorhanden ist). Essen und das

Reiben der betroffenen Stellen können vorübergehende Erleichterung bringen. Anwendungen mit heißem Wasser bewirken mitunter eine gewisse Linderung, heiße Bäder jedoch verschlimmern die Symptome. Um die Pusteln herum ist die Haut gerötet.

LEDUM: Ist angezeigt, wenn der Hautausschlag mit einem Juckreiz verbunden ist, der durch kaltes Wasser oder andere kalte Anwendungen gelindert wird. Man verwendet es auch unmittelbar nach dem Kontakt des Kindes mit Giftpflanzen, um zu verhindern, daß sich ein Ausschlag entwickelt.

RHUS TOXICODENDRON: Kommt in Frage, wenn das Kind unter brennendem und juckendem Ausschlag leidet und Kratzen keine Erleichterung bringt, sondern die Reizung nur verschlimmert. Nachts und durch Bettwärme werden die Symptome schlimmer. Durch Baden verschlechtert sich in der Regel der Zustand des Kindes, sehr heißes Wasser aber kann ebenso wie warme Anwendungen lindernd wirken. Die Pusteln enthalten häufig Eiter und brechen manchmal in einer Reihe dort auf, wo sich das Kind vorher gekratzt hat. Manche Homöopathen meinen, daß dieser Zustand sich am besten mit der Potenz D3 und D6 behandeln läßt.

Croton tiglium: Der intensive Juckreiz verleitet das Kind zu heftigem Kratzen, wodurch das Brennen nur verstärkt wird. Sanftes Kratzen oder Reiben bringen eine gewisse Linderung. Die Haut wird als angespannt und enganliegend wahrgenommen, ein Gefühl, das nach dem Schlafen zurückgeht. Besonders wirksam ist das Mittel bei Ausschlag im Gesicht und an den Geschlechtsteilen. Aber auch falls andere Flächen betroffen sind, kann es helfen. Die Haut ist typischerweise sehr rot, manchmal scharlachfarben. Der Ausschlag geht mit kleinen Blasen einher, die Flüssigkeit absondern und zu gelbem Schorf eintrocknen.

Graphites: Unterscheidendes Symptom der Kinder, die dieses Mittel brauchen, ist ein Hautausschlag, der mit dicken, klebrigen honigfarbenen Flüssigkeitsabsonderungen einhergeht. Am häufigsten sind Hautbereiche um die Gelenke und normalerweise bekleidete

Zonen betroffen. Der Juckreiz kann sehr intensiv und von einem brennenden oder stechenden Schmerz begleitet sein. Nachts, durch Hitze und nach Kontakt mit Wasser wird das Jucken meist schlimmer.

Sepia: Diesen Kindern bringt Kratzen keine Erleichterung. Die allgemeine Hautfarbe ist oft fahlgelb.

Sulfur: Der Ausschlag brennt und juckt und wird durch warme Bäder verschlimmert. Auch jede andere Form von Wärme, etwa Bettwärme, verstärkt die Beschwerden. Das Kratzen tut zunächst gut, verstärkt dann aber das Brennen. Oft kann das Kind dem Drang zum Kratzen kaum widerstehen und kratzt die Haut blutig.

Hepatitis
(Gelbsucht)

Kinder und Kleinkinder mit Hepatitis beziehungsweise Gelbsucht gehören in ärztliche Obhut, weil gelegentlich Komplikationen auftreten können. Die Homöopathie hat in der Behandlung von Hepatitis große Erfolge vorzuweisen.

Aconitum: Ist für die Anfangsstadien einer Hepatitis geeignet, erkennbar an Gelbsucht (Gelbfärbung von Haut, Zunge und Augapfel). Empfindlichkeit im Leberbereich, hohem Fieber und Ruhelosigkeit. Besonders hilfreich für Neugeborene.

Belladonna: Die Kinder leiden unter Gelbsucht und wiederkehrenden Leberschmerzen. Durch Atmen, Erschütterung, Bewegung und Liegen auf der rechten Seite werden die Schmerzen schlimmer.

Chelidonium: Unterscheidendes Symptom dieser Kinder ist ein Schmerz in der Lebergegend, der sich bis zum Rücken, zur Schulter und zum rechten Schulterblatt erstreckt. Außerdem können verschiedene weitere Schmerzen auf der rechten Körperseite auftreten. Durch Bewegung, Berührung und Druck werden die Schmerzen schlimmer, durch Hitze, warmes Essen, heiße Getränke und Liegen auf der linken Seite besser. Das Kind fühlt sich lethargisch und möchte nichts tun.

LYCOPODIUM: Eines der wichtigsten Mittel für Kinder mit Hepatitis. Das Kind hat das Gefühl, als sei die Lebergegend von einer Schnur oder einem Reifen umschlossen. Mitunter kann es nur mit Schwierigkeiten aufrecht stehen. Warme Räume mag es nicht und bevorzugt den Aufenthalt im Freien. Seine Energie ist zwischen vier und acht Uhr morgens am geringsten.

Mercurius: Zusätzlich zur Gelbsucht ist die Zunge des Kindes geschwollen und aufgedunsen; die Zähne hinterlassen Abdrücke darauf. Der Speichel fließt übermäßig. Die Leber ist geschwollen und empfindlich. Das Kind reagiert sehr empfindlich auf Temperaturextreme.

Nux vomica: Kommt bei Neugeborenengelbsucht in Frage, falls die Mutter Rauschdrogen oder Medikamente eingenommen hat.

PHOSPHORUS: Das Kind hat brennende Schmerzen im Bereich des oberen rechten Brutkastens und zwischen den Schulterblättern. Kaltes Essen und eisgekühlte Getränke lindern die Schmerzen, warme Speisen und Getränke, aber auch Druck oder Berührung wirken verschlimmernd. Manchmal übergibt sich das Kind, nachdem die kalten Speisen und Getränke im Magen warm geworden sind. Ist auch bei Neugeborenengelbsucht oft hilfreich.

Herpes

Die folgenden homöopathischen Mittel können akute Herpesausbrüche oft lindern. Um allerdings zukünftige Rückfälle zu vermeiden, sollten Sie Ihr Kind von einem erfahrenen Homöopathen konstitutionell behandeln lassen.

Mercurius: Ein gängiges Mittel für Kinder mit wäßrigem Herpes. Mitunter gehen die Symptome mit hohem Fieber einher.

NATRIUM MURIATICUM: Das Kind leidet unter Lippenherpes bei extrem trockenen Lippen und ist sehr durstig. Oft entsteht der Ausbruch nach einer emotionalen Belastung. Versuchen Sie es zunächst mit einer Sechserpotenz dieses Mittels. Wenn es nicht wirkt, probieren Sie *Rhus toxicodendron*.

RHUS TOXICODENDRON: Das Kind hat trockene und aufgesprungene Lippen und schläft schlecht.

Heuschnupfen
(siehe Allergien)

Hitzebedingte Erschöpfung

Das Kind sollte kühl gehalten werden, indem man kalte, feuchte Tücher auf die Haut legt. Außerdem sollte es Wasser mit einem halben Teelöffel Salz pro Glas trinken. Wenn das Kind das Bewußtsein verliert oder die Symptome sich nicht innerhalb einer Stunde bessern, muß medizinische Hilfe geholt werden.

CUPRUM METALLICUM: Das Kind fühlt sich extrem kalt, ist blaß und mit feuchtkaltem Schweiß bedeckt. Es fühlt sich schwach und im allgemeinen auch steif am ganzen Körper.

VERATRUM ALBUM: Dieses Mittel gibt man, wenn das Kind fröstelt, die Haut kalt und klamm wirkt, kalter Schweiß in großen Mengen auftritt und das Kind durch reichliche Durchfälle geschwächt wird.

Hitzschlag

Hitzschlag ist ein medizinischer Notfall. Die folgenden Mittel können Sie auf dem Weg zum Arzt geben. Es ist ratsam, das Kind kühl zu halten und ihm nach Möglichkeit Eisbeutel oder einen kalten Schwamm auf die Haut zu legen.

BELLADONNA: Das Kind hat Fieber, pochende Kopfschmerzen, ein hochrotes Gesicht und wirkt wie betäubt. Durch Rückwärtsneigen des Kopfes, Bedecken des Kopfes und Ruhigsitzen werden die Kopfschmerzen ein wenig gelindert.

GLONOINUM: Kommt in Frage, wenn das Kind zu lange in der Sonne war und in der Folge ein Fieber mit Hitzewellen, pochenden Kopfschmerzen, gerötetem Gesicht und betäubungsähnlicher Starre entwickelt. Rückwärtsneigen des Kopfes und kaltes Wasser verschlimmern die Beschwerden. Kalte Anwendungen können sogar zu Krämpfen führen. Eine gewisse Erleichterung können das Entblößen von Kopf oder Körper und der Aufenthalt im Freien bringen.

Husten

Die akuten Symptome eines Hustens lassen sich oft mit Homöopathika gut behandeln. Bei chronischen Atemwegsproblemen sollte man sich um eine konstitutionelle Behandlung bei einem erfahrenen Homöopathen bemühen.

ACONITUM: Das Kind wacht mit trockenem, heiserem und kruppartigem Husten aus dem Schlaf auf. Nachts und nach Mitternacht ist der Husten schlimmer. Bei trockenkaltem Wetter neigen diese Kinder zu Erkältungen und Husten. Der Mund ist trocken, der Atem geht kurz. Die Kinder sind gewöhnlich sehr durstig. Der Husten wird schlimmer, wenn das Kind kalt wird, kaltes Wasser trinkt, Tabakrauch einatmet oder auf der Seite liegt. Das Mittel wird sehr oft im Anfangsstadium von Krupp, Bronchitis, Brustfellentzündung und Lungenentzündung gegeben. Das Kind ist oft unruhig und ängstlich.

Antimonium tartaricum: Das Kind hat einen lauten rasselnden Husten und kann den Schleim nicht hochhusten. Die Atemwegsbeschwerden setzen oft ein, nachdem sich das Kind über etwas aufgeregt oder geärgert hat, und machen es schläfrig und schwach. Um vier Uhr morgens werden die Symptome im allgemeinen schlimmer. Aufgrund der Atembeschwerden will das Kind sich lieber aufsetzen anstatt zu liegen. Außerdem ist es ängstlich, unruhig und reizbar. Es fröstelt, lehnt jedoch stickige warme Räume ab und bevorzugt kalte Räume und offene Fenster. Dieses Mittel gibt man nur selten zu Beginn einer Krankheit.

Belladonna: Wenn Hustensymptome plötzlich auftauchen und das Kind eine Kehlkopfentzündung verbunden mit trockenem Husten hat, kommt dieses Mittel in Betracht. Das Kind ist unruhig, schläfrig und hat wilde Träume. Die Symptome sind nachts schlimmer.

BRYONIA: Wenn eine Erkältung mit Nasenausfluß beginnt und dann zur Brust hinunterwandert, gibt man oft *Bryonia*, besonders wenn der Husten trocken ist und durch Bewegung oder beim Einatmen schlimmer wird. Oft hält sich das Kind beim Einatmen die Brust, um die Bewegung der Brust und die Schmerzen auf ein Mindestmaß zu beschränken. In warmen Räumen und durch Essen wird der Husten schlimmer. Das Kind ist zugempfindlich und kriegt sehr leicht eine Erkältung. Manchmal verspürt es ein Kitzeln in der Kehle, das einen ständigen Hustenreiz bewirkt. Mitunter kommen auch Übelkeit, Erbrechen und Kopfschmerzen hinzu.

Drosera: Charakteristisch für die Kinder, die dieses Mittel brauchen, ist ein ständiger trockener und bellender Husten. Das Kind verspürt pausenlos einen krampfartigen kitzelnden Hustenreiz, der durch Erstickungsanfälle, Schweißausbrüche und Erbrechen begleitet wird. Im Liegen und nach Mitternacht, insbesondere gegen zwei Uhr morgens, wird der Husten schlimmer. Durch Sprechen, Essen und Trinken kalter Getränke werden Hustenanfälle ausgelöst. Während der Anfälle hält sich das Kind vor Schmerzen die Brust. Es fröstelt stark und schwitzt besonders nachts reichlich. Oft bekommt es eine tiefe, heisere Stimme.

Ferrum phosphoricum: Bei Kindern, denen dieses Mittel hilft, kommen die Symptome nicht plötzlich und sind auch nicht sehr stark. Des öfteren leiden diese Kinder unter Blutarmut und werden nach Unterkühlung leicht krank. Durch kalte Luft, frühmorgens und nach dem Essen wird der Husten schlimmer. Er ist trocken und abgehackt; im ausgehusteten Schleim finden sich manchmal Blutspuren. Beim Einatmen und während eines Hustenanfalls verspürt das Kind mitunter einen stechenden Schmerz. Im allgemeinen hat es wenig Appetit, lehnt Milch und Fleisch ab und bevorzugt saure Speisen. Neben dem Husten tritt oft Heiserkeit auf.

Hepar sulfuris: Dieses Mittel ist gut bei bellendem und kruppartigem Husten, besonders wenn dieser durch Kälte verschlimmert wird. Der Husten kann auch durch Trockenheit oder Staub in der Kehle ausgelöst werden oder auch durch den Verzehr kalter Speisen und Getränke, tiefes Einatmen und Luftzug. Eventuell hustet das Kind große Schleimmengen hoch, mitunter aber rasselt es auch nur in der Brust, ohne daß der Schleim abgehustet wird. Während der Hustenattacken schwitzt das Kind. In feuchtem Wetter geht es ihm oft besser. Es ist reizbar.

Ipecacuanha: Das Kind leidet unter abgehacktem Husten und neigt zu Würgereiz und Erbrechen. Im Schleim sind Blutspuren, die Brust ist beengt, in der Kehle verspürt das Kind ein Kitzeln, das zum Husten reizt. Oft hustet das Kind bei jedem Atemzug und sondert reichlich Speichel ab. Bei heißem und feuchtem Wetter, aber auch bei Wetterveränderungen wird der Husten schlimmer. Auch Niesen und Heiserkeit sind häufig zu beobachten. Dieses Mittel wird oft Kleinkindern gegeben, die sich beim Husten übergeben.

Kalium bichromicum: Das Kind hustet häufig und befördert zähflüssigen, fadenartigen gelben Schleim herauf. Bei kaltem Wetter, um drei Uhr morgens, durch Abgedecktliegen und nach Essen oder Trinken werden die Beschwerden schlimmer. Wenn es den Schleim ausgehustet hat, fühlt es sich etwas erleichtert; auch Wärme, warmes Wetter und Liegen im warmen Bett bringen Linderung. Das Kind meint, ein Haar in der Kehle zu haben, das immer wieder den Husten auslöst. Oft hat es eine heisere Stimme und Schmerzen beim Herausstrecken der Zunge. Manchmal hat es Schmerzen in Höhe der Brustbeinmitte, die bis zum Rücken reichen. Im Anfangsstadium des Hustens hilft dieses Mittel nicht.

PHOSPHORUS: Das Kind hat einen trockenen harten Husten. Manchmal verspürt es einen ständigen kitzelnden Hustenreiz hinter dem Brustbein. Im Liegen wird der Husten schlimmer, besonders wenn das Kind auf der linken Seite liegt. Das Kind wacht nachts auf und richtet sich auf, um zu husten. Durch Sprechen, Bewegung, starke Gerüche oder wenn das Kind aus dem Warmen ins Kalte kommt, wird der Husten schlimmer. Um die Schmerzen beim Husten zu vermindern, hält sich das Kind meistens die Brust. Das Engegefühl in der Brust wird durch die Bettwärme gelindert. Das Kind verlangt nach eiskalten Getränken. Es ist von der Krankheit erschöpft. Manchmal fühlt es sich leer und völlig ausgebrannt oder hat ein brennendes Gefühl in der Brust. Im Nasenausfluß können Blutspuren sein, und es kann Heiserkeit auftreten. Dieses Mittel wird im allgemeinen bei ernsteren Atemwegserkrankungen wie Lungenentzündung gegeben.

PULSATILLA: Paßt zwar zu einigen Hustensymptomen, wird aber mehr ausgehend von der allgemeinen Symptomatik eines Kindes verschrieben (siehe unter dem Stichwort *Pulsatilla* im vierten Teil). Die Hustensymptome werden schlimmer in warmen Räumen, bei warmem Wetter, nachts und wenn das Kind sich zum Schlafen hinlegt. Spaziergänge in kühler Luft bringen eine gewisse Erleichterung. Das Kind muß aufrecht im Bett sitzen, um besser atmen zu können. Tagsüber ist der Husten typischerweise trocken, nachts und nach dem Aufwachen hustet das Kind gelben oder grünlichen Schleim ab. Allgemein sind Kinder, die von *Pulsatilla* profitieren, liebevoll, schwankenden Stimmungen unterworfen, weinerlich und unentschlossen. Sie versuchen ständig, jemand anderem zu gefallen. Sie hungern nach Liebe und Zuneigung. Sie haben große Angst, im Stich gelassen zu werden; wenn die Eltern – aus welchen Gründen auch immer – ausgehen wollen, betteln diese Kinder häufig, daß sie nicht weggehen sollen.

RUMEX: Kinder, die dieses Mittel brauchen, zeichnen sich vor allem dadurch aus, daß der Husten schon durch den geringsten Kontakt mit kalter Luft ausgelöst wird; oft ziehen sie sich Decken oder Handtücher über den Kopf, um der kalten Luft zu entgehen. In der Kehle und auch unter dem Kehlkopf verspüren sie ein kitzliges Gefühl, das sich verschlimmert, wenn man die Kehle von außen berührt oder darauf drückt. Der Husten ist trocken und meist von Heiserkeit begleitet. Nachts und durch Bewegung werden die Symptome schlimmer. Das Kind fühlt sich besser, wenn es warm ist.

SPONGIA: Eines der wichtigsten Mittel bei trockenem, bellendem und krupppartigem Husten. Die Luftwege sind trocken, Schleim ist nicht vorhanden, das Kind ist heiser. Kalte Luft, warme Räume, Tabakrauch, Sprechen, eine flache Kopfposition im Liegen, das Trinken kalter Flüssigkeiten und der Verzehr von Süßigkeiten können die Symptome verschlimmern. Außerdem wird der Husten im ersten Teil der Nacht oft schlimmer. Warme Speisen und Getränke bringen auch schon in kleinen Mengen Erleichterung. Auch Aufsetzen und Nachvornelehnen bringen Linderung. Das Mittel wird vor allem in der zweiten Phase von Krupp verwendet, nach *Aconitum* und vor *Hepar sulfuris* und *Kalium bichromicum*.

Impetigo
(Grind- oder Eiterflechte)

In den meisten Fällen kommt diese Krankheit nach einiger Zeit von selbst zum Stillstand. Falls die Ausbreitung durch homöopathische Behandlung nicht innerhalb von 48 Stunden gestoppt werden kann oder falls sich die Eiterflechte auf die Schleimhäute ausbreitet, sollte man das Kind in ärztliche Behandlung bringen.

Impetigo (Grind- oder Eiterflechte) | 129

ANTIMONIUM CRUDUM: Eines der gängigsten Mittel bei Impetigo. Das Kind leidet unter Pickeln und Pusteln, die besonders nach einem Bad, nach Kontakt mit Wasser, abends und durch Bettwärme jucken. Mitunter tritt ein prickelndes Hitzegefühl auf, das durch körperliche Betätigung und Wärme verschlimmert wird. Daneben tritt ein charakteristischer, dicker weißer Zungenbelag auf.

ARSENICUM: Das Kind leidet unter Grindflechte mit brennendem oder juckendem Ausschlag. Durch Kratzen werden die Beschwerden verstärkt, das Brennen nimmt zu.

Graphites: Das unterscheidende Merkmal für dieses Mittel ist ein Hautausschlag, der mit Absonderung einer dicken, klebrigen und honigfarbenen Flüssigkeit einhergeht. Am häufigsten ist die Haut um die Gelenke betroffen. Der Juckreiz kann sehr stark sein und wird in der Regel nachts, durch Hitze und nach Kontakt mit Wasser schlimmer. Durch Kälte wird er gelindert.

Hepar sulfuris: Der Ausschlag ist berührungsempfindlich. Oft entzünden sich die Pusteln geschwürartig. Außerdem sind die Hände des Kindes häufig aufgesprungen und trocken. Auch hinter den Ohren können Risse auftreten.

PULSATILLA: Kann helfen, falls das betroffene Kind ein *Pulsatilla*-Typ ist (freundlich und sanft, Beschwerden durch Hitze verschlimmert, kein Durst).

Rhus toxicodendron: Geeignet für Kinder mit feuchtem Ausschlag, der nachts im Bett stärker juckt.

SULFUR: Hier liegen normalerweise schon vor Ausbruch der Krankheit Hautsymptome vor, die das Kind durch starkes Kratzen verschlimmert hat. Kratzen bringt zwar eine gewisse Erleichterung, falls das Kind sich aber blutig kratzt, können leicht Infektionen wie Impetigo auftreten. Durch Wärme, insbesondere Bettwärme, wird der Juckreiz verschlimmert. Ein warmes Bad wirkt zunächst juckreizlindernd, doch eine Viertelstunde nach Verlassen des Bades kehrt der Juckreiz noch stärker zurück. Es bildet sich ein trockener, dicker und gelber Wundschorf mit Absonderungen, die die umgebende Haut irritieren können.

Insektenstiche

APIS: Dieses Mittel ist gut für stark gerötete und entzündete Insektenstiche, die einen brennenden und stechenden Schmerz verursachen; durch Hitze und warme Anwendungen werden die Symptome verschlimmert, durch Kälte oder kühle Anwendungen gelindert.

Hypericum: *Hypericum* sollten Sie verwenden, wenn nach einem Stich scharfe oder stechende Schmerzen auftreten.

LEDUM: Das gebräuchlichste Mittel für juckende Stiche von Mükken, Bienen, Wespen, Spinnen. Auch bei Rattenbissen geeignet. Die Stiche sind empfindlich gegen Berührungen, der Juckreiz wird durch kalte Anwendungen gelindert.

Staphisagria: Dieses Mittel nehme man bei Mücken- und anderen Insektenstichen, die sehr stark jucken oder große fladenartige Schwellungen verursachen.

Kehlkopfentzündung
(Laryngitis)

Aconitum: Empfehlenswert für Kinder, die nach Unterkühlung eine Kehlkopfentzündung bekommen. Es kann ein trockener Husten auftreten.

Allium cepa: Ist angebracht, falls das erkältete Kind heiser ist, besonders bei klarem wäßrigem Nasenausfluß.

Argentum nitricum: Hilft Kindern, die nervös, ruhelos und ständig in Bewegung sind. Sie bekommen Kehlkopfentzündung, weil sie zuviel singen, reden oder herumschreien.

CAUSTICUM: Geeignet für Überstrapazierung der Stimme. Wird auch gern gegen Nervosität vor öffentlichen Darbietungen oder Prüfungen gegeben.

Hepar sulfuris: Typisch sind starke Heiserkeit und ein bellender Husten. Meistens entwickelt sich die Heiserkeit nach Unterkühlung oder Überhitzung. Morgens sind die Symptome schlimmer. Denkbar sind auch Halsschmerzen mit Schmerzen beim Schlucken, die bis zum Ohr ausstrahlen.

Kalium bichromicum: Unterscheidendes Merkmal ist ein zähflüssiger, fadenziehender gelber Schleim, der hochgehustet wird. Das Kind hat meist Erkältung und räuspert sich häufig, um Schleim hinauszubefördern. Es hat das Gefühl, als würde ihm ein Haar in der Kehle stecken. Nach Essen, Trinken, Abgedecktliegen und bei kaltem Wetter wird die Heiserkeit schlimmer, durch Wärme und Liegen in einem warmen Bett besser.

PHOSPHORUS: Das Kind hat trockenen Husten und leidet unter einem kratzenden und brennenden Schmerz in der Kehle, begleitet von morgendlichem Schleimhochhusten. Typischerweise geht die Heiserkeit mit einer Erkältung einher. Das Kind verlangt nach eiskalten Getränken, da diese ihm Linderung verschaffen.

Knochenschmerzen
(siehe Wachstumsbeschwerden)

Knochenverletzungen

Diese Mittel sollte man einmal auf dem Weg zum Arzt geben und dann weiter, wenn der Bruch geschient ist. Länger als vierzehn Tage braucht das Kind sie nicht zu nehmen.

Arnica: Dieses Mittel sollte man sofort nach dem Unfall gegen den Schock geben.

Bryonia: *Bryonia* sollten Sie vor allem bei Rippenbrüchen als erstes in Betracht ziehen. Außerdem gibt man es, falls die Schmerzen durch einen Bruch oder andere Knochenverletzungen auch dann noch anhalten, wenn man bereits *Arnica, Symphytum* und *Calcium phosphoricum* gegeben hat.

Calcium phosphoricum: Empfiehlt sich, wenn Knochen nur langsam zusammenheilen und *Symphytum* keinen Erfolg gebracht hat.

Ruta: Mit *Ruta* behandelt man Verletzungen von Knochenhaut, Knie, Schienbein und Ellenbogen.

Symphytum: Das wichtigste Mittel zur Beschleunigung der Knochenheilung und bei Verletzungen an den Knochen um das Auge und an den Wangenknochen.

Koliken

Aethusa: Falls ein Kind nicht in der Lage ist, Milch zu verdauen, können Koliken, Durchfall, Übelkeit und Erbrechen auftreten. Das Kind würgt die Milch oder andere Speisen innerhalb einer Stunde nach dem Verzehr wieder hoch. Oft ist das Erbrechen heftig und schießt nur so aus dem Kind heraus. Im allgemeinen enthält das Erbrochene gelbe oder grüne Gerinnsel. Das Kind schwitzt, fühlt sich sehr schwach und wird unruhig, ängstlich und weinerlich.

Allium cepa: Kommt in Frage, wenn die Koliken zusammen mit Erkältungssymptomen auftreten.

BELLADONNA: Das Kind leidet unter Krämpfen, die rasch kommen und gehen. Es schreit und beugt sich unwillkürlich nach hinten oder vorn. Der Unterleib fühlt sich im allgemeinen heiß an. Das Kind ist unruhig und leidet oft auch unter Verstopfung.

Bryonia: Eignet sich für Kinder, deren Schmerzen durch die kleinste Bewegung, Erschütterungen und Druck verschlimmert werden. Oft sind sie wegen der Schmerzen sehr reizbar. Auch der Aufenthalt in warmen Räumen verschlimmert die Symptome. Am liebsten liegen die Kinder still mit angezogenen Beinen, um den Unterleib zu entspannen.

Calcium carbonicum: Wirkt vorrangig bei Kindern, die dem *Calcium*-Typ entsprechen (siehe unter *Calcium carbonicum* im vierten Teil). Das Baby ist kalt, schwitzt leicht und fällt durch sauren Geruch und saure Ausscheidung auf. Durch Kälte wird sein Zustand verschlimmert.

CHAMOMILLA: Dieses Mittel gibt man im allgemeinen reizbaren, zu Koliken neigenden Kleinkindern, die gleichzeitig zahnen. Ihr Bauch ist aufgebläht, und die Beschwerden bessern sich auch nicht, wenn Blähungen abgehen. Das Baby krümmt sich zusammen, tritt um sich und schreit. Der Unterleib reagiert sehr empfindlich auf Berührungen. Eine gewisse vorübergehende Erleichterung kann man dem Baby durch warme Anwendungen verschaffen oder indem man es trägt und wiegt. Oft übergibt sich das Kind und würgt, mitunter ist es mit kaltem Schweiß bedeckt. Außerdem kann es unter grünen, faulig-riechenden Durchfällen leiden, die unverdautes Essen enthalten.

COLOCYNTHIS: Das Kind krümmt sich zusammen und weint oder kreischt, wenn man versucht, es aus dieser Position zu lösen. Druck kann eine gewisse Erleichterung bringen, indem das Kind sich selbst die Faust in den Magen preßt, sich gegen etwas lehnt oder einfach auf dem Bauch liegt. Dabei windet es sich vor Schmerzen und wirkt unruhig und reizbar. Außerdem kann das Kind Durchfall haben, insbesondere nach dem Verzehr von Obst.

Lycopodium: Das Kind bekommt nach dem Verzehr beliebiger Speisen starke Blähungen. Es wehrt sich gegen enge Kleidung um die Körpermitte, weil dadurch die Symptome schlimmer werden. Zwischen vier und acht Uhr nachmittags sind die Blähungen am schlimmsten; manchmal wacht das Kind um vier Uhr morgens mit Koliken auf. Warme Getränke verschaffen ihm eine gewisse Erleichterung, durch kalte Getränke, Austern, Milch, Erbsen, Bohnen, Kohl und Gebäck hingegen werden die Beschwerden schlimmer. Dabei spielt es keine Rolle, ob das Kind diese Speisen selbst ißt oder ob es sie über die Zwischenstation seiner stillenden Mutter aufnimmt. In warmen Räumen verstärken sich die Symptome, an der frischen Luft geht es dem Baby besser.

MAGNESIUM PHOSPHORICUM: Das Kind tendiert zu einer embryonalen Haltung mit an den Körper gezogenen Knien. Wärme, warme Anwendungen, heißes Wasser, Vornüberbeugen und Essen bringen eine gewisse Erleichterung. Obwohl es unter Blähungen und aufgetriebenem Unterleib leidet, werden die Schmerzen durch Rülpsen nicht gemindert. Wegen der Blähungen versucht das Kind, seine Kleidung zu lockern.

NATRIUM PHOSPHORICUM: Dieses Mittel wendet man an, wenn keine klaren Symptome vorhanden sind, die auf ein anderes Mittel verweisen.

Nux vomica: Dieses Mittel gibt man reizbaren Kindern, die vergeblich versuchen, zu erbrechen und Stuhl herauszudrücken. Nach dem Essen werden die Symptome schlimmer. Das Kind fröstelt stark. Bei brustgestillten Kindern treten die Symptome oft auf, wenn die Mutter eine üppige oder scharf gewürzte Mahlzeit hinter sich hat oder Alkohol, Rauschdrogen oder Medikamente zu sich nimmt.

PULSATILLA: Typischerweise bekommen diese Kinder nach dem Abendessen einen aufgeblähten Bauch, vor allem, wenn die stillende Mutter Obst, fette Speisen, Gebäck oder Eiscreme gegessen hat. Manchmal sind aus dem Bauch des Babys gurgelnde Geräusche zu hören. Hier kann Durchfall ständig mit Verstopfung wechseln, der Stuhl ändert sich so häufig, daß kein Stuhl dem vorherigen gleicht. Der Durchfall kann wäßrig oder grünlich sein. Oft wird er nachts schlimmer. Vielfach fühlt sich das Baby besser, wenn man es auf den Arm nimmt und wiegt.

Kopfschmerzen

Bei akuten Kopfschmerzsymptomen sind homöopathische Mittel oft sehr hilfreich. Eine tiefere Heilung chronischer Schmerzen läßt sich allerdings nur mit konstitutioneller Behandlung durch einen erfahrenen Homöopathen erreichen. Falls das Kind unter andauernden oder sehr starken Kopfschmerzen leidet, sollten Sie einen Arzt hinzuziehen.

Arsenicum: Bei Kindern, denen dieses Mittel hilft, sind die Kopfschmerzen meist nach Mitternacht und nach großen Aufregungen oder Anstrengungen am stärksten. Sie fühlen sich besser, wenn sie in einem dunklen Raum oder mit einem Kissen unter dem Kopf liegen. Obwohl sie insgesamt eher frösteln, verspüren sie brennende Kopfschmerzen. Durch Waschen mit kaltem Wasser und durch kalte Anwendungen lassen die Schmerzen nach. Die Kopfschmerzen wechseln sich mit anderen körperlichen Symptomen ab (zum Beispiel Durchfall). Durch Licht und Bewegung werden die Beschwerden verschlimmert. Das Kind ist ruhelos und wirft sich auf der Suche nach einer angenehmen Position im Bett hin und her. Auch im Falle von neuralgischen Kopfschmerzen, bei denen die Kopfhaut extrem empfindlich reagiert (oft sind Kämmen und Bürsten der Haare schmerzhaft), kann dieses Mittel helfen. Diese Kopfschmerzen werden durch Kälte verschlimmert und durch Wärme gelindert.

BELLADONNA: Hilft Kindern, deren Kopf sich so voll anfühlt, als ob er gleich platzen würde. Der – in der Regel pochende – Schmerz befindet sich im allgemeinen an der Stirn oder um die Augen und wird durch Erschütterungen, Berührungen, Vorwärtsbeugen, flaches Liegen und Augenbewegungen schlimmer. Gelindert wird er durch aufrechtes Sitzen, Rückwärtsneigen des Kopfes und Anwendung ansteigenden Drucks. Die Augen sind lichtempfindlich, das Gesicht gerötet. Dem Kind ist schwindelig. Wenn es sich bückt, wird der Schwindel stärker.

BRYONIA: Wie das Kind, das *Belladonna* braucht, hat auch dieses Kind das Gefühl, sein Kopf würde gleich platzen. Schon die kleinste Bewegung verursacht stechende Schmerzen, etwa Augenbewegungen, Husten oder die Bewegung der Kehle beim Reden. Das Kind muß sich vollkommen ruhig verhalten. Fester Druck bringt eine gewisse Linderung. Die Schmerzen können plötzlich kommen, vor allem morgens beim Aufwachen, und im Laufe des Tages schlimmer werden. In der Regel verspürt das Kind einen pochenden Schmerz in der Stirn und hinter den Augen. In einem warmen Zimmer und durch Hitze (auch Sonnenwärme) werden die Symptome schlimmer. Auch helles Licht und Bücken verstärken die Beschwerden. Das Kind will im Dunkeln sitzen. Die Kopfschmerzen sind oft Vorbote anderer Symptome: Atembeschwerden (eine drückende Schwere im Brustbereich), Verdauungsstörungen (sehr oft Verstopfung) und Fieber. Das Kind ist reizbar, weist Zuwendung zurück, mag nicht sprechen und will am liebsten allein sein.

Calcium carbonicum: Wird öfter wegen seiner allgemeinen Charakteristik als für bestimmte Kopfschmerzsymptome verordnet. Die Kinder frösteln und sind sehr kälteempfindlich (obwohl sie nach eisgekühlten Getränken verlangen). Oft treten diese Kopfschmerzen nach Unterkühlung auf. Die Kinder frösteln besonders an Händen und Füßen, der Kopf jedoch ist heiß, und die Kinder neigen zu reichlichem Schwitzen. Schweiß und Stuhl riechen säuerlich. Die Kinder sind typischerweise hellhäutig und rundlich und haben einen schwachen Muskeltonus. Gleichzeitig können sie Halsweh sowie geschwollene Mandeln und Lymphdrüsen bekommen. Außerdem neigen sie zu Verstopfung. Das Kopfweh äußert sich häufig durch sehr starke reißende Schmerzen. Durch Tageslicht und geistige Anstrengung werden sie verschlimmert, durch Liegen in einem dunklen Zimmer, Wärme und warme Anwendungen gelindert. Häufig leiden die Kinder gleichzeitig unter Schwindel und Übelkeit.

Euphrasia: Die Kopfschmerzen werden von Augen- und Nasenbeschwerden begleitet. Das Kind verspürt stechende Schmerzen in den Augen, die den Kopf zerschneiden; es hat das Gefühl, der Kopf könnte jeden Augenblick platzen. Mitunter treten auch ein dumpfer Schmerz im Stirnbereich und ein wundes Gefühl auf, das abends schlimmer wird. Das Kind ist lichtempfindlich und leidet unter brennenden Tränen und einem nicht reizenden Nasenausfluß.

GELSEMIUM: Kinder mit Kopfschmerzen, die dieses Mittel brauchen, fühlen sich schwach und matt und halten die Augen nur halb geöffnet. Die Kopfschmerzen sind vor allem im Hinterkopf spürbar. Der Kopf fühlt sich sehr schwer an, als wäre ein Band darum geschmiedet. Dem Kind ist schwindelig, mitunter geht es stolpernd. Morgens, in der Sonne, durch Wärme und durch heiße Anwendungen werden die Symptome schlimmer, im Liegen mit mehreren Kissen unter dem Kopf fühlt sich das Kind besser. Auch nach reichlichem Wasserlassen geht es ihm besser. Manchmal treten solche Kopfschmerzen in Verbindung mit einer Grippe auf.

Hepar sulfuris: Das wesentliche unterscheidende Symptom von Kindern, die dieses Mittel brauchen, ist eine extreme Schmerzempfindlichkeit der Kopfhaut, durch die schon das Kämmen zur Qual werden kann. Das Kind hat das Gefühl, als hätte man ihm einen Nagel in den Kopf geschlagen. Die vor allem oberhalb der Nase auftretenden Schmerzen sind bohrend, das Kind meint, der Kopf könnte ihm gleich zerspringen. Durch Kopfschütteln, Bewegung, Autofahren, Bücken, Augenbewegung und sogar durch das Gewicht einer Kopfbedeckung werden die Schmerzen verschlimmert. Auch bei trockenem Wetter werden die Schmerzen meist stärker. Eine gewisse Linderung bringt eine fest um den Kopf gewundene Bandage.

Hypericum: Kommt in Frage, wenn die Kopfschmerzen auftreten, nachdem das Kind sich am Kopf gestoßen oder sich beim Fallen die Wirbelsäule verletzt hat.

Ignatia: Nützlich, wenn die Kopfschmerzen nach Gefühlserlebnissen auftreten, insbesondere im Zusammenhang mit Trauer oder Angst. Das Kind verspürt einen drückenden Schmerz, als würde ihm ein stumpfer Gegenstand oder ein Nagel in den Kopf getrieben. Durch Reden, Tabakrauch und starke Gerüche werden die Schmerzen schlimmer, durch Bücken, reichliches Wasserlassen und Liegen auf der stärker betroffenen Seite gelindert. Falls der Kopf sich heiß anfühlt, können warme Anwendungen Erleichterung bringen.

Ipecacuanha: Dieses Mittel benötigen oft Kinder, die neben den Kopfschmerzen unter ständiger Übelkeit leiden. Die Kopfschmerzen treten meist einseitig auf. Oft hat das Kind ein wundes, zertrümmertes Gefühl im Kopf.

Iris: Das Kind leidet unter einer Kombination von Kopfschmerzen, Übelkeit, Erbrechen und Durchfall oder Verstopfung. Die Kopfschmerzen befinden sich im allgemeinen im vorderen Kopfbereich, oft eher rechts. Sie sind pochend und mit einem Gefühl von Fülle und Druck verbunden, das manchmal so stark ist, daß die Sehfähigkeit getrübt wird. Im Frühling und im Herbst, aber auch zwischen zwei und drei Uhr morgens sind die Beschwerden schlimmer. Auch durch Ruhe werden sie verschlimmert, durch gemächliche Bewegung ein wenig gelindert.

Kalium bichromicum: Dieser Kopfschmerz unterscheidet sich von anderen vor allem dadurch, daß er mit einer Verstopfung der Nebenhöhlen und einem dicken zähflüssigen Nasenausfluß einhergeht. Das Kind verspürt sehr starke Schmerzen an der Nasenwurzel, die durch Druckanwendung gelindert werden. Knochen und Kopfhaut fühlen sich wund an, und auch über den Augenbrauen treten Schmerzen auf. Mitunter entwickelt sich eine Migräne mit Übelkeit und Erbrechen, deren Symptome im Stehen eher schlimmer werden. Auch die Sehfähigkeit kann durch die starken Schmerzen getrübt werden. Durch Kälte, Licht, Lärm, Gehen, Bücken, morgens (besonders nach dem Aufwachen und um neun Uhr) und nachts werden die Beschwerden schlimmer. Am liebsten legt sich das Kind in einem abgedunkelten Raum hin. Wärme und warme Getränke bringen eine gewisse Erleichterung. Auch nach dem Essen fühlt sich das Kind oft besser.

Lachesis: Die Kopfschmerzen sind links schlimmer, oder sie beginnen links und wandern dann zur rechten Seite weiter. Beim ersten Aufwachen morgens sind die Schmerzen sehr viel schlimmer als sonst. Im allgemeinen machen sie sich vor allem über dem linken Auge und an der Nasenwurzel bemerkbar. Der Kopf reagiert sehr empfindlich auf Berührung: Schon der Druck eines Kissens oder das Haarekämmen können irritierend wirken. Auch Sonnenhitze wirkt verschlimmernd, obwohl der Aufenthalt im Freien eine gewisse Erleichterung bringt.

Natrium muriaticum: Charakteristisch für Kinder, die dieses Mittel brauchen, ist ein pochender oder explodierender Migränekopfschmerz, der in der Regel entweder vorn im Kopf oder nur auf einer Seite spürbar ist. Oft sieht das Kind blaß aus und verspürt Übelkeit. Vormittags sind die Symptome am schlimmsten. Hinlegen, Erbrechen oder Schlaf bringen eine gewisse Erleichterung. Auch die Kopfschmerzen von anämischen (blutarmen) Kindern, die zu Nervosität und Gefühlsbetontheit neigen, lassen sich mit *Natrium muriaticum* wirksam behandeln.

NUX VOMICA: Das Kind leidet unter Kopfschmerzen und Übelkeit und ekelt sich vor allem Essen. Morgens und durch Anstrengungen werden die Symptome schlimmer. Sie beginnen, wenn das Kind noch im Bett ist und halten auch im Freien an. Durch Bücken, Licht, Lärm, Sonnenlicht, Bewegen oder Öffnen der Augen sowie durch Husten werden die Symptome schlimmer. Wärme, Ruhe und Druck auf den Kopf bringen eine gewisse Linderung. Der Kopf fühlt sich schwer und verstopft an. Manchmal bekommt das Kind Migränekopfschmerzen und oft auch Verstopfung.

Phosphorus: Bei Kindern, die *Phosphorus* brauchen, werden die Kopfschmerzen typischerweise von Hunger angekündigt oder begleitet. Auch übermäßiger Zuckerkonsum kann diese Kopfschmerzen hervorrufen. Im allgemeinen frösteln die Kinder und fühlen sich bei Kälte schlechter, obwohl die Schmerzen andererseits durch kalte Anwendungen gelindert und durch Wärme verschlimmert werden. Der Kopf fühlt sich schwer an, die Schmerzen sind brennend oder drückend und werden im warmen Zimmer, durch Bewegung, Husten und Hinlegen (besonders auf der rechten Seite) schlimmer. Meist sind die Beschwerden links stärker, besonders oberhalb des linken Auges. Parallel können Sehstörungen auftreten, etwa Lichtscheu, Flackern oder bewegliche schwarze und weiße Flecken im Auge. Kalte Luft bringt Erleichterung; auch kalte Anwendungen, Schlaf, das Einwickeln des Kopfes und Essen können helfen. Über der Stirn fühlt sich die Haut sehr gespannt an. Außerdem kann das Kind brennende Augen haben und Schwindel verspüren, wenn es sich zu rasch erhebt.

Pulsatilla: Kinder, die dieses Mittel brauchen, bekommen ihre Kopfschmerzen manchmal durch übermäßiges Essen (insbesondere von Fett oder Eiscreme), durch Nässe oder im Zusammenhang mit Trauer. Abends, in warmen Räumen, im Bett, beim Bücken, Naseputzen oder Husten, nach Überhitzung, zu langem Aufenthalt in der Sonne, plötzlichem Aufstehen aus der waagrechten Lage und nach dem Essen werden die Symptome schlimmer. Langsames Gehen, kalte Anwendungen und Liegen mit durch Kissen abgestütztem Kopf wirken hilfreich. Im allgemeinen treten die Kopfschmerzen auf, während die Kinder in der Schule sind. Wenn die Schmerzen im vorderen Kopfbereich sind, gehen sie oft mit Verdauungsstörungen einher.

Sanguinaria: Kommt bei Schmerzen und Migräneattacken auf der rechten Kopfseite oder oberhalb des rechten Auges in Frage. Manchmal beginnen die Schmerzen rechts und wandern dann nach links weiter. Das Kind hat das Gefühl, sein Kopf würde zerplatzen. Die Kopfschmerzen beginnen in der Regel morgens, werden im Laufe des Vormittags immer stärker, lassen um drei Uhr nachmittags nach und sind abends und nachts deutlich geringer. Die Kinder reagieren während der Attacken überempfindlich. Ihre Beschwerden werden durch die kleinste Erschütterung, aber auch durch Lärm, Licht und Gerüche verstärkt. Am liebsten liegen sie in dunklen Räumen. Übelkeit und Erbrechen sind keine Seltenheit. Auch Schwindel kann auftreten, besonders morgens, beim Aufstehen aus sitzender Position und durch rasche Kopfbewegungen. Das Kind hat meist keinen Appetit, mitunter ekelt es sich sogar vor Essen. Auf saure und scharf gewürzte Speisen aber verspürt es einen unstillbaren Hunger.

Spigelia: Für Kinder, die dieses Mittel brauchen, sind Kopfschmerzen auf der linken Seite typisch. Tagsüber und in der Sonne sind die Schmerzen am schlimmsten, nachts geringer. Auch durch jede Bewegung (etwa der Augen), Lärm, Erschütterung und Tabakrauch werden die Symptome stärker. Die Betroffenen beschreiben sie oft als stechend. Die Schmerzen können vor allem im linken Auge zu spüren sein und sich von dort zur Kopfhinterseite erstrecken. Mitunter hat das Kind das Gefühl, seine Augen seien zu groß. Wenn das Kind sich gegen den Kopf drückt oder sich mit Kissen unter dem Kopf hinlegt, kann es eine geringfügige Erleichterung erfahren.

Kopfverletzungen

Kinder mit Kopfverletzungen gehören sofort in ärztliche Behandlung, falls irgendwelche der folgenden Symptome auftreten: verminderte Wachheit, undeutliche Sprache, Gedächtnisverlust, Persönlichkeitsveränderungen, Krampfanfälle, starkes oder anhaltendes Erbrechen, verschwommenes Sehen oder Doppelbilder, ungleiche Pupillengröße, ernste oder anhaltende Kopfschmerzen, Schwierigkeiten beim Bewegen von Armen und Beinen, Austreten einer klaren oder blutigen Flüssigkeit aus Ohr oder Nase, langsamer, unregelmäßiger oder schwacher Puls.

142 | *Kopfverletzungen · Krupp · Lebensmittelvergiftung*

ARNICA: Sollte nach Kopfverletzungen als erstes gegeben werden, egal ob eine Gehirnerschütterung vorliegt oder nicht.

Hypericum: Geeignet für Kopfverletzungen mit stechenden Schmerzen, die vom verletzten Bereich ausgehen.

NATRIUM SULFURICUM: Dieses Mittel gibt man, wenn nach einer Kopfverletzung die Schwellung zurückgegangen ist, aber die Schmerzen weiter anhalten, oder wenn anhaltende, chronische Symptome wie Kopfschmerzen, Nervenschmerzen oder Erschöpfung auftreten. Auch ein Kind, das nach einer Kopfverletzung deutlich depressiver oder reizbarer als sonst wirkt, wird hiervon profitieren. Für Neugeborene, deren Kopf bei einer schwierigen Geburt verletzt wurde, kann *Natrium sulfuricum* ebenfalls hilfreich sein.

Krupp
(siehe Husten)

Lebensmittelvergiftung
(siehe auch Durchfall und Verdauungsbeschwerden)

Lebensmittelvergiftung kann zu starkem Erbrechen oder Durchfall führen. Normalerweise sind diese Symptome nur von kurzer Dauer; sollten sie anhalten, ziehen Sie einen Arzt hinzu.

ARSENICUM: Das gebräuchlichste Mittel bei Lebensmittelvergiftung. Das Kind hat wiederholte, ätzende und übelriechende Durchfälle, die rasch zu einer Afterreizung führen. Außerdem ist dem Kind übel, und es muß sich im allgemeinen übergeben. Das Erbrochene ist scharf und säuerlich und reizt die Kehle. Das Kind fröstelt und fühlt sich im Kalten schlechter. Um und nach Mitternacht sind die Symptome am schlimmsten. Das Kind ist ruhelos und wechselt besonders im Bett ständig die Position. Oft fühlt es sich sehr schwach. Der Unterleib ist berührungsempfindlich, erfährt aber durch warme Anwendungen Linderung. Auch warme Getränke können lindernd wirken. Im Magen verspürt das Kind brennende Schmerzen, die durch die meisten Speisen und Getränke noch verschlimmert werden (insbesondere durch hastig geschluckte kalte Nahrungsmittel). Auch tiefes Atemholen und die leichteste Berührung machen die Schmerzen schlimmer. Das Kind ist durstig, trinkt aber nur schlückchenweise.

Mercurius: Die Kinder leiden unter ätzend-scharfen, wäßrigen Stühlen. Mitunter ist der Stuhl schleimig und mit Blutspuren vermischt. Bei Kleinkindern kann er auch grün sein. In jedem Fall ist der Stuhl übelriechend, und die Kinder haben vor, während und nach dem Stuhlgang Schmerzen. Sie haben ein ständiges Bedürfnis nach Stuhlgang, aber nie das Gefühl, ihn komplett erledigt zu haben. Der After tut weh. Abends und nachts sind die Symptome schlimmer. Das Kind verspürt ein Kneifen im Unterleib und fröstelt. Ihm ist übel, aber Erbrechen bringt keine Erleichterung. Nach kurzer Zeit ist das Kind total erschöpft.

Nux vomica: Der Durchfall wird durch schwere oder scharf gewürzte Speisen oder auch durch Lebensmittelvergiftung ausgelöst. Nach dem Stuhlgang fühlt sich das Kind kurzfristig besser, sofort nach jeder Nahrungsaufnahme und nach dem Aufwachen kommt es jedoch erneut zu Durchfällen. Dem Kind ist übel, und es leidet unter Blähungen. Nach dem Erbrechen fühlt es sich besser. Es fröstelt und ist reizbar.

Magenkrämpfe
(siehe Koliken)

Masern

Masern lassen sich mit Homöopathika gut behandeln. Dennoch sollte man einen Arzt hinzuziehen, da sich bei dieser Krankheit Komplikationen entwickeln können.

ACONITUM: Nützlich im Anfangsstadium von Masern. Das Kind hat hohes Fieber, trockenen bellenden Husten und gerötete Bindehäute. Die Haut brennt und juckt, und das Kind ist unruhig, ängstlich und furchtsam. Es wälzt und wirft sich im Bett hin und her.

Apis: Hier entwickelt sich der Ausschlag nicht vollständig, sondern verschwindet rasch wieder, obwohl das Kind sich noch nicht wieder vollkommen gesund fühlt. Das Jucken wird durch Wärme verschlimmert, Gesicht und Augenlider sind aufgedunsen.

BELLADONNA: Ist oft hilfreich im Anfangsstadium einer Masernerkrankung, falls plötzlich hohes Fieber, ein gerötetes Gesicht und pochende Kopfschmerzen vorhanden sind. Das Kind ist meist träge und ein bißchen verwirrt. Das Ein- und Durchschlafen fällt ihm schwer. Trotz des Fiebers hat es wenig Durst.

Bryonia: In diesem Fall tritt der Hautausschlag mit Verzögerung auf. Das Kind hat einen harten, trockenen Husten ohne Schleimabsonderung. Jede Bewegung ist schmerzhaft. Mitunter treten leichte Wahnzustände auf.

Euphrasia: Das Kind leidet unter Fieber, Ausschlag, beißenden Tränen und nicht reizendem Nasenausfluß. Es ist lichtempfindlich und hustet, aber nur tagsüber.

Gelsemium: Die Symptome setzen nur langsam ein. Es kommt zu Fieber, großer Schwäche und einem Schweregefühl des Körpers und der Augenlider. Das Kind verspürt keinen Durst.

Kalium bichromicum: Das Kind leidet unter zähflüssigem und fädenziehendem Nasenausfluß und brennenden, tränenden Augen.

Die Speicheldrüsen sind merklich geschwollen, und es können stechende Schmerzen auftreten, die von den Ohren bis zum Hals und durch den ganzen Kopf gehen.

P<small>ULSATILLA</small>: Bei diesen Kindern verlaufen die Masern milde. Das Fieber ist nicht hoch, die Symptome nicht allzu schmerzhaft. Allerdings tränen die Augen reichlich, und der Nasenausfluß ist beträchtlich. Außerdem tritt nachts ein trockener Husten auf, der sich tagsüber lockert. Gleichzeitig kann eine Ohrenentzündung auftreten. Obwohl der Mund trocken ist, verspürt das Kind keinen Durst.

Sulfur: Die Haut ist purpurn gefärbt. Der Juckreiz wird durch Kratzen verschlimmert. Die Schleimhäute sind gerötet, und das Kind ist sehr durstig. Husten und Durchfall sind morgens am schlimmsten.

Mumps

Homöopathika wirken bei der Behandlung von normalen Mumpserkrankungen oft gut und vermindern die Gefahr von Komplikationen. In bestimmten Fällen sollte ein Arzt zu Rate gezogen werden: Wenn die Erkrankten schon im Teenageralter sind und wenn bei jüngeren Kindern neben dem Mumps Schwerhörigkeit, Krämpfe, Nackensteife, starke Kopfschmerzen oder große Schwäche auftreten.

Aconitum: Nützlich in den Anfangsstadien von Mumps. Das Fieber beginnt plötzlich, die Kinder sind unruhig, ängstlich und sehr durstig.

Belladonna: Das Kind hat ein hochrotes Gesicht und pochende Kopfschmerzen. Die Drüsen sind geschwollen und fühlen sich heiß an. Das Kind ist träge, kann aber schlecht schlafen.

Mercurius: Geeignet für Kinder, bei denen die Drüsen auf der rechten Seite des Halses geschwollen sind. Speichel und Schweiß fließen reichlich und riechen faulig.

PHYTOLACCA: Kommt in Frage, wenn die Drüsen am Hals besonders an der rechten Seite steinhart sind. Die Halsschmerzen können bis zu den Ohren ausstrahlen. Oft hat das Kind das unwiderstehliche Bedürfnis, die Zähne zusammenzupressen. Ein charakteristisches Symptom sind Schmerzen beim Herausstrecken der Zunge. Bei kaltem oder feuchtem Wetter geht es dem Kind meist schlechter.

PILOCARPINUM: Manche Homöopathen behaupten, dieses sei das beste Mittel bei Mumps, obwohl es bis auf übermäßige Speichelbildung und Schweißabsonderung wenige unterscheidende Merkmale gibt, die seine Verwendung nahelegen. Das Mittel ist auch gut zur Behandlung von Komplikationen geeignet, die manche Kinder bei Mumps bekommen.

Pulsatilla: Hilfreich für Kinder, die sich der Pubertät nähern und unter geschwollenen Brüsten oder Hoden leiden. Das Kind hat trotz des Fiebers keinen Durst und mag keine warmen Räume.

Rhus toxicodendron: Bei diesen Kindern sind die Drüsenschwellungen links stärker. Die Symptome werden durch Kälte schlimmer. Oft tritt gleichzeitig an der Lippe Herpes auf.

Mundsoor

BORAX: Ein sehr wichtiges Mittel bei Soor im Mund und auf der Zunge. Es sollte innerlich angewendet werden. Das Kind hat weiße Punkte und Flecken im Mund. Der Mund fühlt sich an der Brustwarze der Mutter heiß an. Das Saugen an der Mutterbrust kann für das Kind so schmerzhaft sein, daß es sich nicht stillen läßt.

CALENDULA: Man spüle den Mund mit der leicht verdünnten Urtinktur.

CALCIUM CARBONICUM: Ist bei Mundsoor von Neugeborenen geeignet.

Hydrastis: Kommt in Frage, wenn der Soor mit gelbgestreifter Zunge und Abhusten von gelbem Schleim einhergeht.

Mercurius: Das beste Mittel bei Mundsoor, falls dieser mit übermäßiger Speichelbildung einhergeht. Der Soor kann im Mund oder auf der Zunge auftreten. Die Zunge ist oft erkennbar feucht und belegt. Wenn kein übermäßiger Speichelfluß vorliegt, kommt *Borax* in Frage.

SULFURICUM ACIDUM: Kommt im Anfangsstadium von Soorerkrankungen in Frage.

Muskelverletzungen

ARNICA: Mit diesem Mittel lassen sich durch Verletzungen oder Überanstrengungen bedingte Muskelschmerzen behandeln. Es wird sowohl innerlich eingenommen als auch äußerlich aufgetragen und hilft auch, wenn alte Verletzungen immer noch Beschwerden machen.

Bellis perennis: Wird gegeben, wenn nach einer Verletzung Knoten oder Unebenheiten zurückbleiben.

Narben

Homöopathische Mittel können mitunter dazu beitragen, daß sich keine auffälligen Narben bilden.

CALENDULA: Wird als (unverdünnte) Urtinktur, Gel, Spray oder Öl direkt auf die Narbe und das umgebende Gewebe aufgetragen.

GRAPHITES: Das wichtigste Mittel zur Behandlung verletzungsbedingter «Keloide», wulstartiger, unregelmäßiger Narben, wie sie sich mitunter nach Verletzungen bilden. *Graphites* wird innerlich eingenommen.

Nasenbluten
(siehe blutende Verletzungen)

Nebenhöhlenbeschwerden

Akute Nebenhöhlenbeschwerden lassen sich durch Homöopathika oft gut behandeln. Zur Behandlung chronischer Nebenhöhlenbeschwerden ist in der Regel eine konstitutionelle Behandlung durch einen erfahrenen Homöopathen erforderlich.

Arsenicum: Das Kind verspürt pochende und brennende Schmerzen in den Nebenhöhlen. Durch Licht, Lärm und Bewegung, aber auch in der Zeit nach Mitternacht werden die Schmerzen schlimmer. Angst, körperliche Anstrengung und Aufregung können schmerzauslösend wirken. Erleichterung bringt oft ruhiges Liegen in einem dunklen Zimmer bei kühler Luft und durch Kissen unterstütztem Kopf. Oft von Empfindungen begleitet, als seien die Zähne lang und schmerzhaft. Gleichzeitig können Übelkeit und Erbrechen auftreten.

BELLADONNA: Geeignet bei pochenden Schmerzen im Stirnbereich, die plötzlich kommen, ebenso plötzlich verschwinden, um dann aber bald wiederzukommen (siehe auch Kopfschmerzen).

HEPAR SULFURIS: Wird nur selten bei Beginn der Nebenhöhlenbeschwerden eingesetzt. Das Kind niest zunächst und bekommt dann beim geringsten Kontakt mit kalter Luft Nebenhöhlenbeschwerden. Der Nasenausfluß ist dick, gelb und beißend, so daß die Nasenlöcher nach kurzer Zeit wund werden und das Einatmen kalter Luft durch die Nase Schmerzen bereitet. Gleichzeitig können Kopfschmerzen auftreten, ein bohrender oder explosionsartiger Schmerz, als ob ein Nagel oder Zapfen in den Kopf geschlagen würde. Die Kopfschmerzen sitzen vor allem über der Nase und werden verschlimmert durch Kopfschütteln, Bewegung, Autofahren, Bücken, Bewegung der Augen oder auch nur durch das Gewicht einer Kopfbedeckung. Der feste Druck einer enggewickelten Bandage hingegen kann lindernd wirken. Die Kopfhaut ist so empfindlich, daß schon das Kämmen schmerzhaft sein kann.

KALIUM BICHROMICUM: Unterscheidendes Merkmal dieser Kinder ist ein dicker zähflüssiger Nasenausfluß. An der Nasenwurzel verspürt das Kind äußerst starke Schmerzen, die zurückgehen, wenn man mit dem Finger auf die Stelle drückt. Knochen und Kopfhaut fühlen sich wund an. Beim Aufstehen aus der sitzenden Position wird dem Kind schwindelig und übel, was ebenso wie die starken Schmerzen zur Beeinträchtigung der Sehfähigkeit führen kann. Die Schmerzen sind abends und morgens (besonders nach dem Aufwachen und um neun Uhr morgens) stärker und werden durch Kälte, Licht, Lärm, Gehen und Bücken verschlimmert. Das Kind liegt am liebsten in einem dunklen Zimmer und fühlt sich besser, wenn ihm warm ist. Auch warme Getränke und reichliches Essen wirken lindernd.

Mercurius: Das Kind hat das Gefühl, als ob sein Kopf in einem Schraubstock stecke. Die Schmerzen sind im Freien, nach dem Schlafen und nach Essen und Trinken schlimmer. Auch extreme Hitze oder Kälte wirken verschlimmernd. Kopfhaut und Nase reagieren sehr empfindlich auf Berührungen. Die Zähne schmerzen und kommen dem Kind sehr lang vor. Oft fließt der Speichel reichlich. Der Nasenausfluß ist im allgemeinen grün, übelriechend, beißend und so dickflüssig, daß die Nase nicht läuft.

PULSATILLA: In warmen Räumen und wenn das Kind sich hinlegt, werden die Kopfschmerzen schlimmer, in kühler Luft besser. Oft fangen die Nebenhöhlenbeschwerden nach Überhitzung an. Bükken, Sitzen, Aufstehen aus der liegenden Position und Essen können den Kopfschmerz verstärken. Dieser sitzt eher im vorderen Bereich des Kopfes und wird oft von Verdauungsstörungen begleitet. Langsames Gehen im Freien und feste Bandagen um den Kopf bringen eine gewisse Erleichterung. Die Beschwerden treten üblicherweise auf, wenn das Kind in der Schule ist. Der Nasenfluß ist dickflüssig und von gelber oder grüner Farbe.

SILICEA: Das Kind hat im allgemeinen eine chronisch verstopfte Nase und das Gefühl, es würde ihm gleich der Kopf platzen. Die Schmerzen sind um ein Auge stärker, meist im Bereich des rechten. Geistige Anstrengung wirkt eher verschlimmernd; oft leiden Schüler, die sich auf eine Abschlußprüfung vorbereiten, unter dieser Form von Nebenhöhlenbeschwerden. Auch kalte Luft, Bewegen des Kopfes, Licht oder Lärm können den Schmerz verstärken. Der Schmerz läßt nach, wenn man Wärme anwendet oder den Kopf warm und fest in Tücher einhüllt.

Spigelia: Falls scharfe Schmerzen auftreten, die auf der linken Seite schlimmer sind, kann dieses Mittel helfen. Die Kinder bekommen die Beschwerden, nachdem sie bei kaltem oder feuchtem Wetter im Freien gewesen sind. Wärme, Bücken und Nachvornneigen des Kopfes verstärken den Schmerz, kalte Anwendungen und Waschen mit kaltem Wasser bringen eine gewisse Erleichterung.

Nervenverletzungen

(siehe auch Finger- und Zehenquetschungen)

Mit Nervenverletzungen ist nicht zu spaßen. Falls Taubheitsgefühle, Verlust der Tastwahrnehmung oder Lähmungen auftreten, müssen Sie sich sofort um medizinische Hilfe bemühen.

HYPERICUM: Das wichtigste Mittel für Verletzungen von Nerven und von Körperzonen mit intensiver Nervenversorgung: zum Beispiel gequetschte Finger und Zehen, Verletzungen der Wirbelsäule durch Stürze, Kopfverletzungen und Verletzungen von Zunge und Schneidezähnen. Wenn ein Kind nach einer Kopfverletzung Krämpfe bekommt, sollten Sie dieses Mittel als erstes auf dem Weg zum Arzt geben. Auch bei Phantomschmerzen, Zuckungen oder anderen neurologischen Beschwerden infolge einer Verletzung kann es hilfreich sein.

Nervöse Unruhe

Bei der Behandlung der akuten Symptome von nervöser Unruhe wirken homöopathische Mittel oft sehr gut, um jedoch chronische Hyperaktivität zu heilen, ist in der Regel eine homöopathische Konstitutionsbehandlung erforderlich.

ARGENTUM NITRICUM: Die Kinder befinden sich permanent in einem Zustand der Erregung. Sie handeln hastig und impulsiv und wirken ständig unruhig und gehetzt. Um sich herum erzeugen sie eine Atmosphäre von Aufruhr und Turbulenz. Sie machen sich Sorgen um ihre Gesundheit und um bevorstehende Aufgaben. Außerdem verspüren sie ein starkes Verlangen nach Süßigkeiten, wodurch sich ihre Symptome allerdings verschlimmern. Der Körper des Kindes ist warm, Hitze verschlimmert die Symptome.

ARSENICUM: Das Kind ist sehr unruhig, angespannt und nervös und neigt zur Furchtsamkeit. Meist befindet es sich ständig in einem

Nervöse Unruhe

Zustand angespannter Ängstlichkeit, die nicht immer einen konkreten Gegenstand hat. Es bewegt sich zwanghaft vom Stuhl zum Bett, vom Bett zum Stuhl, von einem Zimmer zum anderen. Es befürchtet, daß alles demnächst noch schlimmer werden könnte und überschätzt seine eigenen Probleme maßlos. Mitunter fragt das Kind immer wieder die Eltern, was denn nun mit ihm nicht stimme. In vielen Dingen ist das Kind heikel und penibel; zum Beispiel räumt es auch während einer Krankheit noch sein Zimmer peinlich genau auf. Man kann ihm leicht einen Schrecken einjagen. Besondere Angst hat es vorm Alleinsein und vor der Dunkelheit. Mit lebhafter Vorstellungskraft erfindet es alle möglichen Schrecknisse. Die innere Unruhe treibt es mitten in der Nacht ins Bett der Eltern.

CHAMOMILLA: Dieses Mittel wird sehr oft unruhigen Kindern gegeben und hilft auch bei Tobsuchtsanfällen. Das Kind verlangt nach irgendwelchen Dingen, weist sie jedoch zurück, sobald man sie ihm bringt. Es ist durch nichts zufriedenzustellen. Tragen und Wippen bringt vorübergehende Erleichterung.

Coffea: Eignet sich für brustgestillte Säuglinge, deren Mütter Kaffee trinken, aber auch für Kinder, die in allen Bewegungen, beim Essen und Trinken, beim Reden und Spielen hastig wirken. Die Unruhe ist sowohl körperlicher als auch geistiger Art.

NUX VOMICA: Für hyperaktive und übermäßig erregbare Kinder. Sie neigen zu Hause und in der Öffentlichkeit zu Tobsuchtsanfällen und schlagen wild um sich, wenn man versucht, sie zu beruhigen. Sie blühen regelrecht auf, wenn sie rebellieren können. Das Nervensystem des Kindes ist «überdreht», so daß das Kind extrem sensibel auf Außeneinflüsse reagiert: etwa Berührungen, Schmerzen, Lärm, Gerüche, Musik, Nahrung und Drogen. Es hat einen leichten Schlaf, wacht leicht auf und ärgert sich über den, der es geweckt hat.

Rhus toxicodendron: Das Kind ist körperlich und seelisch unruhig, immer in Bewegung und fühlt sich unwohl, wenn es längere Zeit in einer Position verharrt. Besonders unruhig ist es nachts und wirft sich von einer Seite auf die andere. Es wirkt verwirrt und vergißt häufig, wohin es gerade gehen wollte oder warum es etwas tun wollte.

Nesselauschlag

Nesselausschlag ist eine allergische Reaktion. Die damit verbundenen Schmerzen und Unannehmlichkeiten lassen sich gewöhnlich durch Homöopathika rasch lindern. Chronisch wiederkehrende Anfälle sollten von einem erfahrenen Homöopathen behandelt werden.

Apis: Der Ausschlag geht mit Schwellungen einher, die durch Wärme aller Art verschlimmert werden. Das Gesicht und der Bereich unter den Augen sind aufgedunsen, die Augenlider geschwollen. Der Juckreiz ist unerträglich, besonders nachts im Bett. Die Haut des Kindes fühlt sich voll und angspannt an und reagiert überempfindlich.

Nux vomica: Kann helfen, wenn neben dem Nesselausschlag Verdauungsbeschwerden auftreten. Abgesehen von Brennen und Juckreiz hat das Kind überall, wo man es anfaßt, ein gewisses Taubheitsgefühl. Frühmorgens, abends und durch Abgedecktliegen werden die Symptome schlimmer.

Pulsatilla: Kommt in Frage, wenn der Ausschlag im Anschluß an eine besonders schwere oder fette Mahlzeit auftritt oder nach emotionalen Belastungen. Manchmal kommt es neben dem Ausschlag zu Durchfall.

Rhus toxicodendron: Für Kinder geeignet, deren Ausschlag kurz, nachdem sie sich durchnäßt oder unterkühlt haben, auftritt.

Sulfur: Wie die Kinder, die *Apis* benötigen, leiden auch diese Kinder unter Brennen und Juckreiz. Wärme jeglicher Art verschlimmert die Symptome, Kühle wirkt lindernd. Das Kind bekommt den Ausschlag nach Überanstrengungen und nach Verzehr von Speisen, gegen die es allergisch ist. Die Lippen sind typischerweise gerötet.

URTICA URENS: Der Ausschlag juckt und brennt mit einer prickelnden Hitze, als würde die Haut versengt. Hitze verschlimmert die Symptome. Das Kind verspürt ein ständiges Verlangen, die betroffenen Stellen zu berühren oder zu reiben. Wenn das Kind sich hinlegt und ausruht, gehen die Beschwerden zurück, nehmen jedoch wieder zu, sobald es aufsteht.

Ohrenschmerzen

Bei der Behandlung akuter Ohrenschmerzen können Homöopathika sehr hilfreich sein. Bei chronischen Ohreninfektionen sollten Sie den Rat eines erfahrenen Homöopathen einholen.

ACONITUM: Kommt bei beginnenden Ohrenschmerzen in Frage. Das Außenohr ist im allgemeinen heiß und schmerzt. Wenn das Kind im Kalten war, verspürt es pochende Schmerzen, außerdem reagiert es sehr empfindlich auf Lärm und Musik. Meistens ist die Ohrenentzündung von Fieber begleitet, oft auch von trockenem Husten und verstopfter Nase. Häufig ist das Kind sehr durstig.

Allium cepa: Hilft, wenn die Kinder gleichzeitig eine Erkältung haben, die sich durch brennenden, wäßrigen Nasenausfluß bemerkbar macht, der die Nasenschleimhaut reizt. Sie können auch Halsweh haben, das mitunter bis zu den Ohren ausstrahlt. In warmen Räumen sind die Symptome stärker, in kühler Luft und im Freien geringer.

BELLADONNA: Ein häufig verschriebenes Mittel bei Ohrenentzündungen, wenn das Ohr, der Gehörgang und das Trommelfell gerötet sind. Mitunter ist auch das Gesicht hochrot. Die Symptome kommen plötzlich, manchmal nach einem Friseurbesuch oder wenn das Kind Zug bekommen hat. Das rechte Ohr ist gewöhnlich stärker betroffen als das linke. Die Schmerzen sind pochend und stechend und strahlen manchmal bis in den Hals aus; nachts werden sie schlimmer, und auch Bewegung verstärkt sie. Das Kind fühlt sich in halbsitzender Position besser und erfährt Linderung durch warme Anwendungen. Die Ohren tun innen und außen weh. Gleichzeitig kann das Kind (im allgemeinen hohes) Fieber haben und Halsweh mit heißer Kehle. Auch die Lymphdrüsen können geschwollen sein. Das Kind ist gefühlsmäßig stark erregt, in Extremfällen kann es Wahnvorstellungen haben, beißen und schreien. Halten die Ohrenschmerzen mehr als drei Tage an, gibt man in der Regel nicht mehr *Belladonna*.

Calcium carbonicum: Wird eher aufgrund der allgemeinen Symptomatik als wegen bestimmter Ohrenbeschwerden gegeben. Die Kinder frösteln und reagieren empfindlich auf alles Kalte (obwohl sie eiskalte Getränke bevorzugen). Oft bekommen sie die Ohrenentzündung nach Unterkühlung. Obwohl das Kind fröstelt, ist der Kopf heiß, und das Kind schwitzt reichlich. Schweiß und Stuhl riechen sauer. Typischerweise handelt es sich um hellhäutige, rundliche Kinder mit schwachem Muskeltonus. Neben den Ohrenschmerzen kann das Kind Halsweh sowie geschwollene Mandeln und Lymphknoten bekommen. Es neigt zu Verstopfung. Die Ohrenschmerzen sind meist pochend, der Ausfluß aus dem Ohr ist dick, gelb und übelriechend. Kalter Wind verschlimmert die Beschwerden.

CHAMOMILLA: Kinder, die dieses häufig benutzte Mittel gegen Ohrenentzündungen brauchen, leiden starke Schmerzen und sind extrem reizbar. Erst verlangen sie etwas, weisen es aber von sich, sobald man es ihnen bringt. Sie sind ungeduldig und kaum zu trösten. Auf Berührungen reagieren sie sehr empfindlich, erfahren aber vorübergehende Erleichterung, wenn man sie trägt oder wiegt. Durch kalte Luft und besonders durch kalten Wind werden die Beschwerden verschlimmert. Die reißenden Ohrenschmerzen veranlassen die Kinder zu meist sehr lautem Weinen. Die Ohren fühlen sich verstopft an, und es kann Ohrensausen auftreten. Wenn Kleinkinder solche Ohrenschmerzen haben, ist es möglich, daß sie zahnen.

Ferrum phosphoricum: Wird wie *Aconitum* und *Belladonna* in den ersten Stadien der Entzündung gegeben. Anders als bei jenen Mitteln setzen die Symptome jedoch bei diesem Kind langsamer ein und sind weniger intensiv. Gewöhnlich treten die Ohrenschmerzen auf der linken Seite auf.

Hepar sulfuris: Dieses Mittel verwendet man oft, wenn keine weiteren Unterscheidungsmerkmale vorliegen, außer daß das Kind körperlich und psychisch gereizt ist. Die Ohren reagieren extrem empfindlich auf Berührung und Kälte, Hitze und warme Anwendungen bringen Linderung. Das Kind ist sehr reizbar und bekommt Tobsuchtsanfälle. Im allgemeinen verspürt es scharfe, splitterartige Schmerzen im Ohr. Der Ohrenausfluß ist übelriechend. Nebenbei kann das Kind unter trockenem, kruppartigem Husten leiden.

Lycopodium: Die Ohrenentzündungen dieser Kinder sind entweder auf der rechten Seite schlimmer oder fangen rechts an und wandern dann nach links. Nachmittags zwischen vier und acht Uhr sind die Schmerzen am schlimmsten. Auch kalte Luft, Zugluft und Liegen auf der rechten Seite verschlimmern die Beschwerden. Die Ohren fühlen sich zugestopft an, manchmal hört das Kind Klingel- oder Brummgeräusche. Der Ohrenausfluß ist im allgemeinen dickflüssig, gelb und brennend. Kinder, die *Lycopodium* brauchen, haben typischerweise neben oder vor der Ohrenentzündung auch Verdauungsbeschwerden, darunter Blähungen und Winde. Gewöhnlich ist das Kind ängstlich und unsicher und möchte immer jemanden in der Nähe haben, zumindest im Nebenzimmer. Es macht sich ständig Gedanken, was andere von ihm denken könnten, und hat Angst, etwas Neues zu probieren. Um seine tiefe Unsicherheit zu verbergen, kann es ein Angeberverhalten entwickeln oder andere Kinder systematisch einschüchtern.

Ohrenschmerzen | 157

MERCURIUS: Wird am häufigsten zur Behandlung von Kindern mit chronischen Ohreninfektionen verwendet, kann aber auch bei bestimmten akuten Beschwerden nützlich sein. Die Entzündung ist eitrig und geht mit klebrigem, brennendem und übelriechendem Ausfluß einher. In der Regel ist dieser Ausfluß grün, manchmal aber auch gelb. Auch parallel auftretende Erkältungen oder Augenentzündungen können mit grünlichem Ausfluß einhergehen. Schmerzen und Ausfluß werden nachts und durch Bettwärme schlimmer. Es treten klingende oder pochende Ohrgeräusche auf. Oft strahlen die Schmerzen von der Kehle zum Ohr hin aus. Mitunter hat das Kind einen wunden Hals mit geschwollenen Lymphdrüsen und schlechtem Atem. Es können verschiedene Arten von Ohrenschmerzen auftreten: brennend, explosionsartig, zwickend, stechend oder drückend. Durch heiße und kalte Anwendungen, Bettwärme und Bücken werden die Schmerzen schlimmer, durch Naseputzen geringer. Meist haben die Kinder ein verstopftes Gefühl im Ohr, mitunter auch Ausschlag hinter den Ohren. Oft leiden sie unter reichlichem Speichelfluß, der das ganze Kissen durchnäßt, und schwitzen so stark, daß das Bettzeug feucht wird. Falls diese Symptomatik auf Ihr Kind zutrifft, die Ohrenschmerzen aber nur auf einer Seite auftreten, sind zwei verschiedene *Mercurius*-Mittel zu empfehlen: *Mercurius iodatus flavus* bei Beschwerden auf der rechten Seite, *Mercurius iodatus ruber* bei Beschwerden auf der linken Seite.

Plantago: Wenn Kinder im Zusammenhang mit dem Zahnen oder mit Zahnschmerzen Ohrenschmerzen bekommen, kommt dieses Mittel in Frage. Das Kind kann auch Schmerzen haben, die sich quer durch den Kopf von einem Ohr zum anderen erstrecken. Als Urtinktur ist das Mittel am wirkungsvollsten. Man verdünnt die Urtinktur mit etwas Wasser und gibt zwei Tropfen direkt ins Ohr. Zur Linderung von Zahnschmerzen reibt man die Urtinktur direkt in den Gaumen ein.

PULSATILLA: Dieses bei Ohrenschmerzen häufig verwendete Mittel gibt man, wenn die Ohrenschmerzen beginnen, nachdem das Kind sich durchnäßt oder unterkühlt hat. Oft treten die Ohrenbeschwerden während oder nach einer Erkältung auf. Nachts und wenn das Kind im warmen Bett liegt, sind die Ohrenschmerzen schlimmer; kühle Anwendungen bringen eine gewisse Erleichterung. Tagsüber treten im allgemeinen wenig Schmerzen auf. Wenn überhaupt Ausfluß auftritt, ist er dick, nicht reizend, gelb oder grünlich. Möglicherweise hat das Kind das Gefühl, sein Ohr sei verstopft. Gleichzeitig können Halsweh, Husten oder Fieber auftreten. Häufig verspürt das Kind keinen Durst, wenn es aber etwas trinkt, bevorzugt es kalte Getränke und weist warme zurück. Diese Kinder sind sanft und weinerlich. Manchmal macht der Schmerz sie etwas reizbar, aber das ist keine richtige Wut, sondern eher ein Jammern. Auch ihr Weinen ist leise und zart, so daß man Lust bekommt, sie zärtlich in den Arm zu nehmen. Solche Zuwendung bringt den Kindern Erleichterung, da sie sich sehr nach Mitgefühl und Zuneigung sehnen. Wenn man sie in den Armen hin und her wiegt, fühlen sie sich besser.

Operationen

Die folgenden Mittel helfen dem Körper des Kindes, sich an den durch Operationen ausgelösten Schock anzupassen, und beschleunigen den Heilungsprozeß. Einige davon können mögliche Gesundheitsschäden durch Röntgenaufnahmen oder Strahlentherapie vorbeugen. Die Behandlung durch einen erfahrenen Homöopathen ist in jedem Fall eine nützliche Ergänzung zu chirurgischen Eingriffen.

Aconitum: Kommt in Frage, wenn das Kind vor oder nach einer Operation besorgt, ängstlich oder unruhig ist.

Arnica: Das beste Mittel gegen den körperlichen Schock der Operation.

Bellis perennis: Ist vor und nach chirurgischen Eingriffen im Unterleib von Nutzen.

Ginseng: Ginseng reduziert nachweislich die Nebenwirkungen radioaktiver Bestrahlung. Geben Sie vor der Bestrahlung drei Dosen der Sechser- oder Dreißigerpotenz im Abstand von vier Stunden, und dann nach der Bestrahlung alle drei Stunden weitere Dosen.

HYPERICUM: Hilft vor allem vor und nach chirurgischen Eingriffen, die auch das Nervengewebe betreffen, etwa Operationen an Füßen, Händen, Wirbelsäule, Auge und Kopf, außerdem bei jedem Eingriff (etwa bei der Zahnbehandlung), der scharfe oder stechende Schmerzen verursacht.

RUTA: Kommt in Frage, wenn Kinder an Knochen oder Zähnen operiert werden. Außerdem weiß man, daß es die Nebenwirkungen radioaktiver Bestrahlung mindert. Dies ist das Mittel der Wahl vor und nach Röntgenaufnahmen beim Zahnarzt. Man gibt vor der Röntgenaufnahme drei Gaben der Dreißigerpotenz im Abstand von vier Stunden, und dann zwei Tage lang alle drei Stunden eine Gabe.

Staphisagria: Das beste Mittel vor und nach Unterleibsoperationen.

Prellungen

ARNICA: Das beste Mittel für den Verletzungsschock. Außerdem hilft es dem Körper beim Auflösen von Blutergüssen. Zusätzlich zur innerlichen Anwendung sollte man äußerlich *Arnica*-Gel, -Spray oder -Salbe verwenden, sofern keine offene Wunde vorliegt.

Bellis perennis: Dieses Mittel verwendet man vor allem bei Verletzungen der inneren Organe und der Brust.

HYPERICUM: Wird bei Verletzungen von Nerven oder von stark innervierten Körperbereichen (Rücken, Hände, Füße) eingesetzt.

Ledum: Vermindert die blauschwarzen Verfärbungen, falls *Arnica* nicht ausreichend wirkt. Erste Wahl bei «blauem Auge» und bei Verletzungen durch stumpfe Gegenstände. Auch bei Wunden, die sich kalt anfühlen und durch Wärme (insbesondere Bettwärme) schlimmer werden, ist dieses Mittel am besten geeignet. Im allgemeinen reagiert die Wunde sehr empfindlich auf Berührung.

Ruta: Eignet sich für Verletzungen von Knochenhaut, Knie, Schienbein und Ellenbogen. Wirkt auch bei Prellungen, nach denen sich ein harter Knochen unter der Haut gebildet hat.

SYMPHYTUM: Wie *Ruta* ist dieses Mittel bei Verletzungen der Knochenhaut gut geeignet, aber auch bei Brüchen. An der verletzten Stelle ist die Haut typischerweise stark blauschwarz verfärbt.

Reisekrankheit

Borax: Das Kind hat Angst vor Abwärtsbewegungen (etwa Flugzeuglandungen oder das Stampfen eines Schiffes), oder es wird ihm übel davon.

COCCULUS: Eines der wichtigsten Mittel für verschiedene Formen der Reisekrankheit (bei Auto-, Schiffs- und Flugreisen). Dem Kind ist übel und schwindlig. Anders als das Kind, dem *Tabacum* helfen würde, geht es ihm an der frischen Luft schlechter. Auch nach Essen und Trinken geht es ihm schlechter, im Liegen allerdings meist besser. Oft fühlen sich Kopf oder Magen leer oder hohl an. Mitunter zittert das Kind.

Petroleum: Dem Kind wird schwindelig, wenn es aufsteht, es verspürt Übelkeit und ein sinkendes Gefühl im Magen. Oft treten Kopfschmerzen im Hinterkopf auf. An der frischen Luft werden die Symptome eher schlimmer.

Sepia: Kommt in Frage, falls die Reisekrankheit vor allem dann auftritt, wenn Kinder auf der Fahrt lesen.

TABACUM: Neben Schwindel und Übelkeit fühlt sich das Kind kalt und schwach, schwitzt und hat ein sinkendes Gefühl im Magen. Erbrechen bringt oft eine gewisse Erleichterung. An der freien Luft fühlt sich das Kind besser, in stickigen Räumen schlechter. Bei der Entscheidung, ob *Tabacum* das richtige Mittel ist, kann ein Symptom helfen, das allerdings nur selten auftritt: Überprüfen Sie, ob die Übelkeit etwas nachläßt, wenn das Kind den Unterleib entblößt.

Röntgenbestrahlung

Ginseng: Vermindert die Nebenwirkungen radioaktiver Strahlung. Geben Sie vor der Bestrahlung im Abstand von vier Stunden drei Gaben der Sechser- oder Dreißigerpotenz, nach der Bestrahlung zwei Tage lang alle drei Stunden eine Gabe.

RUTA: Hat positive Wirkungen auf Knochen und Bindegewebe und mindert die Nebenwirkungen radioaktiver Strahlung. Das Mittel der Wahl vor und nach Röntgenaufnahmen der Zähne. Geben Sie vor der Bestrahlung im Abstand von vier Stunden drei Gaben der Sechser- oder Dreißigerpotenz, nach der Bestrahlung zwei Tage lang alle drei Stunden eine Gabe.

Röteln

Kinder mit Röteln bleiben am besten zu Hause, bis die Krankheit vorüber ist – ihrer eigenen Gesundheit zuliebe und wegen der möglichen ernsten Folgen, wenn sie eine schwangere Frau mit den Röteln anstecken.

Aconitum: Geeignet für plötzlich auftretenden Ausschlag mit Fieber. Das Kind ist gewöhnlich sehr durstig. Die Anwendung von *Aconitum* ist nur in den Anfangsstadien der Krankheit sinnvoll.

Belladonna: Bei plötzlich einsetzendem hohen Fieber mit rotem Gesicht und roten Lippen kommt als erstes dieses Mittel in Betracht. Meist hat das Kind einen heißen Kopf und kalte Arme und Beine. Die Haut ist im allgemeinen so heiß, daß die Hitze noch in einigen Zentimetern Abstand deutlich spürbar ist. Das Fieber äußert sich durch trockene Hitze ohne Schwitzen. Der Puls ist oft stark und hüpfend. Nachts steigt die Temperatur am höchsten, das Kind wird aufgeregt und neigt zu Verwirrungszuständen und Halluzinationen mit geschlossenen Augen.

Pulsatilla: Das Kind fröstelt trotz des Fiebers. In warmen Räumen fühlt es sich schlechter. An der frischen Luft geht es ihm besser, aber es muß sehr gut zugedeckt werden. Das Kind hat keinen Durst, das Gesicht ist gerötet.

Rückenschmerzen

Homöopathika können auch bei Rückenschmerzen helfen. Zur Ergänzung der homöopathischen Behandlung sind Krankengymnastik, Massage und andere physiotherapeutische Anwendungen zu empfehlen.

Arnica: Kommt für Kinder in Frage, deren Rückenschmerzen auf einer Verletzung oder auf einer Überanstrengung der Rückenmuskeln beruhen.

Bryonia: Die kleinste Bewegung verursacht dem Kind starke, oft stechende Schmerzen. Wenn es sich nicht bewegt, fühlt es sich besser. In extremen Fällen allerdings kann es auch dann noch sich wund und angegriffen fühlen. Fester Druck auf die schmerzhafte Stelle bringt eine gewisse Erleichterung.

HYPERICUM: Kommt in Betracht, wenn scharfe oder stechende Rückenschmerzen auftreten, die durch eine Verletzung wie etwa einen Sturz oder einen Schlag in den Rücken ausgelöst werden. Auch falls Rückenschmerzen stärker werden, wenn das Kind die Arme hebt, ist dieses Mittel geeignet. Unentbehrlich ist es bei Rückenschmerzen von sportlichen Kindern, deren Wirbelsäule heftig durch hartes Training belastet wird.

Magnesium phosphoricum: Ist sehr wertvoll, wenn das Kind unter scharfen oder stechenden Schmerzen im Rücken leidet, die auf Berührung empfindlich reagieren und durch warme Anwendungen gelindert werden.

Nux vomica: Wenn eine Unbeweglichkeit und Steifheit im Hals begleitet von Verdauungsstörungen oder Kopfschmerzen (oder beiden) vorliegt, sollte man diese Mittel geben. Auch bei Schmerzen im Lendenwirbelbereich verbunden mit Verstopfung ist es gut geeignet. Morgens und bei Berührung werden die Symptome schlimmer. Das Kind hat Schwierigkeiten, sich im Bett umzudrehen, und leidet unter Krämpfen, die durch die leichteste Berührung schlimmer werden.

RHUS TOXICODENDRON: Gilt als bestes Mittel gegen Schmerzen im Lendenwirbelbereich, besonders falls die Schmerzen am stärksten sind, wenn das Kind sich in Bewegung setzt, dann aber, wenn es sich weiter bewegt, nachlassen. Auch bei vergleichbaren Schmerzen zwischen den Schulterblättern und bei steifem Nacken ist dieses Mittel sinnvoll. Schmerzen und Steifheit sind abends und frühmorgens schlimmer. Manchmal werden sie durch Kälte verschlimmert und durch Hitze gemildert. Diese Rückenschmerzen sind oft durch Überanstrengung, Heben schwerer Gegenstände und Verletzungen verursacht. Mitunter entsteht die Steifheit, weil das Kind sich durchnäßt hat oder zu kalt geworden ist.

Schlaflosigkeit

Akute Schlaflosigkeit läßt sich oft mit Homöopathika gut behandeln, ist das Problem jedoch chronisch, so bedarf es in der Regel einer Konstitutionsbehandlung durch einen erfahrenen Homöopathen, um tiefergehende Heilung zu erzielen.

Aconitum: Die Kinder können schlecht ein- oder durchschlafen, weil sie unter Fieber und Angstträumen leiden. Sie sind unruhig und werfen sich im Bett hin und her.

Argentum nitricum: Das Kind ist ständig erregt, besonders direkt vor dem Schlafengehen. Diese Kinder machen alles überhastet, handeln impulsiv, sind unruhig und wirken gehetzt. Der Schlaf wird von Angstträumen gestört. In zu warmen Räumen können sie sehr schlecht einschlafen.

ARSENICUM: Verschiedene Krankheitssymptome werden um und nach Mitternacht schlimmer. Das Kind ist geistig und körperlich unruhig. Es wirkt ängstlich und leidet unter erschreckenden Träumen. Oft verhält es sich den Eltern gegenüber sehr fordernd und ruft sie häufig um Hilfe. Es ist durstig, trinkt aber nur schlückchenweise. Es fröstelt und versucht, ein Abdecken nach Kräften zu vermeiden.

Chamomilla: Das Kind hat Schwierigkeiten beim Ein- und Durchschlafen, weil es extrem reizbar ist oder unter sehr starken Schmerzen leidet. Es verlangt nach Dingen, weist sie jedoch zurück, sobald man sie holt. Es ist schläfrig, kann aber nicht einschlafen. Tragen und Wiegen bringt vorübergehende Erleichterung. Das Kind deckt sich ab und stöhnt und zuckt mitunter im Schlaf.

COFFEA: Eines der wichtigsten Mittel bei Schlaflosigkeit, besonders für geistig hyperaktive, leicht erregbare Kinder, die voller Ideen und Pläne für den nächsten Tag stecken. Manchmal tritt die Schlaflosigkeit als Folge einer guten Neuigkeit auf; das Kind ist so aufgeregt, daß es partout nicht einschlafen kann. Außerdem reagiert es überempfindlich auf Geräusche. Gut geeignet für gestillte Säuglinge, deren Mütter Kaffee trinken.

IGNATIA: Typisches Merkmal dieser Kinder ist ihr häufiges Gähnen. Grund für die Schlaflosigkeit ist in der Regel Trauer. Das Kind hat einen sehr leichten Schlaf und wird beim leisesten Geräusch wach. Oft zucken Arme und Beine im Schlaf, und das Kind träumt übermäßig.

KALIUM PHOSPHORICUM: Wenn ein Kind in der Nacht mit schrecklichen Alpträumen erwacht und danach nur schwer wieder einschlafen kann, ist dieses Mittel angezeigt. Das Kind wacht typischerweise schreiend auf, zappelt mit den Füßen, ist ängstlich, leicht zu erschrecken und unruhig. Ständig gehen ihm Gedanken und Ängste durch den Kopf, die nicht nur mit Alpträumen, sondern auch mit Erlebnissen aus der jüngsten Vergangenheit zu tun haben.

NUX VOMICA: Das Denken dieser Kinder ist von Ängsten überflutet. Sie sind sorgenvoll, reizbar und träumen oft von der Schule oder von Streitereien. Sie reagieren schreckhaft auf das kleinste Geräusch und lassen sich durch die geringste Störung beunruhigen. Nachts zwischen drei und vier Uhr wachen sie auf und haben dann Schwierigkeiten, wieder einzuschlafen. Mitunter tritt die Schlaflosigkeit als Nebenwirkung von Medikamenten auf.

Pulsatilla: Das Kind weigert sich, ins Bett zu gehen, weil es sich allem widersetzt, das es von den Eltern trennt. Da es leicht zu beeindrucken ist, hat es oft Probleme mit dem Einschlafen, wenn es eine gruselige Gutenachtgeschichte hört oder durch etwas anderes emotional beunruhigt wird. Seine Gedanken drehen sich häufig im Kreis. Es hat Angst, im Dunkeln allein zu sein, und steht oft mitten in der Nacht plötzlich am elterlichen Bett. Mitunter träumen die Kinder, ihre Eltern würden sie verlassen. Sie schlafen lieber bei Licht. Manchmal können sie überhaupt nicht schlafen, wenn nicht ein Lämpchen in ihrem Zimmer brennt. Das Kind mag gern in den Schlaf gewiegt werden und schläft oft mit den Händen oberhalb des Kopfes. In warmen oder stickigen Zimmern wird die Schlaflosigkeit schlimmer. Das Kind verabscheut Decken und strampelt sich meistens bloß, um dann aufzuwachen, weil es ihm kalt wird.

RHUS TOXIODENDRON: Das Kind schläft schlecht, weil es so unruhig ist. Da es ihm durch ständige Bewegung besser geht, fühlt es sich unwohl, wenn es sich hinlegen und einschlafen soll. Es fällt ihm schwer, eine bequeme Position zu finden, und es wälzt und wirft sich im Schlaf hin und her. Manchmal steht es mitten in der Nacht auf und fühlt sich steif. Die ersten Bewegungen verursachen ihm Schmerzen, die jedoch nachlassen, wenn es sich weiterbewegt.

STRAMONIUM: Kommt in Betracht, wenn das Kind häufig mitten in der Nacht völlig erschreckt und ängstlich aufwacht. Oft zuckt das Kind im Schlaf krampfartig. Mitunter hat es Halluzinationen – etwa von Geistern, Tieren oder dem Teufel.

Staphisagria: Kommt in Frage, wenn ein Kind sich in großer gefühlsmäßiger Erregung befindet und ständig über Ereignisse aus der Vergangenheit brütet – vor allem, wenn sein Stolz verletzt ist oder seine Gefühle unterdrückt wurden. Wird häufig mißbrauchten oder mißhandelten Kindern gegeben. Nachmittags sind die Kinder sehr schläfrig, gähnen häufig und rekeln sich. Sie neigen zu Alpträumen.

Schnittverletzungen

CALENDULA: Eignet sich am besten für saubere Schnitte mit wenig oder gar keiner Infektion. Verwenden Sie es als Urtinktur (mit etwas Wasser verdünnt), als Gel, als Spray oder als Salbe, und tragen Sie es direkt auf die Wunde auf. Achtung! Bei tiefen Schnittverletzungen sollten Sie *Calendula* nicht äußerlich anwenden, da seine rasche Heilwirkung sonst die Wunde verschließen könnte, bevor sie innen ausreichend geheilt ist.

HYPERICUM: Dieses Mittel nimmt man bei infizierten oder tiefen Wunden. Es wird äußerlich als Spray oder als leicht verdünnte Urtinktur aufgetragen. Falls starke, stechende Schmerzen auftreten, geben Sie *Hypericum* innerlich in Sechser- oder Dreißigerpotenz.

STAPHISAGRIA: Dieses Mittel gibt man innerlich bei tiefen, sauberen Schnitten und Stichwunden.

Schockzustand nach Verletzungen

Schockzustände lassen sich homöopathisch behandeln, in ernsten Fällen sollte aber der Arzt hinzugezogen werden. Unbedingt erforderlich ist ärztliche Hilfe bei stark beschleunigtem Puls, unregelmäßig-flachem Atem, Bewußtlosigkeit und Verwirrungszuständen.

ACONITUM: Wird gegeben, wenn das Kind sehr unruhig, besorgt und ängstlich wirkt.

ARNICA: Das wichtigste Mittel bei verletzungsbedingtem Schock. *Arnica* ist angezeigt, wenn das Kind vor allem durch den Schmerz schockiert ist oder schlimme Befürchtungen über das Ausmaß der Verletzung hegt. *Aconitum* wird eher gegeben, wenn der emotionale Schock im Vordergrund steht.

Sonnenbrand
(siehe Verbrennungen)

Splitter

Homöopathische Mittel können zur Entfernung von Splittern beitragen, die tief unter der Haut sitzen. Anscheinend unterstützen die Mittel die Bemühungen des Körpers zur Ausscheidung des Fremdkörpers.

HEPAR SULFURIS: Falls *Silicea* nicht wirkt, sollten Sie es bei tiefersitzenden Splittern, die sich nicht ohne weiteres mit einer Pinzette entfernen lassen, mit diesem Mittel versuchen.

SILICEA: Das wichtigste Mittel zur Unterstützung des Körpers bei der Ausscheidung von Splittern oder anderen Fremdkörpern unter der Haut.

Stichwunden

Wenn Verletzungen tiefer reichen und wenn Schmutz in die Wunde gerät (etwa nachdem das Kind auf einen rostigen Nagel getreten ist), muß man sich umgehend um eine fachkundige medizinische Versorgung bemühen.

LEDUM: Das wichtigste Mittel für Stichverletzungen. Wärme, vor allem Bettwärme verstärkt die Beschwerden; Kälte und Eis wirken lindernd. Die Wunde ist sehr berührungsempfindlich.

STAPHISAGRIA: Dieses Mittel gibt man eher bei tieferen Stichverletzungen oder Messerstichen, vor allem, wenn innere Organe mitbetroffen sind.

Trauer

Akute Trauersymptome lassen sich durch homöopathische Mittel oft gut behandeln. Falls das Kind unter chronischen Depressionen leidet, sollte man im Interesse einer tiefgreifenden Heilung einen erfahrenen Homöopathen hinzuziehen. Wenn ein Trauerzustand sehr tief ist oder lange anhält, kann psychologische Hilfe angebracht sein.

IGNATIA: Das wichtigste Mittel für trauernde Kinder, besonders wenn sie versuchen, ihre Gefühle zurückzuhalten. In der Regel gelingt es diesen Kindern nicht, ihre Gefühle zu unterdrücken, und sie neigen zu hysterischem Verhalten (siehe auch das Stichwort *Ignatia* im vierten Teil).

NATRIUM MURIATICUM: Diese Kinder haben ein «emotionales Langzeitgedächtnis». Wenn sie sich verletzt fühlen, lassen sie den Schmerz nicht ohne weiteres wieder los, sondern sind nachtragend, fressen den Groll in sich hinein und grübeln ständig über vergangene Probleme. Todesfälle, Scheidung, mangelnde Elternliebe oder Heimweh führen zu unausgedrückter Trauer, die schließlich in körperliche Beschwerden mündet. Die Kinder weinen nur selten in der Öffentlichkeit, sondern ziehen sich zu Hause in ihr Zimmer zurück und schluchzen allein vor sich hin. Mitgefühl weisen sie zurück und wollen in Ruhe gelassen werden.

PULSATILLA: Das Kind ist gefühlsbetont und sensibel. Es ist sehr verletzbar, weinerlich, leicht zu entmutigen und sehr beeinflußbar durch andere Menschen und die Umgebung. Es fängt bei jeder Gelegenheit an zu weinen, besonders, wenn es kritisiert, bestraft oder einfach nur ignoriert wird. Das Weinen ist niemals schluchzend, sondern so zart, daß man das Kind am liebsten in den Arm nehmen und trösten will. Eben noch launisch und weinerlich, kann das Kind im nächsten Augenblick lachen. Es neigt zu Selbstmitleid und fragt sich ständig: «Warum muß das alles ständig mir passieren?» Sobald das Kind die besondere Aufmerksamkeit erhält, die es will und braucht, verschwinden die Schmerzen und sind rasch vergessen. Das Kind kann gar nicht genug Zuwendung bekommen: Es saugt sie auf wie ein Schwamm.

Staphisagria: Ein wichtiges Mittel für Kinder, die ihre Trauer unterdrücken und versuchen, Gefühle zu beherrschen. Das Kind brütet schweigend über seinen Problemen. Kurz nachdem die Trauer unterdrückt wurde, treten körperliche Symptome auf. Die Unterdrückung der Gefühle gelingt nur eine gewisse Zeit lang, dann explodiert das Kind plötzlich vor Wut. Es zittert, verliert die Stimme, wirft mit Gegenständen, verlangt nach diesem und jenem, um es dann von sich zu weisen, wenn man es bringt. Es hat starke Konzentrationsschwierigkeiten, ist rasch erschöpft und leidet unter Schlaflosigkeit. Es ist sehr schnell beleidigt und bekommt jedes Wort in den «falschen Hals». Wenn es schließlich explodiert, schämt es sich nachher meist dafür. Auch Kindern, die körperlich oder sexuell mißbraucht wurden, wird *Staphisagria* oft gegeben.

Übelkeit und Erbrechen
(siehe unter Lebensmittelvergiftung und Verdauungsstörungen)

Verbrennungen

Am häufigsten kommen Verbrennungen ersten Grades vor, erkennbar an einer schmerzhaften Rötung der Haut. Bei Verbrennungen zweiten Grades bilden sich zusätzlich zu der Rötung und den Schmerzen Blasen. Verbrennungen dritten Grades liegen vor, wenn alle Hautschichten verbrannt sind und die Haut weiß oder schwarzverkohlt erscheint. Verbrennungen dritten Grades gehören auf jeden Fall in ärztliche Behandlung; Verbrennungen ersten und zweiten Grades ebenfalls, sofern sie sich über einen beträchtlichen Hautbereich erstrecken. Bei Kindern müssen auch ausgedehnte Sonnenbrände ärztlich behandelt werden – im Gegensatz zu der weitverbreiteten Ansicht, Sonnenbrand sei eine Bagatellerkrankung.

CALENDULA: Sollte als erstes in Betracht gezogen werden, wenn es sich um Verbrennungen ersten Grades und Narben von früheren Verbrennungen handelt. Äußerlich angewendet wirkt es lindernd bei Sonnenbrand. Tragen Sie es einfach als verdünnte Urtinktur, als Spray oder als Gel auf.

CANTHARIS: Wirkt vor allem gegen die bei Verbrennungen auftretenden Schmerzen, insbesondere bei ernsteren Verbrennungen zweiten und dritten Grades. Man sollte es potenziert innerlich einnehmen oder äußerlich auftragen (oder beides gleichzeitig). Die (nicht potenzierte) Urtinktur ist rezeptpflichtig, weil sie bei innerlicher Einnahme giftig wirken kann. Innere und äußere *Cantharis*-Anwendungen wirken lindernd bei Sonnenbrand.

Causticum: Eignet sich zur inneren Anwendung bei Verbrennungen zweiten Grades.

URTICA URENS: Lindert den Schmerz bei Verbrennungen ersten Grades (auch bei Sonnenbrand) und beschleunigt den Heilungsprozeß. Man kann es innerlich in der Sechser- oder Dreißigerpotenz nehmen oder äußerlich als Urtinktur anwenden.

Verdauungsbeschwerden
(siehe auch unter Verstopfung, Durchfall und Lebensmittelvergiftung)

Verdauungsbeschwerden bei Säuglingen und Kindern sind oft kein Grund zur Beunruhigung und vergehen rasch wieder. Unter gewissen Umständen aber können sie sehr gefährlich sein. Deshalb sollte man, wenn die Symptome längere Zeit andauern, einen erfahrenen Homöopathen hinzuziehen und die Krankheitsentwicklung ärztlich überwachen lassen.

ACONITUM: Kommt in Frage bei Verdauungsbeschwerden, die bei sehr heißem Wetter, vor allem nach Genuß eisgekühlter Getränke auftreten. Der Unterleib ist berührungsempfindlich. Das Kind leidet unter Übelkeit, Erbrechen und Durchfall.

Aethusa: Kommt in Frage, wenn das Kind Milch nicht verdauen kann, so daß Koliken, Durchfall, Übelkeit und Erbrechen auftreten. Das Kind würgt die Milch oder andere Speisen innerhalb einer Stunde nach dem Verzehr wieder hoch. Mitunter schießt das Erbrochene sehr heftig heraus und enthält gelbe oder grüne Gerinnsel. Das Kind ist feuchtkalt, fühlt sich sehr schwach und schläft nach dem Erbrechen ein. Außerdem ist es unruhig, ängstlich und weinerlich.

Antimonium crudum: Das Kind würgt Milch kurz nach dem Trinken wieder heraus. Es ekelt sich vor jedwedem Essen, wird allerdings häufig abends durstig. Es kann ein wäßriger Durchfall mit unverdauten Nahrungsbestandteilen auftreten, der durch Überhitzung und Verzehr von Essig und säuerlichen Speisen verschlimmert wird. Daneben tritt vor allem nachts und frühmorgens Übelkeit auf. Charakteristisch ist ein dicker weißer Zungenbelag.

Antimonium tartaricum: Hier kommt es zu einer ständigen Übelkeit, die oft vor allem in der Brust wahrgenommen wird, zu reichlichem Speichelfluß und weißem Zungenbelag. Mitunter hat das Kind große Lust auf Äpfel und saure Getränke, aber die Symptome werden dadurch verschlimmert. Wird nur selten zu Beginn einer Erkrankung gegeben.

Argentum nitricum: Das Kind hat ein starkes Verlangen nach Süßigkeiten, obwohl es davon Verdauungsbeschwerden, insbesondere Blähungen bekommt. Das Mittel kommt auch für gestillte Säuglinge in Frage, die Durchfall bekommen, nachdem die Mutter viel Süßigkeiten gegessen hat. Durch Wärme in jeder Form werden die Symptome schlimmer, durch Kälte und Aufenthalt im Freien besser.

ARSENICUM: Wird sehr oft bei Übelkeit und Erbrechen gegeben, wobei man auch die allgemeine Symptomatik des Kindes berücksichtigt. Eines der gebräuchlichsten Durchfallmittel. Das Kind fröstelt und fühlt sich im Kalten schlechter. Um oder nach Mitternacht sind die Symptome am schlimmsten. Das Kind ist unruhig und wechselt ständig die Position, besonders im Bett. Manchmal wird es sehr krank und schwach. Der Unterleib ist berührungsempfindlich. Warme Anwendungen wirken wohltuend. Auch warme Getränke können lindernd wirken. Das Kind verspürt brennende Schmerzen im Magen, die durch die meisten Speisen und Getränke verschlimmert werden (insbesondere durch kalte Nahrung, die rasch wieder erbrochen wird). Auch tiefes Einatmen oder die leiseste Berührung machen die Schmerzen schlimmer. Häufig sind das Erbrochene und der Durchfall von ätzender Schärfe und reizen die Kehle beziehungsweise den After. Das Kind ist durstig, trinkt aber nur schlückchenweise.

BRYONIA: Das Kind leidet unter Verdauungsbeschwerden nach Verzehr schwerer oder fetter Speisen. Die Nahrung liegt unverdaut im Magen und fühlt sich wie ein schwerer Klumpen an. Dem Kind ist übel, und häufig muß es sich übergeben. Am schlechtesten fühlt es sich gewöhnlich morgens nach dem Aufstehen. Durch Bewegung werden die Symptome schlimmer, zum Beispiel durch Aufstehen aus dem Bett, Gehen oder auch nur durch tiefes Einatmen. Das Kind verspürt brennende und schneidende Schmerzen in Magen und Leber. Leichte Berührungen am Unterleib sind für das Kind unerträglich, fester Druck jedoch kann Erleichterung bringen. Manchmal hat das Kind Verstopfung, eine weißbelegte Zunge und Kopfschmerzen im vorderen Kopfbereich.

Calcium carbonicum: Wird oft bei Übelkeit und Erbrechen gegeben, wobei man die allgemeine Symptomatik mitberücksichtigt. Die Kinder frösteln und reagieren empfindlich auf alles Kalte, obwohl sie am liebsten eiskalte Getränke trinken. Trotz des Fröstelns ist der Kopf des Kindes heiß, und es schwitzt reichlich. Schweiß und Stuhl riechen säuerlich. Das Kind ist typischerweise hellhäutig und rundlich mit schwachem Muskeltonus. Parallel kann es Halsweh mit geschwollenen Mandeln und Lymphknoten bekommen. Der Unterleib ist aufgetrieben, und das Kind neigt zu Verstopfung. Auch das Erbrochene riecht säuerlich und enthält Geronnenes. Oft übergibt sich das Kind kurz nach dem Stillen oder nach dem Essen. Die Verdauungsbeschwerden treten vor allem nach dem Verzehr von Fett oder Milch auf.

CHAMOMILLA: Bei diesen Kindern treten zwar charakteristische körperliche Symptome auf, doch stehen in der Regel die psychischen Symptome im Vordergrund. Dieses Mittel ist erste Wahl, wenn die Verdauungsstörungen vor, während oder nach einem Gefühlsausbruch auftreten. Das Kind ist extrem reizbar und übellaunig. Es verlangt nach irgend etwas, weist es aber zurück, sobald es geholt wird. Es ist durch nichts zufriedenzustellen. Nur Wiegen, Tragen oder warme Anwendungen auf dem Unterleib bringen eine gewisse, wenn auch nur vorübergehende Erleichterung. Der Unterleib ist aufgebläht, und der Abgang von Darmgasen verschafft keine Linderung. Das Kind krümmt sich zusammen, tritt um sich und schreit. Der Unterleib ist sehr berührungsempfindlich. Mitunter ist das Kind mit kaltem Schweiß bedeckt. Oft ist der Stuhl beziehungsweise der Durchfall grün, riecht faulig und enthält unverdaute Nahrung. Das Erbrechen wird von heftigem Würgen begleitet. Warme Getränke mag das Kind nicht.

Colocynthis: Wie *Chamomilla* ist auch dieses Mittel für Kinder geeignet, deren Verdauungsbeschwerden vor, während oder nach Gefühlsausbrüchen auftreten. Meist leiden sie unter verschiedenartigen Krampfbeschwerden: schneidende und stechende Krämpfe im Unterleib, die schon durch mäßiges Essen oder Trinken schlimmer werden; Krämpfe, die von Übelkeit, Durchfall und reichlichem Darmgasabgang begleitet werden und durch Vornüberbeugen und Liegen auf dem Unterleib gelindert werden. Manchmal hängt sich das Kind über einen Stuhl oder quer über das Bett, um auf diese Weise Druck auf den Unterleib auszuüben. Dieser feste Druck kann zunächst eine gewisse Erleichterung bringen, danach aber reagiert der Unterleib sehr empfindlich auf die kleinste Berührung. Warme Anwendungen, Gehen und das Abgeben von Darmgasen oder Stuhl bringen vorübergehende Linderung. Das Kind hat einen bitteren Geschmack im Mund, die Zunge fühlt sich verbrannt oder verbrüht an.

Ignatia: Kommt in Frage, wenn die Verdauungsstörungen im Zusammenhang mit Trauer oder Angst auftreten. Typisch ist ein schmerzloser, drängender Durchfall. Im Magen verspürt das Kind einen Klumpen oder eine gewisse Schwere. Möglich ist auch ein leeres Gefühl, das durch Essen gelindert wird. Sonderbarerweise geht auch die Übelkeit mitunter durch Essen zurück. Das Kind hat seltsame Vorlieben: warmes Essen, Fleisch; die sonst gewohnte Nahrung mag es nicht, statt dessen verspürt es einen Heißhunger auf exotische Gerichte, saure Speisen und schwer verdauliche Nahrungsmittel. Manchmal verlangt es heftig nach Brot, insbesondere Roggenbrot. Es meidet Früchte, Süßigkeiten und kalte Getränke. Mitunter schwitzt es beim Essen. Da ihm tiefes Einatmen Erleichterung bringt, seufzt es häufig, um danach tief einzuatmen. Dieses Mittel wird oft älteren Mädchen mit Eß-Brech-Sucht oder Magersucht gegeben.

IPECACUANHA: Wenn das Kind unter andauernder Übelkeit leidet, die durch Erbrechen nicht gebessert wird, kommt dieses Mittel in Frage. Ein weiteres Unterscheidungsmerkmal ist die trotz der Verdauungsstörungen nicht belegte Zunge. Das Kind hat wenig Durst und ekelt sich vor fester Nahrung. Nach dem Essen wird ihm übel, vor allem nach Kalbfleisch, Schweinefleisch, schwer verdaulichen und fetten Speisen, Kuchen, Eiscreme und Süßigkeiten. Es hat das Gefühl, als wäre sein Magen leer und schlaff und würde nach unten durchhängen. Der Unterleib ist aufgebläht und berührungsempfindlich, und es tritt starker Speichelfluß auf. *Ipecacuanha* gibt man eher, wenn der Magen ziemlich leer ist, während *Pulsatilla* angezeigt ist, falls Übelkeit und Erbrechen bei vollem Magen auftreten (vorausgesetzt, das Kind hat weitere *Pulsatilla*-Symptome).

Iris: Geeignet bei einer Kombination von Kopfschmerz mit Übelkeit, Erbrechen und Durchfall (oder Verstopfung). Das Erbrochene ist säuerlich und schmeckt gewöhnlich nach Essig. Der Speichel fließt reichlich; der gesamte Verdauungstrakt fühlt sich brennend an (siehe auch unter Kopfschmerzen).

Lycopodium: Wenn Kinder nach allem, was sie essen, Blähungen bekommen und Gas ablassen, brauchen sie oft *Lycopodium*. Gürtel und enge Hosen mögen sie überhaupt nicht, weil sie jeglichen Druck auf den geblähten Unterleib vermeiden wollen. Die Blähungen sind typischerweise zwischen vier und acht Uhr nachmittags am schlimmsten. Warme Getränke bringen eine gewisse Linderung. Kalte Getränke, Austern, Milch, Erbsen, Bohnen, Kohl und Kuchen wirken verschlimmernd.

NUX VOMICA: Kommt in Frage, wenn die Verdauungsstörungen nach andauerndem geistigen oder emotionalen Streß oder auch nach übertriebenem Nahrungs-, Alkohol- oder Drogenkonsum seitens des Kindes oder seitens der stillenden Mutter auftreten. Oft will das Kind sich übergeben, bringt aber nur ein wiederholtes Würgen zustande; falls das Erbrechen gelingt, bringt es Erleichterung. Der Unterleib ist aufgebläht und berührungsempfindlich; im allgemeinen muß man dem Kind den Gürtel lockern. Es gibt reichlich Darmgase ab und verschafft sich dadurch eine gewisse Erleichterung. Möglich sind auch Sodbrennen und Verstopfung mit ständigen vergeblichen Versuchen, Stuhl abzugeben, und dem Gefühl, beim Stuhlgang nie fertig zu werden. Die Kinder sind reizbar und haben oft zusätzlich zu den Verdauungsproblemen Kopfschmerzen.

PHOSPHORUS: Geeignet bei brennenden Schmerzen im Magen, die von Übelkeit, Erbrechen oder Durchfall begleitet sind. Die Kinder fühlen sich nach warmen Speisen und Getränken schlechter und verlangen nach kalten Getränken; sobald diese aber im Magen warm werden, verursachen sie Übelkeit und Erbrechen. Die Kinder haben ein Gefühl der Leere im Magen, das abends vor dem Schlafengehen schlimmer wird. Das Kind wird um diese Zeit sehr hungrig. Im allgemeinen ist es schwach, ängstlich und unruhig.

PULSATILLA: Von großem Wert für *Pulsatilla*-Typen und für Kinder, die nach dem Verzehr von Obst oder schweren Speisen Verdauungsbeschwerden bekommen. Auch der Verzehr eisgekühlter Speisen und Getränke, der Aufenthalt im Kalten oder gefühlsmäßige Erregung können den Beschwerden vorangehen. Abends, besonders nach dem Essen, sind Blähungen und Übelkeit am schlimmsten. Die Stuhlbeschaffenheit wechselt, mal wäßrig, mal geformt, in unterschiedlichem Maß. Kleinkinder, für die dieses Mittel geeignet ist, neigen zu wäßrigem grünem Durchfall in den Abendstunden. Das Kind fröstelt, hält sich aber lieber im Kühlen oder im Freien auf als in warmen, stickigen Räumen (wo die Übelkeit schlimmer wird). Langsames Gehen im Freien wirkt lindernd. Meist kann sich das Kind schwer entscheiden, was es essen will, und rülpst häufig.

Sepia: Die Übelkeit ist gewöhnlich morgens schlimmer und wird von einem sinkenden Gefühl der Leere in der Magengrube begleitet. Dem Kind wird schon beim Geruch von Nahrung übel. Trotz der Übelkeit verlangt es nach sauren Speisen wie Sauerkraut, sauren Gurken oder Essig. Auch auf scharf gewürzte Speisen und Süßigkeiten kann Heißhunger auftreten, wohingegen Fleisch, Fett und Milch abgelehnt werden. Fett, Milch und Brot können die Verdauungsbeschwerden verstärken.

Verstauchungen und Zerrungen

ARNICA: Sollte bei Verstauchungen und Zerrungen durch Verletzung oder Überanstrengung als erstes gegeben werden. Im Anschluß sollte man andere Mittel geben.

Bellis perennis: Kommt bei ernsten Verstauchungen in Frage.

Bryonia: Wird gegeben, wenn die Verstauchung durch *Arnica* und *Rhus toxicodendron* nicht gut genug abheilt. Lindert auch die mit derartigen Verletzungen verbundenen Schmerzen (die vor allem bei Bewegung auftreten).

Ledum: Kann Kindern helfen, die häufig mit dem Fuß umknicken und sich Verstauchungen zuziehen.

RHUS TOXICODENDRON: Das wichtigste Mittel zur Behandlung von Verstauchungen. Während *Arnica* sofort gegeben werden sollte, um die Schwellung gering zu halten, unterstützt *Rhus toxicodendron* die eigentliche Heilung. Die verletzte Stelle ist typischerweise steif und schmerzhaft; zu Beginn der Bewegung sind die Schmerzen schlimmer und lassen dann bei länger andauernder Bewegung nach. Das Mittel eignet sich auch zur Behandlung überlastungsbedingter Verstauchungen und Zerrungen, vor allem, wenn es sich um selten benutzte Muskeln handelt.

RUTA: Kann bei schlimmen Verstauchungen helfen, wenn Verrenkungen oder Sehnenrisse hinzukommen. Der verletzte Bereich fühlt sich unter Berührung heiß an. In Großbritannien geben Homöopathen oft abwechselnd *Arnica* und *Ruta*.

Verstopfung

Bei der Behandlung von akuter Verstopfung zeigen Homöopathika oft gute Wirkung. Außerdem ist in diesen Fällen eine ballaststoffreiche Ernährung zu empfehlen.

Alumina: Das Kind verspürt kein Bedürfnis, auf die Toilette zu gehen, und hat große Schwierigkeiten, auch nur kleine oder weiche Stuhlmengen herauszupressen. Normalerweise ist der Stuhl hart, trocken und zerfällt in kleine «Köttel». Der After ist wund, trocken und mitunter entzündet. Manchmal sind solche Symptome auf den Verzehr von Speisen zurückzuführen, die in Aluminiumtöpfen zubereitet wurden. Das Kind hat Lust auf trockenen Reis, trockene Nahrung und Kartoffeln; die Verstopfung wird allerdings durch stärkehaltige Nahrungsmittel wie Kartoffeln verstärkt. Zur Darmträgheit kommt oft eine allgemeine Mattigkeit.

BRYONIA: Das Kind produziert große, harte und trockene Stühle und hat Schwierigkeiten, sie herauszudrücken. Die Zunge ist gewöhnlich weiß belegt. Das Kind ist verdrießlich und will in Ruhe gelassen werden. Durch Bewegung werden die Symptome verschlimmert, weshalb sich das Kind so ruhig wie möglich verhält. Es ist lichtempfindlich und bevorzugt dunkle Räume. Warme Räume und Hitze verschlimmern die Symptome, im Freien und in kühler Luft geht es dem Kind besser. Mund und Kehle sind trocken; das Kind ist sehr durstig und verspürt ein starkes Verlangen nach kalten Getränken.

CALCIUM CARBONICUM: Falls sich das Kind mit Verstopfung besser als sonst fühlt, kommt dieses Mittel in Frage. Das Kind riecht sauer, ebenso Stuhl, Schweiß und Erbrochenes. Es wirkt körperlich lethargisch und hat kein Durchhaltevermögen. Es verspürt große Lust auf Eier (am liebsten weichgekochte), kohlehydratreiche Speisen, Eiscreme, Süßigkeiten und Salz. Manchmal ißt es sogar unverdauliche Stoffe wie Erde oder Kreide. Es verlangt eisgekühlte Getränke (je kälter, desto besser) und hat in der Regel eine Abneigung gegen heiße, schleimige und gemischte Speisen (zum Beispiel Eintöpfe). Mitunter mag es keine Milch oder ist darauf allergisch. Die Milchallergie allein kann zu Verstopfung, Durchfall, Magenverstimmungen und anderen Problemen führen.

NUX VOMICA: Das Kind leidet unter ständigem Drang, auf die Toilette zu gehen, hat aber das Gefühl, nie alles herauspressen zu können. Manchmal setzt die Verstopfung nach überreichlichem Verzehr von Speisen oder Medikamenten ein oder auch nach andauernden geistigen und emotionalen Belastungen. Das Kind versucht, sich die Hose um die Taille zu lockern. Gleichzeitig leidet es unter Übelkeit und Erbrechen. Nach dem Erbrechen fühlt es sich besser. Daneben können Sodbrennen, Blähungen und Kopfschmerzen auftreten.

Sepia: Wie bei Kindern, die *Nux vomica* brauchen, haben diese Kinder ständig den Drang, Stuhl abzugeben, aber der Erfolg ist gering. Wenn etwas herauskommt, handelt es sich trotz der dafür aufgewandten Mühe oft um relativ weichen Stuhl. Mitunter haben die Kinder das Gefühl, einen Ball im After zu haben. Milch und Milchprodukte verursachen bei ihnen Verdauungsstörungen, Verstopfung und eine verstopfte Nase.

Silicea: Bei diesen Kindern kommt der Stuhl nur zögernd, wird zunächst halb herausgedrückt und schlüpft dann doch wieder in den After zurück. Das Kind hat große Schwierigkeiten beim Stuhlgang, selbst wenn der Stuhl ganz weich ist. In extremen Fällen möchte das Kind fast nie auf die Toilette. Es fröstelt, meidet Kälte, verlangt aber heftig nach kalten Speisen und Getränken und lehnt warme Speisen ab. Außerdem hat es manchmal Lust auf unverdauliche Stoffe wie Erde oder Kreide.

Wachstumsschmerzen

Wenn das Kind während eines Wachstumsschubs plötzlich Schmerzen in den Beinen spürt, ohne daß eine offensichtliche Verletzung vorliegt, können die Eltern davon ausgehen, daß es sich um Wachstumsschmerzen handelt.

CALCIUM PHOSPHORICUM: Für Kinder, deren Schmerzen allem Anschein nach ausschließlich durch rasches Wachstum ausgelöst werden.

Causticum: Kommt bei Wachstumsschmerzen in Frage, die von Steifheit in den Gelenken oder im Gelenkbereich begleitet sind.

Windelausschlag

Falls ein durch Pilze verursachter, chronischer Windelausschlag vorliegt, sollte man das Kind am besten in professionelle ärztliche oder homöopathische Behandlung geben.

Calcium carbonicum: Kommt bei chronischem Windelausschlag in Frage. (Siehe auch unter *Calcium carbonicum* im vierten Teil).

CALENDULA: Wird als Gel oder Spray direkt auf den wunden Bereich aufgetragen. *Calendula* kann auf diese Weise bedenkenlos parallel zu anderen, innerlich eingenommenen Mitteln verwendet werden.

Sulfur: Kommt ebenfalls bei chronischem Windelausschlag in Frage. (Siehe auch unter *Sulfur* im vierten Teil.)

Windpocken

ACONITUM: Kommt im Anfangsstadium dieser Kinderkrankheit in Frage, wenn Fieber, Ruhelosigkeit und vermehrter Durst auftreten.

Antimonium crudum: Am meisten charakteristisch für diese Kinder ist ihre weißbelegte Zunge und ihr reizbarer Gesamtzustand. Das Mittel ist auch geeignet, wenn das Kind Pickel und Pusteln hat, die besonders nach dem Bad oder Kontakt mit Wasser, abends und durch Bettwärme jucken. Oft verspürt das Kind ein prickelndes Hitzegefühl, welches durch Anstrengung und Wärme verstärkt wird.

Apis: Das Kind leidet unter stark juckenden Windpocken. Durch Hitze und in warmen Räumen verschlimmern sich die Symptome, durch Kälte und in kalten Räumen werden sie gelindert.

Belladonna: Dieses Mittel gibt man bei Windpocken, die begleitet werden von starken Kopfschmerzen, hochrotem Gesicht, heißer Haut und Mattigkeit in Verbindung mit der Unfähigkeit zu schlafen.

RHUS TOXICODENDRON: Das am meisten verwendete Mittel bei Windpocken. Das Kind leidet unter starkem Juckreiz, vor allem nachts und wenn es sich kratzt. Es ist sehr unruhig.

Zahnen

BELLADONNA: Das Zahnen ist für diese Babys sehr schmerzhaft. Sie sind unruhig; mitunter treten, schreien und beißen sie. Auch Zukkungen können auftreten. Gaumen und Lippen sind sehr rot.

CALCIUM CARBONICUM: Bei diesen Kindern setzt das Zahnen spät ein (erst nach dem zwölften Monat). Der Kopf ist verschwitzt, und das Kind knirscht häufig nachts mit den Zähnen. Im allgemeinen steckt es sich die Finger in den Mund, um den Schmerz zu lindern. Schweiß, Stuhl und Erbrochenes haben einen sauren Geruch.

Calcium phosphoricum: Geeignet für dünne, ja abgemagerte Kleinkinder, die sich mit dem Gehenlernen schwertun, verspätet mit dem Zahnen beginnen (erst nach dem zwölften Monat) und generell Spätentwickler sind. Während des Zahnens kommt es häufig zu Durchfällen und reichlichem Abgang von Darmgasen.

CHAMOMILLA: Kommt als erstes in Frage, wenn die Umstände nicht die Verwendung eines anderen Mittels nahelegen. Das Baby ist äußerst reizbar und ungeduldig. Es verlangt nach Dingen, weist sie aber von sich, wenn man sie ihm gibt. Es scheint starke Schmerzen zu leiden. Berührung wirkt verschlimmernd, nichts scheint dem Baby Erleichterung zu verschaffen. Immerhin beruhigt es sich vorübergehend, wenn man es trägt und schaukelt. Es steckt die Finger in den Mund, um den Schmerz zu lindern. Die eine Backe ist oft heiß und rot, weil dort das Zahnfleisch entzündet ist, die andere kalt und blaß. Kalte Anwendungen (Eis) bringen eine gewisse Linderung. Das Baby schläft schlecht und hält meistens auch die Eltern wach. Mitunter treten grüne Stühle auf, die nach faulen Eiern riechen. Arme oder Beine können krampfartig zucken. Wenn *Chamomilla* nicht hilft, versuchen Sie es mit *Belladonna*.

Coffea: Kommt in Frage, wenn das zahnende Kind körperlich und geistig überaktiv wirkt und wenig schläft.

Magnesium phosphoricum: Diese Kinder leiden während des Zahnens unter Krämpfen, die durch warme oder heiße Getränke gelindert werden.

Plantago: Wenn während des Zahnens Ohrenschmerzen auftreten, reibt man das Zahnfleisch mit *Plantago*-Urtinktur ein und gibt ein paar leicht verdünnte Tropfen ins Ohr.

Zahnschmerzen

Bei starken Zahnschmerzen sollten Sie das Kind zum Zahnarzt bringen.

Aconitum: Kommt in Frage bei unerträglichen Zahnschmerzen, die das Kind zur Verzweiflung bringen. Gewöhnlich sind die Schmerzen nachts und bei kalten Temperaturen schlimmer und machen das Kind sehr unruhig und angespannt.

ARNICA: Wird vor und nach dem Zahnziehen oder anderen zahnchirurgischen Eingriffen gegeben.

BELLADONNA: Wertvoll bei rasch einsetzenden, pochenden Schmerzen, die durch Wärme gelindert werden. Das Zahnfleisch ist rot und geschwollen, das Gesicht des Kindes gerötet, die Haut heiß. Das Kind stöhnt, vor allem, wenn es Zug bekommt. Oft sind die Pupillen erweitert.

Chamomilla: Das Kind leidet sehr starke Schmerzen, die nachts und durch warme Anwendungen oder Getränke schlimmer werden, durch Kälte jedoch gelindert werden (die Kinder lutschen gerne Eiswürfel). Das Kind ist extrem reizbar und weint laut und anhaltend. Tragen und In-den-Armen-Wiegen bringt nur vorübergehend Erleichterung.

COFFEA: Das Kind ist extrem unruhig und findet keinen Schlaf. Kaltes Wasser bringt eine gewisse Erleichterung, warme Getränke und Speisen verstärken den Schmerz.

HEPAR SULFURIS: Der Zahn schmerzt bei der leisesten Berührung und bei Kontakt mit kaltem Wasser, kalten Speisen oder kalter Luft. Die Kinder sind ungemein reizbar.

HYPERICUM: Kommt in Frage, wenn Kinder aufgrund einer Verletzung oder Infektion im Bereich der Zähne stechende Schmerzen leiden. Auch bei Verletzungen der Vorderzähne gut geeignet.

Mercurius: Die Zahnschmerzen gehen mit reichlichem Speichelfluß einher. Nachts, durch Beißen und durch kalte Luft werden die Schmerzen schlimmer. Mitunter strahlen sie bis zu den Ohren aus.

Nux moschata: Das Kind hat starke pochende Schmerzen, die zu den benachbarten Zähnen oder zum Ohr ausstrahlen. Im allgemeinen wird der Schmerz durch Kälte verschlimmert und durch Wärme gelindert.

Plantago: Wie bei den *Mercurius*-Kindern tritt auch hier reichlicher Speichelfluß auf. Die Zähne reagieren empfindlich auf Berührung und Temperaturextreme. Außerdem können die Augenlider schmerzen oder zucken.

RUTA: Wirkt wohltuend vor und nach dem Zahnziehen.

Staphisagria: Die Zähne sind so empfindlich, daß das Kind nicht die geringste Berührung verträgt. Kalte Getränke und kalte Luft machen die Schmerzen schlimmer.

Vierter Teil

Die wichtigsten homöopathischen Heilmittel

Das Rüstzeug zum Gebrauch der Mittel

In diesem Teil des Buches finden Sie wesentliche Informationen über die am häufigsten zur Behandlung von Kindern eingesetzten Homöopathika (diejenigen, die im dritten Teil unterstrichen sind). Hier lernen Sie die einzelnen Mittel näher kennen und können sich ein umfassendes Bild von den körperlichen und psychischen Beschwerden machen, die man mit den jeweiligen Mitteln erfolgreich behandeln kann.

Angenommen, Ihr Kind hat Halsschmerzen, und Sie sind nach Sichtung der verschiedenen, unter diesem Stichwort empfohlenen Mittel zu dem Schluß gekommen, daß *Aconitum* am besten zu den Symptomen Ihres Kindes paßt, obwohl auch *Arsenicum* Ihnen in mancher Hinsicht geeignet erscheint. Dann ist es durchaus denkbar, daß Sie nach der Lektüre der ausführlichen Informationen über diese beiden Mittel im vierten Teil feststellen, daß doch *Arsenicum* eher dem Gesamtzustand Ihres Kindes entspricht. Wenn Sie diese Informationen also genau durchlesen, erhöhen Sie damit die Chance, das richtige Mittel für Ihr Kind zu finden. Außerdem finden Sie möglicherweise wichtige Hinweise zur Behandlung anderer Gesundheitsstörungen Ihres Kindes, die nicht ausdrücklich im dritten Teil aufgeführt sind.

Um sich einen guten Überblick über die lokalen Symptome, wie sie im dritten Teil beschrieben sind, und den allgemeinen Charakter der einzelnen Mittel zu verschaffen, sollten Sie öfter zwischen Teil 3 und Teil 4 hin und her blättern.

Bitte erwarten Sie nicht, daß ein Kind sämtliche unter einem Mittel aufgeführten Symptome hat. Suchen Sie einfach nach dem Mittel, das den *Schlüsselsymptomen* Ihres Kindes am nächsten kommt (zur Frage der Bewertung der einzelnen Symptome vergleiche Teil 2). Achten Sie vor allem auf starke, intensive Symptome. Berücksichtigen Sie besonders die Symptome, die das Kind jetzt – im Augenblick der Krankheit – hat. Wenn das Kind zum Beispiel normaler-

Das Rüstzeug zum Gebrauch der Mittel | 187

weise eisgekühlte Getränke mag, während der Krankheit aber ständig nach warmen Getränken verlangt, sollten Sie nach einem Mittel suchen, bei dem ein Verlangen nach warmen Getränken erwähnt ist.

Im folgenden finden Sie zu jedem Mittel im Abschnitt «Allgemeine Charakteristik» zuerst die akuten psychischen Symptome des Kindes, den konstitutionellen Typus (also Aspekte der Persönlichkeit des Kindes) und die allgemeinen körperlichen Symptome (welche den ganzen Körper betreffen und nicht nur einen Teil davon). Manchmal muß man bei der Wahl des richtigen Mittels mehr von dieser allgemeinen Charakteristik des Mittels ausgehen als von den lokalen Beschwerden des Kindes. Die Entscheidung, ob die allgemeine Charakteristik oder die lokalen Symptome höher zu bewerten sind, ist oft nicht ganz einfach. Halten Sie sich dabei an folgenden Grundsatz: *Wenn mindestens ein körperliches Schlüsselsymptom mehrerer Mittel dem Zustand des Kindes entspricht, wählen Sie das Mittel, das zur allgemeinen Charakteristik des Kindes paßt.*

Bei der Behandlung *chronischer* Krankheiten legen Homöopathen oft mehr Wert auf die geistig-psychischen als auf die körperlichen Symptome, während bei der Behandlung *akuter* Krankheiten die psychischen Symptome nicht immer im Vordergrund stehen. Bei akuten Krankheiten sind geistig-psychische Symptome vor allem dann von Bedeutung, wenn sie sehr ausgeprägt sind oder deutlich vom Normalzustand des Kindes abweichen.

Bestimmte Mittel werden mehr nach ihrem allgemeinen Charakter als nach lokalen Symptomen verordnet, vor allem *Calcium carbonicum, Chamomilla, Ignatia, Pulsatilla* und *Sulfur*. Wenn die allgemeine Charakteristik eines Mittels zu Ihrem Kind paßt, lassen sich damit meist eine ganze Reihe verschiedener akuter und chronischer Gesundheitsprobleme behandeln.

Die im folgenden aufgeführten Mittel werden am häufigsten in der Behandlung von Säuglingen und Kindern eingesetzt. Sie sollten in Ihrer homöopathischen Hausapotheke auf keinen Fall fehlen. Auch andere in Teil 3 erwähnte Mittel, von denen Sie meinen, daß sie für Ihre Familie nützlich sein könnten, sollten Sie zu Hause haben.

Da homöopathische Mittel oft in der Apotheke nicht auf Lager sind, lohnt es sich, eine Auswahl von mindestens 35 Mitteln anzuschaffen. Damit sind Sie auf die meisten Eventualitäten vorbereitet und können Ihre Kinder sofort behandeln, wenn allfällige Krankheiten oder Verletzungen auftreten. In Apotheken gibt es verschiedene homöopathische Hausapotheken, die die gebräuchlichsten Mittel enthalten.

Manche homöopathische Hausapotheken enthalten nur Mittel mit derselben Potenz, andere sind aus unterschiedlichen Potenzen zusammengestellt. Wenn Sie besonders gründlich an die Sache herangehen wollen, sollten Sie dieselben Mittel als Sechser- und auch als Dreißigerpotenz anschaffen. Wenn Sie sicher sind, daß Sie das richtige Mittel gefunden haben, geben Sie die Dreißigerpotenz, wenn Sie nicht ganz sicher sind, die Sechserpotenz (weitere Hinweise zu dieser Frage finden Sie in Teil 2).

Eine homöopathische Hausapotheke ist preislich günstiger, als wenn Sie die Mittel einzeln kaufen würden. Ideal wäre es, wenn Sie zwei Hausapotheken haben: eine zu Hause und eine für unterwegs.

Im Anschluß werden die einzelnen Mittel unter folgenden Gesichtspunkten beschrieben:

1. *Lateinische Bezeichnung und deutsche Alltagsbezeichnung:* Da Homöopathie in aller Welt praktiziert wird, müssen die Pflanze oder das Tier, aus denen sie hergestellt werden, genau bezeichnet sein. Deshalb haben sich die lateinischen Bezeichnungen für Homöopathika eingebürgert. Außerdem sind jeweils eine oder mehrere deutsche Alltagsbezeichnungen angegeben, unter denen Sie das Mittel wahrscheinlich besser kennen werden.

2. *Überblick:* Enthält allgemeine Informationen über die jeweiligen Pflanzen, Mineralien oder Tiere, etwa zu Aussehen und Wirkung der Substanz in der Natur oder zu ihrer medizinischen Verwendung außerhalb der Homöopathie.

3. *Allgemeine Charakteristik*: Hier werden die allgemeinen Symptome beschrieben, also die körperlichen und geistig-psychischen Symptome, die das ganze Kind und nicht nur einen Kör-

perteil betreffen (vergleiche hierzu auch Teil 2). Anhand dieser allgemeinen Symptome läßt sich der Kindertyp ermitteln, für den das Mittel am ehesten geeignet ist. Diese Informationen sind wesentlich und stellen den wichtigsten Bestandteil dieses Abschnitts dar.

4. *Schlüsselsymptome*: Diejenigen Symptome, die charakteristisch für die Kinder sind, denen das Mittel helfen kann. Schlüsselsymptome können sowohl körperlicher als auch psychischer Natur sein, sie können lokal oder allgemein auftreten; es kann sich dabei auch um Modalitäten handeln.

5. *Modalitäten*: Modalitäten sind Faktoren, die den allgemeinen Gesundheitszustand oder spezifische Beschwerden verschlimmern oder lindern.

6. *Wichtige Indikationen*: Hier finden Sie die Krankheits- oder Beschwerdebilder, bei denen sich das Mittel als hilfreich erwiesen hat. Die spezifischen Symptome der jeweiligen Krankheit, für die das Mittel geeignet ist, finden Sie unter dem entsprechenden Stichwort im dritten Teil.

Mit diesem Rüstzeug werden Sie homöopathische Mittel wirkungsvoll und mit sicherer Hand zum Wohle Ihres Kindes einsetzen können.

Aconitum napellus/Aconitum
(Aconit, Eisenhut, Sturmhut)

Überblick

Das Kraut *Aconitum napellus* hat seinen Namen von dem griechischen Wort *akontion* (deutsch: Pfeil), weil man einst Pfeilspitzen in seinen giftigen Saft tauchte, um damit Tiere zu töten. Wenn der Saft in eine Wunde gerät, treten zunächst Gliederschmerzen auf, dann Erstickungsgefühle, und schließlich wird man ohnmächtig. Aconitum wird seit Jahrhunderten in der östlichen und westlichen Medizin eingesetzt. Sidney Ringer (1835–1910), der britische Arzt, nach dem die «Ringer»-Infusionslösung benannt ist, hat einmal gesagt, daß «vielleicht keine Droge wertvoller» sei als Aconitum. Da es jedoch ein äußerst giftiges Alkaloid namens *Aconitin* enthält, das tödliche Folgen haben kann, setzt man es in der Medizin nur in geringen Dosen oder in spezieller Zubereitung ein. Im neunzehnten Jahrhundert war Aconitum bei amerikanischen und europäischen Ärzten wegen seiner entzündungshemmenden und fiebersenkenden Eigenschaften sehr beliebt. Später fiel es in Ungnade, da man feststellte, daß nicht jedes Fieber sich damit senken ließ.

Weit mehr Erfolg mit dem Einsatz von Aconitum hatten die Homöopathen, da sie begriffen, daß es wie jedes Heilmittel individuell verschrieben werden muß. Sie machten die Erfahrung, daß Aconitum hervorragend wirkte, wenn man es zur Behandlung des Symptomkomplexes verwendete, den die Einnahme dieses Krauts bei Gesunden auslöst.

Aconitum gilt als «Vitamin C der Homöopathie». Seine Verwendung ist vor allem angezeigt: im Anfangsstadium hohen Fiebers, bei akuten Infektionen (Ohrenentzündung, Atemwegsinfektionen und Halsschmerzen) und bei verletzungsbedingtem Schock.

Allgemeine Charakteristik

Aconitum wird weit häufiger von Laien als von professionellen Homöopathen gegeben, aus dem einfachen Grunde, daß die Beschwerden meistens das *Aconitum*-Stadium überschritten haben, wenn die Kranken zum Arzt oder Heilpraktiker kommen.

Bei einem Kind, das *Aconitum* braucht, setzen die Symptome typischerweise sehr plötzlich und oft intensiv ein. Vielfach geschieht dies kurz nach einem Aufenthalt im Freien bei kaltem, trockenem Wetter, vor allem, wenn das Kind dabei schwitzt. Wenn man bedenkt, wie oft Kinder Erkältungen, Husten, Halsweh und andere Beschwerden bekommen, nachdem sie sich (bei trockenem Wetter) im Kalten aufgehalten haben, begreift man unschwer, warum *Aconitum* so gebräuchlich ist. Am besten wirkt es in den ersten vierundzwanzig Stunden nach Einsetzen der Symptome.

Falls Sie in einer kalten Klimazone wohnen, werden Sie *Aconitum* oft brauchen. Mitunter treten auch nach Aufenthalt im Freien bei extremer Hitze Symptome auf. Eltern sollten immer darauf achten, daß die Kinder der Witterung entsprechend angezogen sind. Kälte oder Hitze sind nicht direkt an der Krankheit schuld, schwächen aber die Abwehrkräfte des Kindes, so daß es eher krank wird.

Je nach Schwere der Krankheit treten bei den Kindern Ruhelosigkeit, Beklommenheit und Ängste in unterschiedlichem Ausmaß auf. Im Bett werfen sich die Kinder meist heftig hin und her. Lärm und Musik wirken störend. Mitunter haben die Kinder dumpfe Vorahnungen, daß ihr Zustand sich verschlimmern würde, und drängen darauf, daß man etwas unternimmt, um ihnen zu helfen. In extremen Fällen meint das Kind, es läge im Sterben.

Die Schmerzen können sehr stark sein und werden dann vom Kind als unerträglich beschrieben. Berührungen und Abgedecktliegen verschlimmern die Schmerzen.

Die Haut des Kindes ist heiß und trocken. Das Gesicht rötet sich in der Regel, manchmal abwechselnd mit Blässe. Der Puls geht rasch und hart.

Aconitum ist auch im Anfangsstadium verschiedener entzündlicher Zustände angezeigt. Sobald jedoch Eiter oder größere Schleimmengen auftreten, wirkt es meist nicht mehr.

Das Kind hat typischerweise ungeheuren Durst, im allgemeinen auf kalte Getränke. Manchmal ist der Durst geradezu unstillbar.

Mitunter kann das Kind schlecht einschlafen, weil die Symptome am späten Abend am schlimmsten sind und es überreizt auf jede

Störung reagiert. Aufgrund der Schmerzen und der inneren Unruhe kann das Kind schlecht durchschlafen.

Außerdem ist *Aconitum* oft hilfreich bei der Bewältigung der Ängste, die vor und nach chirurgischen Eingriffen auftreten.

Schlüsselsymptome

- Anfangsstadium vieler Infektionskrankheiten

- plötzlich einsetzende Symptome, besonders nach Aufenthalt im Freien bei kaltem und trockenem Wind

- Ruhelosigkeit, Beklommenheit, Ängste, negative Vorahnungen

Modalitäten

Schlimmer: durch trockenen, kalten Wind, warme Räume, Liegen auf der betroffenen Seite, Musik; abends und nachts.
Besser: durch frische Luft; nach dem Schwitzen; beim Stillsitzen.

Wichtige Indikationen

Asthma	Krupphusten
Augenverletzungen	Masern
Beklommenheit/	Mumps
Angstzustände	Ohrenschmerzen
Blaseninfektionen	Operationen
Blaues Auge	Röteln
Blutungen	Schlaflosigkeit
Erkältung	Schock nach Verletzungen
Grippe	Verdauungsstörungen
Halsschmerzen	Windpocken
Hepatitis	Zahnschmerzen
Kehlkopfentzündung	

ALLIUM CEPA
(Zwiebel)

Überblick

Wenn man Zwiebeln schneidet und dabei den Saft in feinen Spritzern in die Nase oder in die Augen bekommt, treten urplötzlich klassische Erkältungssymptome auf: wäßriger Ausfluß aus der Nase, tränende Augen und Niesen. Im Falle einer Erkältung sind diese Ausscheidungen nichts anderes als das Bemühen des Körpers, sich von den Überresten des Kampfes zwischen Viren und Immunsystem zu befreien: abgetötete Viren und ebenfalls im Kampf «gefallene» weiße Blutkörperchen. Folglich ist es logisch, bei Erkältung ein Mittel einzusetzen, das die Schleimproduktion anregt, um dem Körper bei der Ausscheidung abgetöteter Viren und weißer Blutkörperchen zu helfen.

Die schleimlösende Kraft der Zwiebel macht sie zu einem hervorragenden Mittel zur Förderung des Abhustens. Sie hilft dem Körper, Kehle und Bronchien vom Schleim zu befreien. Außerdem haben Zwiebeln natürliche antibiotische Eigenschaften. Schon der berühmte Wissenschaftler Louis Pasteur hat die antibakterielle Wirkung von Zwiebeln beobachtet. Auch der amerikanische Arzt Dr. Irwin Ziment, ein Spezialist für Lungenkrankheiten, stellt fest, daß das Essen roher Zwiebeln bei Entzündungen der Atemwege hilfreich sein kann, weil Zwiebeln einen «Tränenstrom» auslösen, der festsitzenden Schleim auflöst.

Professor Victor Gurewich von der Tufts University hat herausgefunden, daß Zwiebeln die Auflösung von Blutgerinnseln im Körper fördern und auf diese Weise zur Gesundheit des Herz-Kreislauf-Systems und zu einer optimalen Blutzirkulation beitragen.

Allgemeine Charakteristik

Wenn die Schleimhäute mit Zwiebelsaft in Kontakt kommen, treten typischerweise reichlich wäßriger Nasenausfluß und Tränenfluß auf. Der Nasenausfluß ist beißend und kann Nasenflügel und Oberlippe reizen. Wenn Kinder mit Erkältung sich darüber beschweren, daß die Papiertaschentücher, mit denen sie sich die Nase putzen sollen, zu rauh sind, ist *Allium cepa* das richtige Mittel.

Bei Kindern, die *Allium cepa* brauchen, sind Nasenflügel und Oberlippe gerötet, und die Augen tränen. Manchmal genügt ein einziger Blick auf ein erkältetes Kind, um zu erkennen, daß *Allium cepa* das richtige Mittel ist.

Die Augen des Kindes brennen, und oft fließen die Tränen ebenso reichlich wie der Nasenausfluß. Allerdings sind sie weniger beißend; deshalb tritt an den Wangen keine Reizung oder Rötung durch die Tränen auf. Sind die Symptome umgekehrt (beißende Tränen und nicht reizender Nasenausfluß), ist ein anderes Mittel angezeigt: *Euphrasia* (Augentrost).

Da Zwiebeln auch Symptome auslösen, wie sie von Heuschnupfen und anderen Atemwegsallergien bekannt sind, kann *Allium cepa* bei solchen Allergien ebenfalls helfen, wenn die Symptome passen.

In der Behandlung einzelner Erkältungsattacken oder allergischer Anfälle ist *Allium cepa* oft sehr wirksam; ist das Kind jedoch immer wieder erkältet oder leidet es unter allergischen Reaktionen, ist es nicht das richtige Mittel. In diesem Fall sollte mit Hilfe eines erfahrenen Homöopathen ein Konstitutionsmittel bestimmt werden. So ein tiefergehendes Mittel trägt zur Stärkung des Organismus bei, so daß das Kind seltener krank wird.

Schlüsselsymptome

- reichlicher, beißender Nasenausfluß
- reichliches, nicht reizendes Tränen der Augen
- Verschlimmerung in warmen Räumen; Linderung an der frischen Luft

Modalitäten

Schlimmer: in warmen Räumen; durch Naßwerden; bei kaltem, feuchtem Wind.
Besser: durch frische Luft; in kalten Räumen.

Wichtige Indikationen

Allergien	Koliken
Erkältung	Ohrenschmerzen
Kehlkopfentzündung	

APIS MELLIFICA/Apis
(Honigbiene)

Überblick

Bienengift ruft örtlich einen brennenden, stechenden Schmerz und eine Schwellung hervor, kann aber auch für Nesselausschlag, ernstere Atembeschwerden, Verdauungsbeschwerden und sogar für lebensbedrohliche anaphylaktische Schocks verantwortlich sein. In allen diesen Fällen kann Bienengift in homöopathischer Dosierung heilend oder vorbeugend wirken.

Bienengift enthält einen Eiweißstoff, der im Körper eine Histaminausschüttung und infolgedessen eine allergische Reaktion auslösen kann. Folglich kann es auch zur Behandlung allergischer Beschwerden eingesetzt werden. Außerdem ist *Apis* natürlich bei der Behandlung von Insektenstichen nützlich, falls größere Schwellungen und brennende, stechende Schmerzen vorliegen.

In der Volksmedizin weiß man seit langem um den Wert des Bienengifts zur Behandlung arthritischer Beschwerden. Immer wieder berichten Menschen, daß ihre Arthritis kurz nach einem Bienenstich verschwand. Deshalb lassen sich manche Patienten absichtlich von Bienen stechen, um sich Linderung zu verschaffen. Allerdings ist nach den Gesetzen der Homöopathie zu vermuten, daß Bienenstiche nur dann positiv wirken, wenn die Arthritissymptome denen ähneln, die nach einem Bienenstich auftreten: Schwellung an der schmerzenden Stelle, stechender, brennender Schmerz, Rückgang der Schmerzen durch kalte Anwendungen, Verschlimmerung der Schmerzen durch warme oder heiße Anwendungen. Natürlich ist es erheblich leichter und weniger schmerzhaft, sich Bienen in homöopathischer Dosis zuzuführen (*Apis* wird aus zerstoßenen Bienen hergestellt), als sich von ihnen stechen zu lassen.

Allgemeine Charakteristik

Bei der Entscheidung, welchen Kindern man *Apis* geben sollte, kann man einiges aus der Beobachtung von Bienen lernen. Diese Insekten zeichnen sich nämlich durch besonders heftige Reaktionen aus: Sie sind sehr reizbar und stechen jeden Angreifer und jede Person, von der sie sich bedroht fühlen. Auch die Kinder, die *Apis* brauchen, sind reizbar und geraten leicht in Wut. Sie sind unruhig und suchen, auch wenn sie krank sind, ständig nach Beschäftigung.

Ein Kind, das *Apis* braucht, leidet unter einem entzündlichen Zustand, der mit starkem Brennen und ausgeprägter Überempfindlichkeit einhergeht. Es kann nicht die geringste Berührung am entzündeten Bereich ertragen. Außerdem ist es zappelig, reizbar und neigt zur Tolpatschigkeit. Oft fallen ihm Gegenstände aus der Hand. Das Kind ist schwer zufriedenzustellen und neigt zur Eifersucht – wie die Biene, die ihrer Königin Honig gibt, aber eifersüchtig darüber wacht, daß niemand den Honig oder die Königin stiehlt. Oft wird das Kind körperlich krank, nachdem es einen Eifersuchts- oder Wutanfall hatte oder eine schlechte Nachricht erfahren hat.

Die Symptome ähneln den Beschwerden, die nach Bienenstichen auftreten: Schwellungen, brennende und stechende Schmerzen, die durch Hitze verstärkt und durch Kälte gelindert werden. Bienengift kann bekanntlich gleichzeitig lokale und allgemeine Schwellungen im Körper auslösen. Entsprechend findet man auch bei Kindern, die *Apis* brauchen, gleichzeitig Schwellungen in bestimmten Bereichen (Augenlider, Lippen, Gesicht, Hände, Füße, Gelenke) und eine allgemeine Schwellung des ganzen Körpers. Die geschwollenen Stellen sind in der Regel hellrot, glänzend und so weich, daß die Haut sich leicht eindrücken läßt. Außerdem sind die betroffenen Teile, wie nach Bienenstichen, sehr druckempfindlich.

Wie Kleinkinder einen Schmerz empfinden, läßt sich grundsätzlich schwer beurteilen. Wenn sie aber vor Schmerzen schrille Schreie ausstoßen, darf man vermuten, daß sie unter stechenden Schmerzen leiden, die sich durch die Gabe von *Apis* lindern lassen. Außerdem sind die Kinder sehr reizbar, weinen leicht und reagieren sehr empfindlich auf Berührung.

Mitunter ist *Apis* angezeigt, wenn irgendwelche Symptome in der

Apis mellifica

Folge von Impfungen auftreten, falls gleichzeitig zu diesen (sehr verschiedenartigen) Symptomen die genannten allgemeinen Charakteristika zutreffen.

Auch gewisse Allergiesymptome lassen sich mit *Apis* behandeln. Das *British Journal of Clinical Pharmacology* veröffentlichte kürzlich Forschungen, die zeigten, daß *Apis* die Produktion der Basophilen hemmt, weißer Blutzellen, die an allergischen Reaktionen beteiligt sind. *Apis* ist eines der wichtigsten homöopathischen Mittel zur Behandlung von Nesselausschlag, wenn ein bestimmter Bereich oder auch der gesamte Körper aufgedunsen ist. Wie die meisten Symptome, gegen die Apis wirkt, wird der Nesselausschlag durch Hitze oder Wärme schlimmer und durch Kälte oder kühle Anwendungen gelindert.

Kinder, die von *Apis* profitieren, haben im allgemeinen einen trockenen Mund, sind aber meist nicht durstig, selbst wenn eine Entzündung oder Fieber vorliegt. Wenn überhaupt, verlangt das Kind nach Milch, die anscheinend einen lindernden Effekt hat.

Die Symptome sind typischerweise auf der rechten Seite schlimmer. Gelegentlich beginnen sie rechts und wandern dann zur linken Seite.

Schlüsselsymptome

- Schwellung

- brennende und stechende Schmerzen

- Verschlimmerung durch Hitze und warme Anwendungen; Linderung durch Kälte und kühle Anwendungen

Modalitäten

Schlimmer: durch Wärme, Bettwärme, Berührung, Druck; auf der rechten Seite und nachmittags (vor allem gegen drei Uhr).
Besser: durch kalte Anwendungen, kalte Bäder, Aufenthalt im Freien, Abdecken, Bewegung und Aufrechtsitzen.

Apis mellifica | 199

Wichtige Indikationen

Allergien
Bindehautentzündung
Gerstenkorn
Halsschmerzen
Insektenstiche
Masern
Nesselausschlag
Windpocken

ARNICA MONTANA/Arnica
([Berg-]Arnica, [Berg-]Wohlverleih)

Überblick

Arnica hat vermutlich mehr Menschen von der Wirksamkeit der Homöopathie überzeugt als jedes andere Mittel. *Arnica* ist das ideale Mittel zur Behandlung kleinerer Alltagsverletzungen und -beschwerden, zum Beispiel, wenn ein Kind hingefallen ist und sich verletzt hat, wenn einem Erwachsenen nach einem Tag harter körperlicher Arbeit alle Glieder weh tun, oder auch bei Zerrungen und Verstauchungen.

Wohlverleih, das Kraut, aus dem *Arnica* gewonnen wird, ist eine hellgelbe Blume mit vielen Blütenblättern, die oft an Berghängen wächst, was sich als äußerst praktisch für gestürzte Bergsteiger erweisen kann. In der Volksheilkunde nannte man Arnika auch «Fallkraut», weil es von Bergbewohnern gern als Packung zur Behandlung von Sturzverletzungen verwendet wurde.

Innerlich genommen jedoch wirkt Arnica giftig und greift Herz und Blutgefäße an. Es bewirkt eine übermäßige Kontraktion der Herzmuskeln und führt schließlich zur Herzvergrößerung. Auch in geringen Dosen kann Arnica schaden, indem es zunächst Gefäßerweiterung, dann Blutstauungen und schließlich Schwellungen, blutergußähnliche blaue Flecken und ein allgemeines Gefühl von Wundheit und Angeschlagenheit hervorruft. Diese Symptome mögen erschreckend klingen, aber in der Homöopathie wird *Arnica* in so geringen Dosen eingesetzt, daß Vergiftungserscheinungen völlig ausgeschlossen sind.

Auch der Orthopäde Robert Becker, der sich um die Forschung im Bereich der Elektromedizin verdient gemacht hat, berichtet in seinem Buch *Der Funke des Lebens* von überzeugenden Heilungserfolgen mit *Arnica*: «Ich habe in meiner langjährigen orthopädischen Praxis unzählige verstauchte Knöchel behandelt. Dabei habe ich festgestellt, daß – solange das Band nicht vollständig geris-

Arnica montana | 201

sen ist – einfaches Einreiben mit Arnika-Salbe innerhalb von ein paar Stunden nach der Verletzung dazu führt, daß die Schmerzen fast augenblicklich und vollständig, die Schwellung schnell und restlos zurückgeht und das Hämatom sich rasch (innerhalb von einem oder zwei Tagen) auflöst. Mir ist kein anderer Wirkstoff bekannt, der in dieser Hinsicht mit *Arnica* konkurrieren könnte.»
Aufgrund seiner vielseitigen Einsatzmöglichkeiten bei Verletzungen und in der Ersten Hilfe sollte *Arnica* auf keinen Fall in Ihrer Hausapotheke fehlen.

Allgemeine Charakteristik

Arnica ist das wichtigste homöopathische Mittel zur Behandlung von Verletzungen. Es ist das beste Mittel zur Behandlung des anfänglichen Schocks nach der Verletzung. Dank seiner schmerzlindernden Wirkung gilt es im Fall von Verletzungen als «Aspirin der Homöopathie». Aufgrund seines Bezugs zu Herz und Blutgefäßen eignet sich *Arnica* ganz hervorragend zur Regulierung der Herztätigkeit nach Verletzungen und zur Stillung innerer und äußerer Blutungen. Außerdem hilft *Arnica* dem Körper beim Abbau von Blutergüssen im Gewebe oder unter der Haut (zum Beispiel blaue Flecken oder «blaues Auge»).

Arnica unterstützt die Regeneration der Blutgefäße nach Prellungen und wirkt Schmerzen und Schwellungen entgegen. Auch wenn die winzigen Blutgefäße im Auge platzen, so daß der Augapfel sich rötlich verfärbt, kann *Arnica* helfen.

Ein typisches Schocksymptom nach Verletzungen ist die Unfähigkeit, den Ernst der eigenen Beschwerden zu erkennen. Die Betroffenen meinen, daß ihnen nichts fehlt. Sie sagen «Danke, es geht schon» und gehen ohne fremde Hilfe von der Unfallstelle fort, um nach wenigen Metern zusammenzubrechen. Ein Mensch, der unter Schock steht, kann nicht klar denken, weil die Blutzufuhr zum Gehirn im Schockzustand vermindert ist. Deshalb sollte man Kinder nach Verletzungen immer gegen Schock behandeln, selbst wenn die Verletzung nicht besonders ernst wirkt. Die wesentlichen Schocksymptome sind: kaltes, blasses oder graues Gesicht, allgemeine Schwäche, rascher oder schwacher Herzschlag, Reaktionsstörungen (verminderte Wachheit), Verwirrungszustände, Bewußtlosigkeit und flache, unregelmäßige Atmung. *Arnica* sollte wesentlicher Bestandteil jeder Schockbehandlung sein – neben Erste-Hilfe-Maßnahmen und gegebenenfalls ärztlicher Hilfe.

Aufgrund seiner Wirkung gegen Schockzustände, Schmerzen, Schwellungen und Blutergußbildung wird *Arnica* sehr gern vor und nach Operationen gegeben. Viele Homöopathen geben es routinemäßig Müttern und Neugeborenen, um die Auswirkungen des Geburtstraumas zu lindern. In Ländern, in denen die Beschneidung kleiner Jungen üblich ist, lindert man deren Schmerzen mit *Arnica*.

Für Kopfverletzungen ist *Arnica* ebenfalls geeignet, selbst wenn diese schon viele Jahre zurückliegen. Auch andere ältere Verletzungen, die nach wie vor Beschwerden bereiten, können damit behandelt werden. Eine Ausnahme sind alte Nervenverletzungen, die man mit *Hypericum* behandelt, und alte Knieverletzungen, bei denen *Ruta* hilfreich ist.

Arnica ist das beste Mittel, wenn nach Verletzungen Schmerzen oder ein wundes Gefühl zurückbleiben. Falls das Kind empfindlich reagiert, wenn Sie seine Haut berühren, weil sich der Bereich wund anfühlt, sollten Sie *Arnica* geben.

Zur Behandlung überanstrengter Muskeln ist *Arnica* ebenso geeignet wie zur Vorbeugung gegen «Muskelkater» (was ja nichts anderes ist als viele winzige Muskelverletzungen). Sportler sollten vor und nach dem Training *Arnica* nehmen, dann fühlen sie sich am Morgen danach nicht so steif. Die Steifheit nach körperlichen Anstrengungen ist auf eine Überempfindlichkeit des verletzten Muskelgewebes zurückzuführen. Auch bei Verrenkungen und ausgekugelten Gelenken ist *Arnica* das Mittel der Wahl.

Des weiteren ist *Arnica* geeignet, wenn ein Kind im Bett nicht zur Ruhe kommt, weil es das Gefühl hat, das Bett sei zu hart. Oft fühlt sich der ganze Körper wund an, und das Kind ist erschöpft.

Bei Muskelschmerzen, Verstauchungen und Zerrungen gibt man *Arnica* innerlich und wendet es gleichzeitig äußerlich in Form von Gel, Lotion, Salbe oder Spray an. Nach Kopfverletzungen sollten Kinder nur homöopathisch potenziertes *Arnica* innerlich einnehmen.

Arnica montana | 203

Die äußere Anwendung von *Arnica* ist nicht zu empfehlen, wenn die Haut verletzt ist, denn *Arnica* reizt offene Wunden. Bei Schnitten und anderen offenen Wunden sind *Calendula* und *Hypericum* angezeigt.

Schlüsselsymptome

- Trauma und Schock nach Verletzungen

- blaue Flecken und Blutergüsse nach Verletzungen

- Muskelkater nach Überanstrengung

- vor und nach Operationen

- Kopfverletzungen

- alte Verletzungen, die weiterhin Beschwerden verursachen

Modalitäten

Schlimmer: durch körperliche Überanstrengung, Kälte, Hitze, Bewegung, Berührung, Erschütterungen, hartes Bett.
Besser: durch Hinlegen, Aufenthalt im Freien.

Wichtige Indikationen

Augenverletzungen	Quetschungen an Fingern
Blutungen	und Zehen
Geburtstrauma	Rückenschmerzen
Knochenbrüche	Verletzungsbedingter
Kopfverletzungen	Schock
Muskelverletzungen	Verstauchungen
Operationen	Zahnschmerzen
Prellungen	Zerrungen

ARSENICUM ALBUM/Arsenicum
(Arsen/weißes Arsenik)

Überblick

Arsen ist ein tödliches Gift, das Brennen im Mund, Schmerzen im Unterleib und eine Verengung der Kehle bewirkt. Der Verzehr von Arsen kann zu heftigem Erbrechen und Durchfällen führen, wobei oft Blut mitausgeschieden wird. Außerdem vermindert oder verhindert Arsen die Urinabsonderung und ruft Muskelkrämpfe, Kopfschmerzen sowie eine große Schwäche hervor. Im Endstadium sind starker Wasserverlust und mit Kollaps verbundene Krämpfe die Regel; schon sechs Stunden nach der Einnahme kann der Tod eintreten.

Arsen ist ein hochwirksames Gift, das vergleichsweise unverdächtige Symptome hervorruft. Zu Beginn des neunzehnten Jahrhunderts erfreute es sich ausgesprochener Beliebtheit unter europäischen Giftmördern, weshalb man diese Jahre schon als «Arsenzeitalter» bezeichnet hat.

Wenn man Arsen längere Zeit in geringen Mengen zu sich nimmt, kann der Körper eine gewisse Toleranz dagegen entwickeln. Im Fernen Osten gibt es auch heute noch Arsenesser, die regelmäßig und ohne Beschwerden Dosen zu sich nehmen, die für andere tödlich wären. Auch Tiere können Arsen in kleinen Mengen verkraften und sogar Nutzen daraus ziehen. Pferden gibt man Arsen in geringen Dosen, um ihr Fell glatt und glänzend zu machen. Auch Truthähne erhalten Arsen zur Krankheitsvorbeugung und zur Förderung der Fortpflanzung.

Im neunzehnten Jahrhundert wurde Arsen in der konventionellen Medizin zur Behandlung von Geschwüren, Hautkrankheiten und bestimmten Fiebererkrankungen eingesetzt. In jüngerer Zeit wurde Arsen vermehrt zur Herstellung von Färbemitteln und Pestiziden verwendet.

Außerdem zeichnet sich Arsen durch eine besondere Eigenschaft aus: Es ist unzerstörbar, auch nicht durch Feuer. Zwar kann es sich mit vielen anderen Stoffen verbinden, so daß die verschiedensten chemischen Verbindungen entstehen, das Element selbst jedoch bleibt unverändert.

In der Homöopathie wird Arsen in so geringen Dosen eingesetzt, daß eine Giftwirkung ausgeschlossen ist.

Allgemeine Charakteristik

Sehr typisch für Kinder, die *Arsenicum* brauchen, ist das Einsetzen der Symptome um oder nach Mitternacht. Das Kind wacht plötzlich auf und hat Fieber, Kopfschmerzen, Atembeschwerden oder Verdauungsstörungen.

Sehr typisch sind außerdem brennende Schmerzen und brennender Ausfluß. Die brennenden Schmerzen können im Kopf, in der Kehle, im Magen, in der Blase oder in der Vagina vorkommen. Oft treten brennender Ausfluß aus Augen, Nase oder Vagina sowie ein brennendes Gefühl beim Wasserlassen und Stuhlgang auf. Trotz des Brennens frösteln die Kinder im allgemeinen stark, und die Beschwerden werden durch Hitze und warme Anwendungen gelindert. Mitunter fühlen sich die Kinder, als hätten sie Eis in den Adern. Manchmal folgen auf diese Kältegefühle Erkältungen, Nebenhöhlenbeschwerden, Husten oder Allergien.

Das Kind hat einen sehr trockenen Mund und großen Durst, trinkt aber nicht in großen Schlucken auf einmal, sondern in Abständen kleine Schlucke. Kalte Speisen und Getränke wirken oft verschlimmernd, vor allem Milch und Eiscreme, ebenso wie Weizen, Zucker und Kaffee. Auch übermäßiger Verzehr von Melonen, Erdbeeren und anderen Früchten wirkt verschlimmernd. Warme Speisen und Getränke wirken lindernd.

Arsenicum wird auch als «Roßkur» bezeichnet, weil die Menschen, die es brauchen, wie Pferde sind: voller Energie und Durchhaltevermögen, aber auch sehr unruhig, erregbar und leicht zu erschrecken.

Kinder, die *Arsenicum* brauchen, sind meist sehr ängstlich, wobei die Ängste sowohl allgemeiner Natur als auch auf etwas Bestimmtes bezogen sein können. Äußerlich ist die Überängstlichkeit an körperlicher und geistiger Ruhelosigkeit ablesbar. Das Kind bewegt sich zwanghaft vom Bett zum Stuhl, vom Stuhl zum Bett, von einem Zimmer ins andere. Es ist angsterfüllt und befürchtet, daß seine Beschwerden sich verschlimmern könnten. Es hält die Krankheit für weit schlimmer, als sie tatsächlich ist. Oft fragt es die Eltern wiederholt, was denn bei ihm nicht stimmen könnte. Es ist weit heikler als sonst. Wie unter Zwang hält es sein Zimmer mit peinlicher Sorgfalt in Ordnung, obwohl es krank ist. (Spätestens angesichts dieses Verhaltens erkennen Eltern meist, daß mit dem Kind etwas nicht stimmt.)

Trotz seiner inneren Unruhe fühlt sich das Kind, das von *Arsenicum* profitiert, insgesamt sehr matt und erschöpft. Schon die kleinste Anstrengung ist ihm zuviel. Die Schwäche scheint in keinem Verhältnis zur eigentlichen Erkrankung zu stehen. Oft denken die Eltern, das Kind spiele ihnen die Krankheit nur vor. Manchmal setzen die Schwächesymptome ein, nachdem das Kind eine große Leistung vollbracht hat.

Aufmerksamkeit von der Außenwelt tut dem Kind gut; um sie zu bekommen, überwindet es sogar kurzfristig seine Mattigkeit. Wenn es allein ist, nehmen die Ängste zu. Es sehnt sich nach Gesellschaft und stellt, wenn dieser Wunsch ihm erfüllt wird, hohe Ansprüche an seine Umgebung. Am liebsten ist es ihm, wenn andere auf Abruf bereitstehen und alles tun, was es fordert. Wenn es reden kann, wird ihm leichter, besonders, wenn es von seinen Problemen erzählt. Das Kind ist leicht zu erschrecken und hat große Angst vor Alleinsein und Dunkelheit. Mit lebhafter Einbildungskraft beschwört es die verschiedensten Bedrohungen herauf. Nachts wandert es aus innerer Unruhe vom Kinderbett ins elterliche Bett.

Außerdem macht sich das Kind Sorgen um seine Gesundheit und seine Nahrung. Da es seinen Krankheitszustand überschätzt, fordert es von den Eltern, daß sie mit ihm von Arzt zu Arzt gehen, damit die Krankheit endlich nachgewiesen werden kann. Bei Teenagern äußert sich die für *Arsenicum* typische Form von Perfektionismus mitunter dadurch, daß sie gar nicht dünn genug sein können. Manchmal entwickeln sie eine Abneigung gegen Essen oder werden magersüchtig, weil sie irrtümlich meinen, sie seien dick.

Diese Kinder sind sehr wählerisch. Speisen, Spiele, äußere Umgebung – alles wird entweder klar abgelehnt oder ohne Kompromisse eingefordert. Sie haben fixe Ideen darüber, wie die Dinge wirklich sind und wie man sich am besten verhalten sollte; die Wahrnehmungen und Methoden anderer Leute sind für sie völlig unakzeptabel.

Sehr oft reagieren diese Kinder empfindlich auf Geräusche (weil sie sich davon abgelenkt fühlen) und auf Gerüche wie Rauch, Gas oder Parfüm. Außerdem sind die Symptome oft auf der rechten Seite stärker.

Schlüsselsymptome

- körperliche und geistige Ruhelosigkeit

- Ängste, daß sich der Zustand verschlimmern könnte

- brennende Schmerzen und Ausscheidungen

- starkes Frösteln

- großer Durst, aber jedesmal nur auf kleine Schlückchen

- die Symptome werden um oder nach Mitternacht schlimmer

Modalitäten

Schlimmer: um und nach Mitternacht; durch Kälte, kalte Speisen und Getränke, Alleinsein, wäßriges Obst und Gemüse, Milch, Weizen, Zucker, Eiscreme, Alkohol und Kaffee.
Besser: durch wärmere Temperaturen oder warme Anwendungen, warme Speisen und Getränke, Reden (besonders über seine Probleme), Gesellschaft, Bewegung.

Arsenicum album

Wichtige Indikationen

Allergien	Halsweh
Ängste	Impetigo
Asthma	Kopfschmerzen
Bindehautentzündung	Lebensmittelvergiftung
Durchfall	Nebenhöhlenbeschwerden
Erkältung	Nervöse Unruhe
Fieber	Schlaflosigkeit
Grippe	Verdauungsstörungen

BELLADONNA
(Tollkirsche, Schwarzer Nachtschatten)

Überblick

Der Name *Belladonna* bedeutet im Italienischen «schöne Frau». Diesen Namen erhielt die Pflanze, weil sie die Pupillen weitet, was man früher als weibliches Schönheitsattribut ansah. Die Pupillenerweiterung wird durch einen der wesentlichen Inhaltsstoffe von *Belladonna* verursacht: Atropin, ein Mittel, das häufig von Augenärzten ins Auge geträufelt wird, damit sie dessen Zustand besser beurteilen können. Da Belladonna in nichthomöopathischer Dosierung pupillenerweiternd wirkt, kann es Menschen heilen, bei denen dieses Symptom im Rahmen einer Krankheit auftritt. Dieses charakteristische Symptom hilft Homöopathen bei der Ermittlung des richtigen Mittels für Kleinkinder, die ihre Symptome nicht beschreiben können.

Belladonna ist ein hochwirksames Halluzinogen. Schon wenn man nur einige Blätter oder Blüten unter das Kissen legt, wird man lebhafte und intensive Träume haben. Deshalb wird *Belladonna* in homöopathischer Form oft Kindern gegeben, die (besonders während einer Krankheit) intensive Träume haben.

Belladonna enthält zahlreiche stark wirkende Substanzen, sogenannte Alkaloide, darunter Atropin, Hyoscyamin und Skopolamin. Diese Alkaloide wirken insbesondere auf das autonome Nervensystem, welches Körperfunktionen wie Verdauung, Blutzirkulation und Fortpflanzung kontrolliert. *Belladonna* stimuliert die Sympathikusnerven und hemmt den Parasympathikus, so daß bestimmte Muskelgruppen gelähmt werden und verschiedene Körpersekrete versiegen (darunter Speichel, Schleim, Schweiß und Verdauungssäfte).

Obwohl die Tollkirsche als Giftpflanze gilt, wird sie auch in der Schulmedizin wegen ihrer therapeutischen Wirkung geschätzt. Belladonna ist zum Beispiel einer der Hauptbestandteile des rezeptfreien Erkältungsmittels Dristan (in Deutschland nicht mehr erhältlich – Anmerkung des Übersetzers). Das pharmakologische Standardwerk für den englischen Sprachraum, *Basis in Pharmacology* von Goodman und Gilman, gibt an, daß Atropin in höheren Dosen, so wie sie in der Schulmedizin eingesetzt werden, die parasympathischen Nerven blockiert, was eine Austrocknung der Schleimhäute zur Folge hat, erwähnt aber auch, daß Atropin in sehr geringer Dosis die gegenteilige Wirkung, nämlich eine vermehrte Schleimsekretion, hervorrufen kann. In diesem Fall erkennt also auch die Schulmedizin, daß die Wirkung des Mittels dosisabhängig ist, ganz wie es die Erfahrung der Homöopathen lehrt – im Gegensatz zu der unter Ärzten verbreiteten Meinung, jeder Wirkstoff habe nur eine einzige Wirkung, die durch Verringerung oder Erhöhung der Dosis allenfalls abgeschwächt oder verstärkt werden könne.

Allgemeine Charakteristik

Oft reicht schon ein Blick, um zu entscheiden, daß *Belladonna* das richtige Mittel für ein Kind ist. Das Gesicht ist vielfach stark gerötet, ebenso Lippen, Zunge und Zahnfleisch. Falls das Innenohr entzündet ist, ist gleichzeitig das Außenohr gerötet. Die Augen wirken glasig, die Pupillen sind erweitert.

Diese Symptome werden im allgemeinen von sehr hohem Fieber begleitet; der Körper des Kindes glüht förmlich; manchmal kann man regelrecht spüren, wie Hitze von der Haut des Kindes abgestrahlt wird. Der Kopf ist typischerweise sehr heiß, Arme und Beine jedoch kalt. Mund, Zunge, Kehle und Nase sind trocken. Auch die Haut ist trocken, die zugedeckten Körperteile allerdings schwitzen mitunter. Trotz der Hitze und Trockenheit hat das Kind meist keinen Durst. Wenn überhaupt, verlangt es nach Zitronensaft oder Limonade. Bei Kindern, die *Belladonna* brauchen, setzen die Schmerzen und andere Symptome (etwa Kopfschmerzen, Krämpfe, Zuckungen oder Zahnschmerzen) gewöhnlich sehr plötzlich ein und verschwinden ebenso plötzlich wieder. Der Schmerz ist typischerweise intensiv, pochend und stechend. Oft fühlt das Kind deutlich, wie sein Herz heftig schlägt.

Der sehr häufig zur *Belladonna*-Symptomatik gehörige Kopfschmerz ist pochend und wird durch Berührung, Bewegung und flaches Hinlegen verschlimmert. Eine gewisse Linderung ist möglich, wenn man das Kind aufsetzt oder vorsichtig stärker werdenden Druck auf die schmerzhaften Stellen ausübt.

Trotz der starken Schmerzen sind Kinder, die *Belladonna* brauchen, unruhig, unkonzentriert und verwirrt. Mitunter stöhnen sie, beißen oder ziehen andere an den Haaren. Vor allem bei sehr hohem Fieber treten Halluzinationen und Verwirrungszustände auf. Sehr typisch ist es, wenn Kinder Ungeheuer im Dunkeln sehen und bei geschlossenen Augen erschreckende Bilder von Menschen, Tieren oder einfach nur Lichter und Farben sehen.

Der Homöopath Michael Carlston, der im kalifornischen Santa Rosa praktiziert, berichtet von einem Jungen, der immer wieder Ohrenentzündung bekam und unter verschiedenen Verhaltensstörungen litt. Er hatte alle möglichen Ängste und war sehr schreckhaft. Schon beim Anblick des Stoffhasen in der Praxis von Dr. Carlston bekam er Angst; zu Geburtstagsfeiern ging er nur ungern, weil er fürchterlich erschrak, wenn ein Luftballon platzte. Als Dr. Carlston erfuhr, daß der Junge zum Beißen neigte (er biß sogar seinen sechs Monate alten kleinen Bruder), verordnete er *Belladonna*. Danach traten keine Ohrenschmerzen mehr auf, der Junge spielte beim Arzt mit dem Stoffhasen und ging genauso gern zu Geburtstagsfeiern wie andere Kinder. Ein Beispiel dafür, wie man mit Homöopathie gleichzeitig Krankheiten und Verhaltensstörungen behandeln kann.

Belladonna wird sehr oft für Kinder verordnet, die während einer Krankheit schlecht schlafen können. Sie schlafen unruhig und werfen sich im Bett hin und her. Oft haben sie wilde Träume, sehen Geister und bilden sich schreckliche Dinge ein. Mitunter schreien sie mitten im Schlaf laut auf, nicht weil ihnen etwas weh tut, sondern weil sie Angst haben. Außerdem reagieren sie empfindlich auf Berührung, Licht und Lärm. Am besten geht es dem Kind, wenn es bequem an Kissen gelehnt in einem dunklen Zimmer im Bett liegt und seine Ruhe hat.

Wichtiger Hinweis: Belladonna wirkt sehr rasch. Wenn es das richtige Mittel ist, tritt in der Regel innerhalb von zwei Stunden eine deutliche Besserung ein. Meist ist die Besserung bereits nach fünfzehn Minuten erkennbar.

Belladonna

Schlüsselsymptome

- plötzliches Einsetzen und Wiederverschwinden der Symptome (vor allem Fieber, Krämpfe, Zuckungen)
- Gesicht und Schleimhäute sind trocken, heiß und gerötet
- pochende und stechende Schmerzen
- Überempfindlichkeit auf Berührungen, Erschütterungen und Licht

Modalitäten

Schlimmer: durch kalte Luft, Bewegung, Lärm, Erschütterung, Berührung, Vornüberbeugen oder Bücken, waagerechtes Liegen, direkt in helle Lichter schauen; um drei Uhr nachmittags und nachts, besonders nach Mitternacht; wenn die Symptome auf der rechten Seite stärker sind.

Besser: durch Sitzen, Aufrechtstehen, Ruhen und Aufenthalt in warmen Räumen.

Wichtige Indikationen

Bettnässen	Koliken
Bindehautentzündung	Kopfschmerzen
Erkältung	Masern
Fieber	Mumps
Furunkel	Nebenhöhlenentzündung
Grippe	Ohrenschmerzen
Halsweh	Windpocken
Hepatitis	Zahnen
Hitzschlag	Zahnschmerzen
Husten	

BRYONIA ALBA/Bryonia
(Weiße Zaunrübe)

Überblick

Die Bezeichnung *Bryonia* kommt vom griechischen *bryo* (schießen, sprießen). Gemeint ist das aktive kraftvolle Wachstum dieser Pflanze. Die weiße Zaunrübe ist eine weinähnliche Pflanze, die sich an Bäumen und Sträuchern hochrankt. Der Stamm fühlt sich rauh an und hat kurze stachlige Haare. Auch die Kinder, denen man *Bryonia* gibt, sind stachlig in körperlicher und geistiger Hinsicht. Im allgemeinen sind sie reizbar und wollen in Ruhe gelassen werden. Sie leiden unter scharfen, reißenden und stechenden Schmerzen sowie unter trockenem, rauhem und stoßartigem Husten. Im Unterschied zum lebhaften Wachstum der Pflanze *Bryonia* geht es diesen Kindern wesentlich schlechter, wenn sie sich irgendwie bewegen.

Allgemeine Charakteristik

Bryonia ist das richtige Mittel für «Brummbären», die am liebsten in Ruhe gelassen werden wollen und gereizt reagieren, wenn man sie stört. Sie wollen keine Gesellschaft und verscheuchen andere durch Murren und Knurren. Mitunter schnappen sie sogar wie ein Hund nach ihnen. Sie mögen es nicht, wenn man in ihren Bereich eindringt, und wollen von niemandem belästigt werden.

Das Kind fühlt sich irgendwie unwohl in seiner Haut und kann deshalb nicht stillhalten, sobald es sich aber bewegt, geht es ihm schlechter. Mit fortschreitender Krankheit wird das Kind zunehmend reizbarer und reagiert empfindlich auf geringfügige Bewegungen wie Sprechen (Bewegung des Kiefers), Schlucken (Bewegung der Kehle), Husten (Bewegung des Brustkorbs) und sogar Denken (Bewegung von einem Gedanken zum andern). Der Kopf tut ihm weh, wenn es nur die Augen bewegt oder sich bückt.

Als Gegenmittel gegen diese Überempfindlichkeit versuchen die

Kinder häufig, sich vollkommen still zu verhalten. Beim Husten greifen sie sich an die Brust, um die Bewegung möglichst gering zu halten, beim Sprechen halten sie sich die Kehle. In der Regel legen sie sich auf den Körperteil, der am meisten weh tut, weil fester Druck die Beschwerden lindert. Andererseits krümmen sie sich bei der leichtesten Berührung zusammen.

Auch passive Bewegung (etwa wenn die Eltern das Kind heben oder tragen) wirkt verschlimmernd. Meist sind die Kinder launisch. Erst wollen sie etwas haben, sobald man es aber herbeigeschafft hat, zeigen sie kein Interesse mehr. Dies gilt auch für das Essen: Manchmal verlangt das Kind ausdrücklich nach Essen, weiß aber nicht zu sagen, welche Speisen es gerne hätte.

Typisch für diese Kinder ist es, daß sie sich nach dem Essen schlechter fühlen. Besonders deutlich ist die Verschlimmerung nach dem Verzehr von Bohnen, Brot, Kohl, Obst, Milch, fetten Speisen und Gemüse.

Da die Kinder lichtempfindlich sind, halten sie sich am liebsten in dunklen Räumen auf.

Sehr oft schon hat *Bryonia* Kindern geholfen, die in feuchtem Klima leben. Das Mittel wird gern gegeben, wenn ein Kind krank wird, nachdem es sich unterkühlt oder ein kaltes Getränk heruntergestürzt hat. Mitunter beginnen die Beschwerden auch, nachdem ein Kind einen Wutanfall hatte oder eine peinliche Situation überstehen mußte.

Anders als bei den Kindern, die *Aconitum* oder *Belladonna* brauchen, setzen die Symptome bei *Bryonia*-Kindern nur langsam ein. Anfangs ist oft nur eine leichte Erkältung vorhanden, dann kommen in den nächsten Tagen Kopfschmerzen, Husten oder Fieber hinzu.

Ein weiteres Unterscheidungsmerkmal ist die Trockenheit. Mund und Lippen sind trocken, die Zunge ist trocken und belegt (im allgemeinen weiß). Hals und Rachen sind trocken und wund. Auch die Produktion der Verdauungssäfte ist gestört, so daß die Nahrung unverdaut als schwerer Klumpen im Magen liegt («wie ein Stein»). Das Kind leidet unter chronischer Verstopfung, der Stuhl kommt trocken, hart und reichlich. Auch der Husten ist im allgemeinen trocken. Das Kind verspürt starken Durst, besonders auf kalte Getränke.

Bryonia alba | 215

Kühle, frische Luft tut diesen Kindern gut. Oft gehen starke Beschwerden merklich zurück, wenn man das Fenster aufmacht. Die Kühle tut dem Kind nicht nur in körperlicher, sondern auch in geistiger Hinsicht gut. Warme Räume mögen diese Kinder gar nicht, manchmal können sie auch die Sonnenwärme nicht ertragen. Die Schmerzen sind in der Regel stechend oder auch dumpfverstopft. In Brust und Unterleib treten scharfe Schmerzen auf, die durch die geringste Bewegung oder Berührung verschlimmert und durch festen Druck gelindert werden. Meistens sind die Symptome auf der rechten Körperseite stärker. Trotz der Krankheit denkt ein Kind, das *Bryonia* braucht, oft über seine häuslichen und schulischen Aufgaben und Pflichten nach, macht sich Sorgen und träumt davon.

Schlüsselsymptome

- Verschlimmerung durch die geringste Bewegung

- scharfe, stechende Schmerzen

- Trockenheit der Schleimhäute, besonders im Mund und am After

- Linderung durch Druck auf die schmerzenden Stellen

- Verschlimmerung in warmen Räumen; das Kind will das Fenster offen haben

- Durst auf kalte Getränke

- Bedürfnis, in Ruhe gelassen zu werden; Reizbarkeit

Modalitäten

Schlimmer: durch Bewegung, Erschütterung, Schlucken, Niesen, Bücken, Bewegung der Augen, Wärme, warme Räume, Sonnenhitze, Liegen auf der weniger schmerzenden Seite; im Sommer; nach Verzehr von Kohl, Bohnen, Brot, Obst.

Besser: durch Stilliegen, kühle und frische Luft, kaltes Wasser, kalte Speisen, Liegen auf der stärker schmerzenden Seite, Druck auf die schmerzenden Stellen; in dunklen Räumen.

Wichtige Indikationen

Ärger	Lungenentzündung
Erkältung	Magenverstimmung
Grippe	Masern
Husten	Rückenschmerzen
Knochenbrüche	Verstauchungen
Koliken	Verstopfung
Kopfschmerzen	Zerrungen

CALCIUM CARBONICUM
(Calciumcarbonat)

Calcium ist eines der häufigsten Mineralien auf unserem Planeten und einer der wichtigsten Bestandteile des menschlichen Körpers. Etwa 99 Prozent des vom Organismus aufgenommenen Calciums werden in die Zähne und in die Knochen eingebaut, das verbleibende Prozent spielt eine wesentliche Rolle bei verschiedenen lebenswichtigen Körperfunktionen wie Muskelwachstum und -kontraktion, Blutgerinnung und Enzymaktivierung. Trotz seiner großen Bedeutung für den menschlichen Körper ist die Calciumaufnahme für den Organismus nicht immer ganz einfach, da sie durch zahlreiche Nahrungsmittel behindert werden kann, darunter Alkohol, Fette, Koffein, Kleie, übermäßige Eiweißzufuhr, oxalsäurereiche Lebensmittel (Mangold, Spinat, Rhabarber und Schokolade) und phosphorreiche Speisen und Getränke (hier sind «Junk food», Cola und Limo die schlimmsten Übeltäter).

Es ist eine grundlegende Erfahrung der Homöopathie, daß die Aufnahme bestimmter Nährstoffe in den Körper gefördert wird, wenn man dieselben Nährstoffe in homöopathischer Potenzierung einnimmt. So ist es nur logisch, daß *Calcium carbonicum* besonders wichtig für Säuglinge und Kleinkinder ist, denn die Calciumversorgung ist von entscheidender Bedeutung für das Wachstum von Embryos und Kleinkindern.

Für homöopathisches *Calcium carbonicum* verwendet man die innere Schicht von Austernschalen. Austern leben am Meeresgrund und kennen nur eine Bewegung: das Öffnen und Schließen ihrer Schalen, unerbittlich wie ein Schraubstock. Die Kinder, für die *Calcium carbonicum* geeignet ist, verhalten sich ähnlich wie Austern: Sie sind einfach da und sitzen passiv herum. Sie vermeiden hartnäckig jegliche körperliche Anstrengung, und wenn sie sich bewegen müssen, tun sie es nur langsam.

Calcium carbonicum

Allgemeine Charakteristik

Calcium carbonicum gibt man vor allem dicken Kindern oder Kindern mit schlaffem Hauttonus. Diese Kinder verhalten sich meist sehr dickköpfig, vor allem wenn sie müde sind oder zu etwas gezwungen werden. Sie sind körperlich und geistig langsam und lernen im allgemeinen später als andere Kinder gehen und sprechen.

Sie vermeiden jegliche geistige oder körperliche Anstrengung, nicht aus Faulheit, sondern weil sie schnell ermüden und sich nicht gern als ungeschickt auslachen lassen. Auf Necken und Kritik reagieren sie sehr empfindlich.

Insgesamt sind sie jedoch sehr zufrieden. Es genügt ihnen, einfach da zu sein und sich nicht von der Stelle zu rühren. Also sehen sie auch keinen besonderen Grund, rasch gehen zu lernen. Sie spielen gern allein, tun dabei längere Zeit kaum etwas oder gar nichts und vergessen ganz, was um sie herum vorgeht. Oft sitzen sie in zusammengesunkener Haltung einfach da.

Trotz ihrer Langsamkeit können die Kinder durchaus intelligent sein, obwohl sie meist unter ihren eigentlichen Möglichkeiten bleiben. Es gehört zu ihrem Charakter, daß sie die Dinge in ihrem eigenen Rhythmus tun wollen und sich nicht hetzen lassen.

Da die Kinder sehr ängstlich sind, verhalten sie sich oft ausgesprochen anhänglich und kleben förmlich an ihren Eltern. Sie leiden unter Höhenangst und fürchten sich vor Dunkelheit, Insekten, Tieren und neuen Herausforderungen. Statt dessen halten sie lieber am Gewohnten fest. Außerdem befürchten sie, daß ihnen etwas Schlimmes passieren könnte, und fühlen sich ständig von der Außenwelt kritisch beäugt. Oft leiden sie unter Alpträumen.

Die Kinder schwitzen besonders nachts und nach Anstrengungen reichlich an Kopf und Füßen. Sie frösteln stark, obwohl die Füße nachts im Bett oft sehr warm sind. Kaltes Wetter bekommt ihnen nicht. In den Wintermonaten leiden sie ständig unter Erkältungskrankheiten (Husten, Schnupfen, Ohrenentzündung, Halsweh).

Bei Säuglingen und sehr kleinen Kindern sind die Symptome etwas anders: Sie frösteln weniger und sind häufig am ganzen Körper warm, jedoch sehr kalt an den Füßen. In jedem Fall werden die Beschwerden durch Aufenthalt im Kalten verstärkt.

Calcium carbonicum | 219

Diese Kinder essen sehr gern Eier (besonders weichgekochte), Kohlehydrate (Brot, Nudeln, Kartoffeln), Eiscreme, Süßigkeiten und Salz. Getränke können ihnen gar nicht kalt genug sein. Manchmal verlangt es sie auch nach unverdaulichen Substanzen wie Erde, Kreide und Kohle. Heiße, schleimige und gemischte Speisen (zum Beispiel Eintöpfe) mögen sie meistens nicht. Außerdem haben sie eine Abneigung gegen Milch, wenn nicht gar eine Milchallergie besteht, und bekommen Bauchschmerzen und andere Symptome, falls sie doch Milch trinken.

Ganz typisch für diese Kinder sind der große, runde Kopf, der aufgedunsene Unterleib, chronische Lymphdrüsenschwellungen am Hals und häufiger Schnupfen mit Triefnase. Ihre Körperausscheidungen (Atem, Erbrochenes, Stuhl und Schweiß) riechen im allgemeinen sauer. Mitunter haben sie abwechselnd Verstopfung und Durchfall. Seltsamerweise fühlen sie sich besser, wenn sie Verstopfung haben.

Wichtiger Hinweis: Bei der Verordnung von *Calcium carbonicum* richtet man sich eher nach der allgemeinen Charakteristik als nach spezifischen örtlichen Symptomen.

Schlüsselsymptome

- dick oder schlaffe, helle Haut

- frösteln und ermüden leicht

- Schweißabsonderung an Kopf und Füßen

- saurer Körpergeruch, auch Schweiß und Stuhl riechen sauer

- dickköpfig

Calcium carbonicum

Modalitäten

Schlimmer: durch Kälte, Wetterwechsel von warm nach kalt, kaltes Wasser; nach geistigen und körperlichen Anstrengungen; nach Mitternacht.
Besser: durch Wärme, trockenes Wetter und Liegen auf der schmerzhaften Seite; bei Verstopfung.

Wichtige Indikationen

Durchfall	Ohrenschmerzen
Erkältung	Soor
Koliken	Windelausschlag
Magenverstimmung	Zahnen

CALENDULA OFFICINALIS/Calendula
(Ringelblume)

Überblick

Von der Ringelblume heißt es, sie blühe vor allem an den «Kalenden» (die Bezeichnung des alten Julianischen Kalenders für den ersten Tag des Monats), daher der lateinische Name. *Calendula* wird in der Homöopathie eher äußerlich als innerlich eingesetzt. Das Mittel ist als Urtinktur, Gel, Spray, Salbe, Öl und Seife im Handel erhältlich (vergleiche den Abschnitt über äußere Anwendung im Anhang).

Allgemeine Charakteristik

Calendula wirkt antiseptisch, was zum Teil auf seinen Gehalt an organischem Jod zurückgeführt wird. Es wirkt entzündungshemmend und fördert die Heilung von Wunden und Verbrennungen, indem es die Gewebegranulation unterstützt. Bei äußerlicher Anwendung verhindert es die Bildung von Eiter und wirkt lindernd und nährend für die Haut. Außerdem fördert *Calendula* den Abbau von Narbengewebe und die Bildung neuen, gesunden Gewebes. Ihre wohltuende und regenerierende Wirkung auf die Haut verdankt *Calendula* verschiedenen Carotinoiden und Flavonoiden, die auch für die gelb-orange Farbe der Ringelblume verantwortlich sind.

Calendula besteht aus mehr als dreißig chemischen Verbindungen, darunter auch Salicylsäure, dem Wirkstoff des Aspirins. So erklärt sich die schmerzlindernde Wirkung von *Calendula*.

Verschiedene, in *Calendula* enthaltene Nährstoffe wirken lindernd bei schmerzhaften Soorerkrankungen sowie bei Augenentzündungen und -rötungen. *Calendula* haftet gut auf der Haut und bedeckt den entzündeten Bereich mit einem heilenden Überzug.

Calendula officinalis

Wichtiger Hinweis: Calendula sollte nicht äußerlich bei tiefen Wunden eingesetzt werden, weil dadurch die obersten Schichten zu rasch abheilen, während die tieferen Bereiche noch infiziert sind, so daß sich Abszesse bilden können.

Schlüsselsymptome

- Verletzungen, Schnittwunden, Operationswunden

- Verbrennungen ersten Grades

- Blutungen nach Verletzungen

Wichtige Indikationen

Augenverletzungen	Schnitte und Schürfwunden
Bindehautentzündung	Soor
Blutungen	Verbrennungen
Narben	Windelausschlag

CANTHARIS VESICATORIA/Cantharis
(Spanische Fliege)

Überblick

Spanische Fliege gilt gemeinhin als Aphrodisiakum, wirkt aber im Grunde eher irritierend und reizend auf die Genitalien und die Harnwege. Wer diese Substanz einnimmt, verspürt das Bedürfnis, sich pausenlos die Geschlechtsteile zu reiben oder sie zu berühren. Getrocknete Spanische Fliege enthält Harnsäure, Ameisensäure und Essigsäure, Substanzen, die der gleichnamige Käfer absondert, wenn er sich angegriffen fühlt. Wer dieses Insekt berührt, bei dem bilden sich sofort Blasen auf der Haut. Bei innerlicher Einnahme verursacht Spanische Fliege Symptome in den Harnwegen, im unteren Darmbereich und auf der Haut.
Einer der großen Homöopathen des neunzehnten Jahrhunderts, Dr. E. B. Nash, hat gesagt: «Wenn es irgendein Mittel gibt, mit dem sich das Gesetz der Ähnlichkeit *(Similia similibus curentur)* ohne jeden Zweifel beweisen läßt, dann ist es dieses.» Dr. Constantine Hering, der Vater der amerikanischen Homöopathie, war sich der Wirkung von *Cantharis* so sicher, daß er skeptische Zeitgenossen aufforderte, sich eine leichte Verbrennung am Finger zuzufügen und anschließend den Finger in *Cantharis*-haltiges Wasser zu stecken, worauf die Verbrennungen sofort abheilten.

Allgemeine Charakteristik

Wenn ein brennendes Gefühl beim Wasserlassen auftritt, kommt als erstes Mittel *Cantharis* in Frage. Im allgemeinen verspürt das Kind starken und pausenlosen Harndrang, produziert aber jedesmal nur wenige Tropfen Urin und leidet vor, während und nach dem Wasserlassen unter brennenden oder stechenden Schmerzen. Aufgrund der Schmerzen ist es sehr unruhig. Typischerweise treten die Symptome sehr plötzlich auf.
Cantharis ist jedoch nicht nur geeignet, wenn das Wasserlassen

extrem schmerzhaft ist, sondern kann auch bei leichtem Brennen während des Urinierens helfen. Außerdem kann es brennende Schmerzen in verschiedenen Körperbereichen heilen, zum Beispiel in Gehirn, Augen, Kehle, Brust, Magen, Darm und Eierstöcken. Oft fühlt sich das Kind, als hätte es Feuer im Leib. Trotz der brennenden Schmerzen im Inneren kann es äußerlich frieren.
Meist ist das Kind durstig, will aber nichts trinken. Auch das Essen wird oft abgelehnt. Gelegentlich treten Symptome im Halsbereich auf. Das Schlucken tut weh, noch schmerzhafter ist das Wasserlassen. In der Kehle treten ebenso wie in der Blase Krämpfe auf; beide weigern sich, etwas herein- beziehungsweise herauszulassen. Außerdem reagieren Kehle und Blase sehr empfindlich auf Berührung.
Etwaige Ausscheidungen aus Mund, Kehle, Brust oder Harnwegen sind zäh und fadenartig.
Die Kinder sind in der Regel überempfindlich und reagieren gereizt auf die leichteste Berührung. Sie sind ruhelos und wechseln häufig die Körperposition. In geistiger Hinsicht macht das Kind einen starken inneren Aufruhr durch, ist besessen von sonderbaren Ideen und Gefühlswallungen, deliriert und hat mitunter sexuelle Phantasien. Manchmal ist der Gefühlsaufruhr so stark, daß das Kind deswegen nachts kaum schlafen kann.

Schlüsselsymptome

- brennende Schmerzen

- Schmerzen vor, während und nach dem Wasserlassen

- das Kind produziert unter Schmerzen nur wenige Tropfen Urin

- Ruhelosigkeit

Modalitäten

Schlimmer: vor, während und nach dem Wasserlassen; durch Bewegung oder Berührung und durch Getränke, insbesondere Kaffee.
Besser: durch Wärme, Rülpsen und Ablassen von Darmgasen; nachts durch kalte Anwendungen.

Wichtige Indikationen

Blasenentzündung   Verbrennungen

CHAMOMILLA VULGARIS/Chamomilla
(Kamille)

Überblick

Einer der ersten Homöopathen, Dr. Charles Hempel, nannte *Chamomilla* die «Katzenminze der Homöopathie» – wegen ihrer ungemein beruhigenden Wirkung. Homöopathen verordnen *Chamomilla* für Kinder und Säuglinge bei allen erdenklichen Reizzuständen.

Kamille ist in der freien Natur so verbreitet, daß manche Leute sie für ein Unkraut halten. Sie wächst auf schmalen Grünstreifen und sprießt aus Rissen im Asphalt. Die meisten Pflanzen würden kränkeln oder sterben, wenn auf ihnen so viel herumgetrampelt würde wie auf dieser. Die Kamille aber gedeiht unter solch ungünstigen Bedingungen erst recht. So heißt es in einem alten englischen Gedicht:

«Jaja, das Kamillenbeet,
das, je mehr man drübergeht,
nur besser wächst und steht.»

Die meisten Unkräuter behindern durch ihre Ausbreitung das Wachstum anderer Pflanzen. Anders die Kamille: In ihrer Gegenwart erholen sich matte oder kranke Pflanzen rasch und werden wieder kräftiger. Deshalb nennt man die Kamille mitunter auch den «Pflanzenarzt».

Das Kind, das *Chamomilla* braucht, verhält sich in mancher Hinsicht ähnlich wie die Blume. Die Kamille wächst, wo immer sie kann, und ist nicht zu unterdrücken. Auch das Kind, dem sie hilft, ist durch fast nichts auf der Welt zur Ruhe zu bringen. So wie die Blume um so besser wächst, je mehr man auf ihr herumtrampelt, wird das Kind nur noch reizbarer, wenn man sich ihm liebevoll widmet. Nichts hilft – abgesehen von Tragen und Auf-dem-Schoß-Halten.

Kamille gehört ebenso wie die homöopathischen Mittel *Arnica*, *Cina* und *Millefolium* zur Familie der Gänseblümchen.

Allgemeine Charakteristik

Kinder, die *Chamomilla* brauchen, sind oft brav und lieb, solange sie gesund sind. Sobald sie aber krank werden, können sie sich in schreckliche Tyrannen verwandeln. *Chamomilla* ist eines der wichtigsten Mittel zur Behandlung verärgerter Kinder. Diese Kinder finden alles unerträglich: ihre Schmerzen, andere Menschen, sich selbst oder sonst etwas. Schon wenn man sie anspricht oder nur anschaut, reagieren sie übellaunig. Sie verlangen nach Dingen, weisen sie aber zurück, sobald man sie ihnen verschafft. Eine gewisse vorübergehende Linderung bringt allenfalls Tragen oder Wiegen auf dem Schoß, da die passive sanfte Bewegung beruhigend wirkt. Sobald man die Kinder dann aber absetzt, geht das Geschrei und Geheule wieder los.

Wenn ein Kind vor Wut tobt, ist *Chamomilla* gerade richtig. Das Kind ist ausgesprochen impulsiv, schreit andere vorwurfsvoll an, wirft mit Gegenständen und quengelt ungeduldig. Manchmal schlägt es sogar mit dem Kopf gegen die Wand. Nach dem Gefühlsausbruch können sich weitere Symptome entwickeln, ebenso gut können sie dem überreizten Verhalten aber auch vorausgehen.

Wenn ein reizbares Kind bestraft wird und im Anschluß unter krampfartigen Zuckungen leidet, kommt *Chamomilla* in Frage. Ebenfalls geeignet ist dieses Mittel, wenn ein brustgestillter Säugling krank wird, nachdem seine Mutter überreizt war.

Diese Kinder sind nicht nur emotional sehr empfindlich, sondern reagieren auch sensibel auf Licht, Lärm, Gerüche, Geschmacksempfindungen und Berührungen. Hitze, warme Räume, warme Anwendungen, Wind und frische Luft wirken verschlimmernd. Die Kinder wollen nicht angefaßt werden, es sei denn, man trägt sie oder schaukelt sie auf dem Schoß hin und her.

Aufgrund der allgemeinen Übererregbarkeit kann das Kind nur schlecht schlafen, selbst wenn es sehr müde ist. Im Schlaf, aber auch wenn es wach ist, wirft es alle Decken ab. Meist halten die Wutanfälle und gereizten Reaktionen des Kindes auch die Eltern wach.

Chamomilla eignet sich auch zur Behandlung von Schmerzen, insbesondere wenn diese im Verhältnis zur Krankheit unverhältnismäßig stark scheinen.

Chamomilla vulgaris

Oft kann man aus dem Äußeren des Kindes Hinweise auf die Eignung von *Chamomilla* ziehen: Das Kind sieht wund und entzündet aus. Die eine Wange kann rot und heiß sein, die andere kalt und blaß. Der Kopf ist warm und schweißbedeckt, die Füße sind heiß und ertragen keine Zudecke. Im allgemeinen wirkt Hitze verschlimmernd.

Das Kind ist in jeder Hinsicht «sauer», nicht nur psychisch. Der ganze Körper und auch Stuhl und Darmgase riechen sauer.

Das Kind meidet warme Getränke und hat Durst auf kalte Getränke, besonders auf saure (Limonade oder Orangensaft).

Im Prinzip kann das Kind diese Hölle zu jeder Tageszeit durchmachen. Meistens sind die Symptome jedoch um neun Uhr morgens und abends am schlimmsten.

Wichtiger Hinweis: Manche Eltern geben *Chamomilla* routinemäßig, falls ein Kind beim Zahnen Beschwerden hat, ohne die Symptome ausreichend zu individualisieren. Bitte beachten Sie, daß beim Zahnen auch andere Mittel in Frage kommen.

Andere Eltern sind so begeistert über die Wirkung von *Chamomilla*, daß sie das Mittel bei allen möglichen, geringfügigen Beschwerden geben, etwa bei leichten Schmerzen, Unwohlsein und emotionaler Erregung. Dieses Verfahren ist nicht unbedenklich, weil das Kind dadurch eine *Chamomilla*-Prüfung erleben kann, indem es durch die regelmäßige Einnahme genau die Symptome bekommt (Wut und Reizbarkeit), die normalerweise mit *Chamomilla* geheilt werden sollen.

Schlüsselsymptome

- sehr reizbar

- durch nichts zufriedenzustellen, es sei denn durch Auf-den-Arm-Nehmen und Tragen

- körperliche und seelische Überempfindlichkeit

Chamomilla vulgaris

- Stuhl, Erbrochenes und Schweiß riechen sauer; saurer Geschmack im Mund

- Schmerzempfindung im Verhältnis zur Krankheit übermäßig stark

Modalitäten

Schlimmer: beim Zahnen; durch Berührung, Hitze, Wind, Kaffee; um neun Uhr morgens oder um neun Uhr abends.
Besser: beim Autofahren oder wenn das Kind getragen wird.

Wichtige Indikationen

Ärger
Asthma
Durchfall
Koliken
Magenverstimmung
Nervöse Unruhe

Ohrenschmerzen
Schlaflosigkeit
Wut
Zahnen
Zahnschmerzen

COLOCYNTHIS/Citrullus colocynthus
(Koloquinte/Bittergurke/Purgiergurke)

Überblick

Die Bittergurke gehört ebenso wie *Bryonia* zur Familie der *Cucurbitaceae*. Es handelt sich um eine Rankpflanze, die sich allerdings anders als *Bryonia* nicht an andere Pflanzen, Gebäude und ähnliche Gegenstände anheftet, sondern sich um sie herum windet. Bei übermäßigem Verzehr verursacht die Bittergurke Krämpfe und kneifende Schmerzen, so daß sich die Betroffenen vor Schmerz winden. Der mit kleinen Stacheln übersäte Stamm und die rauhen Blätter vermitteln den Eindruck von Reizbarkeit und Ungeselligkeit. Kein Wunder, daß Kinder mit diesen Eigenschaften oft von *Colocynthis* profitieren.

Colocynthis bewirkt eine akute Reizung des Magen-Darm-Trakts und ruft Übelkeit, Erbrechen und schwere Krämpfe hervor. Außerdem beeinträchtigt es das Nervensystem, indem es Zuckungen und Nervenschmerzen hervorruft.

Allgemeine Charakteristik

Die hervorstechendsten Merkmale von Kindern, die *Colocynthis* brauchen, sind krampfartige Schmerzen und extreme Reizbarkeit. Manchmal geht der körperliche Schmerz dem psychischen Zustand voraus, manchmal ist es umgekehrt. Die Schmerzen sind intensiv, stechend und krampfauslösend wie Elektroschocks, so daß das Kind sich automatisch zusammenkrümmt. In dieser Position findet es eine gewisser Erleichterung. Ebenfalls lindernd wirkt es, wenn das Kind einen harten Gegenstand oder die Faust auf die schmerzende Stelle drückt. Um sich auf diese Weise Erleichterung zu verschaffen, legen sich die Kinder oft quer über Stühle, Tische und Betten oder einfach auf den Bauch.

Die Schmerzen äußern sich im allgemeinen als Unterleibs- oder

Colocynthis | 231

Gebärmutterkrämpfe, oft begleitet von Erbrechen und Durchfall. Die Beschwerden treten typischerweise in Wellen auf und verschwinden so rasch, wie sie gekommen sind. In der Regel sind sie links stärker, manchmal aber auch auf der rechten Seite intensiv. Fester Druck bringt nur anfangs Erleichterung, später wird der Unterleib so empfindlich, daß jede Berührung störend wirkt. Warme Anwendungen bringen vorübergehende Linderung. Stuhlgang und das Ablassen von Darmgasen können lindernd wirken. Das Kind ist äußerst unruhig und kann vor Schmerz kaum stillhalten. Stillsitzen verschlimmert die Symptome. Trotz der Unruhe werden die Schmerzen durch das Trinken koffeinhaltiger Limonade (Cola) gelindert.

Die Schmerzen stehen dem Kind ins Gesicht geschrieben. Es ist dunkelrot und oft schmerzverzerrt. Parallel zu den Schmerzen oder ihnen vorangehend treten extreme Reizbarkeit, Unzufriedenheit und Ärger beim kleinsten Anlaß auf. Auch Trauer kann den körperlichen Schmerzen vorausgehen.

Gewöhnlich fröstelt das Kind und reagiert empfindlich auf Kälte, besonders auf kaltes und feuchtes Wetter. Mitunter ist es trotz der Übelkeit extrem durstig, erbricht aber jegliche Speisen und Getränke, besonders Obst und Käse. Im Mund verspürt es häufig einen bitteren Geschmack.

Schlüsselsymptome

- krampfartige, heftig zupackende Schmerzen

- Linderung durch Zusammenkrümmen

- Linderung durch festen Druck

- extreme Reizbarkeit

- die Krankheit kommt nach Trauer oder Ärger

Modalitäten

Schlimmer: nach Ärger, Trauer, Verlegenheit und sonstigen Seelenqualen; durch Essen oder Trinken (schon in kleinen Mengen), Obst und Käse, kalten Wind, feuchtkaltes Wetter; um vier Uhr nachmittags.

Besser: durch Zusammenkrümmen, festen Druck, warme Anwendungen, Stuhlgang oder Ablassen von Darmgasen, Cola-Getränke, Kaffee, Tabak.

Wichtige Indikationen

Ärger   Koliken
Durchfall

EUPHRASIA OFFICINALIS/Euphrasia
(Augentrost)

Der Name *Euphrasia* leitet sich vom griechischen *Euphrasyne* ab, welches «Freude» oder «Fröhlichkeit» bedeutet. *Euphrasyne* war eine der drei Grazien und galt als Symbol für Frohsinn und Heiterkeit. Da das Kraut sich als hochwirksam zur Behandlung von Augenbeschwerden erwies, war man sicher, daß es denen, die davon geheilt wurden, Freude und Frohsinn bringen würde.

Der berühmte britische Dichter John Milton erwähnt *Euphrasia*, als er beschreibt, wie der Erzengel Michael Adam nach dem Sündenfall behandelt:

«... zu edlerem Anblick
Michael von seinen Augen den Schleier hob,
dann reinigt mit Augentrost und Gartenraute
Adams Augen, denn es gab viel zu sehen.»

Angeblich wurden die alten Kräuterheiler(innen) durch die *Lehre von den Signaturen* auf den Wert von Augentrost aufmerksam. Diese alte Lehre besagt, daß die äußere Form einer Pflanze und ihr Wachstumsverhalten Aufschluß über ihren therapeutischen Wert geben, ein Prinzip, das als Vorläufer des homöopathischen Gesetzes von der Ähnlichkeit gilt. In einer alten Schrift heißt es: «Die purpurnen und gelben Flecken und Streifen auf den Blüten des Augentrosts weisen große Ähnlichkeit zu gewissen Augenkrankheiten auf, etwa zum Anblick blutunterlaufener Augen. So kann man aus dieser Signatur schließen, daß dieses Kraut zur Heilung selbiger Krankheiten geeignet ist.»

Die Wirksubstanz *Euphrasia* wird zur Blütezeit des Augentrosts gewonnen, eine Erklärung für den Wert dieses Mittels in der Behandlung von Heuschnupfen, der ja im Prinzip nichts anderes ist als eine Überempfindlichkeit auf blühende Pflanzen.

Die Wirkung von *Euphrasia* entfaltet sich vor allem an den Schleimhäuten von Augen, Augenlidern und oberen Atemwegen.

Euphrasia officinalis

Allgemeine Charakteristik

Euphrasia ist für seine wohltuende Wirkung bekannt, wenn die Augen reichlich und oft tränen, besonders infolge von Allergien. Die Tränen reizen die Augen und greifen auch die Wangen an, so daß sie sich röten. Das Kind hat ein Gefühl, als hätte man ihm Pfeffer in die Augen gestreut. Die Lidränder sind rot, geschwollen und brennen. Da die Augen ständig jucken und brennen, blinzelt das Kind häufig und kratzt und reibt sich die Augen. Mitunter leidet das Kind unter Lichtempfindlichkeit (Photophobie). Nachts kann ein Ausfluß aus dem Auge auftreten, so daß die Lider beim Aufwachen verklebt sind.

Parallel tritt häufig ein flüssiger und nicht reizender Nasenausfluß auf, der morgens schlimmer wird und mitunter von reichlichem Schleimabhusten begleitet ist. Bei Aufenthalt im Freien kann der Nasenausfluß sich verstärken.

Neben den Augensymptomen können Kopfschmerzen auftreten. Das Kind fröstelt und wird im Bett nur schwer warm. Bei Spaziergängen gähnt es möglicherweise häufig.

Schlüsselsymptome

- reichlicher, beißender Tränenfluß
- flüssiger, nicht reizender Nasenausfluß

Modalitäten

Schlimmer: durch kalte Luft, windiges Wetter, Wärme, Feuchtigkeit, helles Licht; morgens.
Besser: im Dunkeln, durch Kaffee.

Wichtige Indikationen

Allergien Kopfschmerzen
Bindehautentzündung Masern
Erkältung

FERRUM PHOSPHORICUM
(Eisenphosphat)

Überblick

Ferrum phosphoricum wurde von dem deutschen Homöopathen Dr. W. H. Schüssler in die Homöopathie eingeführt, der die sogenannte «Zellsalzlehre» entwickelt hat (weitere Informationen über die Schüsslerschen Zellsalze unter dem Stichwort *Magnesium phosphoricum*). Aufgrund der Anziehungskraft von Ferrum (Eisen) auf Sauerstoff fördern die Eisenbestandteile von *Ferrum phosphoricum* die Auflösung lokaler Blutstauungen. Der Phosphoranteil wirkt der Neigung des Körpers zu (inneren und äußeren) Blutungen entgegen.

Ferrum phosphoricum gilt ähnlich wie *Aconitum* als homöopathisches Vitamin C, weil es hervorragend zur Behandlung von Entzündungen im Frühstadium geeignet ist, insbesondere bei Erkältung, Grippe, Halsschmerzen, Husten und Ohrenentzündung. Außerdem gibt man *Ferrum phosphoricum* bei Eisenmangel (Blutarmut), weil es in homöopathischer Potenzierung den Körper bei der Aufnahme von Eisen aus der Nahrung unterstützt.

Allgemeine Charakteristik

Wie *Aconitum* und *Belladonna* eignet sich *Ferrum phosphoricum* zur Behandlung von Entzündungen im Anfangsstadium (bevor die Eiterbildung begonnen hat). Allerdings sind bei *Ferrum phosphoricum* die Symptome weniger intensiv als bei jenen Mitteln. Kinder, die dieses Mittel brauchen, sind nicht so nervös und unruhig wie *Aconitum*-Kinder, und die Entzündung ist weniger ausgeprägt als in *Belladonna*-Fällen. *Ferrum phosphoricum* ist zu empfehlen, wenn das Kind krank ist, aber wenig klare individualisierte Symptome aufweist. Abgesehen von einer gewissen allgemeinen Schwäche wird das Kind vermutlich guter Dinge sein, lachen und reden, als wäre es vollkommen gesund. Manche Homöopathen wenden unter

Ferrum phosphoricum | 237

bestimmten Umständen dieses Mittel nicht an, sondern überlassen die Heilung einfach den Selbstheilungskräften des Kindes. Wenn Sie den natürlichen Heilvorgang beschleunigen wollen, können Sie dieses Mittel geben.

Das Kind, das *Ferrum phosphoricum* braucht, hat gewöhnlich ein blasses Gesicht, das sich bei Aufregung rasch rötet. Auch die Schleimhäute können blaß sein.

Das Kind ist geistig und körperlich träge, allgemein schwach und ermüdet schnell. Es will in Ruhe gelassen werden und auf keinen Fall mit Menschen zusammensein, über die es sich aufregen muß. Häufig fühlt sich das Kind ganz allgemein unwohl und reagiert mit Gleichgültigkeit auf die Außenwelt.

Die Beschwerden beginnen meist nach Aufenthalt in der Kälte oder nach Verlust von Körperflüssigkeiten (Schweiß bei Überanstrengung, Blut durch Verletzungen oder heftige Menstruation).

Wie so viele Menschen im Anfangsstadium einer Krankheit hat das Kind wenig Appetit. Fleisch und Milch lehnt es ab und begehrt vor allem saure und anregende Nahrungsmittel. Das Aufstoßen hinterläßt einen sauren Geschmack im Mund, später erbricht das Kind mitunter unverdaute Nahrung. Nach dem Essen ist der Magen manchmal aufgebläht. Das Kind fröstelt und fühlt sich an der frischen Luft schlechter.

Schlüsselsymptome

- Anfangsstadium von Entzündungen

- blaue Flecken nach Verletzungen

- Gesichtsrötung

- allgemeine Schwäche

Modalitäten

Schlimmer: frühmorgens und abends; durch Berührung, Erschütterung und Bewegung; im Stehen; an der frischen Luft; nach dem Essen, durch kalte Getränke und Kälte (obwohl bestimmte individuelle Symptome, etwa Kopf- und Zahnschmerzen, durch kalte Anwendungen gelindert werden können); auf der rechten Körperseite.

Besser: durch sanfte, langsame Bewegung.

Wichtige Indikationen

Bettnässen	Halsschmerzen
Erkältung	Husten
Fieber	Kopfschmerzen
Grippe	Ohrenschmerzen

GELSEMIUM SEMPERVIRENS/Gelsemium
(Jasmin)

Überblick

Der gelbe Jasmin gehört ebenso wie *Nux vomica*, *Ignatia* und *Spigelia* zur Familie der *Loganiaceae*. Jasmin ist eine hochgiftige Pflanze, die zwei hochwirksame Chemikalien namens Gelsemicin und Gelseminin enthält, die mit zunehmender Dosis immer ernstere Symptome verursachen. Jasmin in toxischer Dosis hemmt die motorischen Nervenzellen und verursacht starke Muskelschwäche bis hin zu Lähmung. Außerdem verlangsamt es die Atmung und führt auf diese Weise zu allgemeiner Mattigkeit.

Der medizinische Wert dieser Pflanze wurde angeblich durch Zufall von einem Bauern am Mississippi entdeckt, der die Pflanze mit einer anderen verwechselte und größere Mengen davon verzehrte. Als der homöopathische Arzt und Botaniker Dr. Edwin Hale davon erfuhr, testete er *Gelsemium* näher und entdeckte seine bedeutenden therapeutischen Möglichkeiten.

Allgemeine Charakteristik

Allgemeine körperliche und geistige Mattigkeit machen das Kind elend; mögliche Symptome sind: halbgeöffnete, glasige Augen, teilweise gerötetes Gesicht, zitternde Augenlider, entspannter, nach unten sinkender Unterkiefer und Muskelschwäche in Armen und Beinen. Der ganze Körper fühlt sich schwer an, besonders die Extremitäten. Die Lippen sind trocken oder sogar aufgesprungen.
Auch in geistiger Hinsicht wirkt das Kind matt. Es fühlt sich lustlos, träge, apathisch und will in Ruhe gelassen werden. Es vermeidet jegliche Aktivitäten, vor allem, wenn sie neu und unbekannt sind. Am liebsten bleibt es den ganzen Tag im Bett, ist aber oft zu müde, um einzuschlafen und längere Zeit durchzuschlafen.
Zu der allgemeinen Schwäche kann ein Zittern einzelner Körperteile hinzukommen: Die Hände zittern beim Heben von Gegen-

ständen, die Füße beim Gehen, die Zunge beim Herausstrecken. Selbst die Stimme kann zittrig klingen.

Oft zittert das Kind auch, weil ihm kalte Schauer den Rücken herunterlaufen. Gesicht und Kopf können heiß sein, aber Arme und Beine sind kalt. Das Gesicht ist ziemlich gerötet, die Lippen schwärzlich, die Augen gerötet.

Mitunter hat das Kind Durchfall oder Kopfschmerzen vor angespannter Erwartung. Diese ängstliche Anspannung tritt typischerweise vor Prüfungen, Wettkämpfen und öffentlichen Auftritten auf. *Gelsemium* wirkt dabei oft lindernd. Auch ein Kind, das vor der Bewältigung einer schwierigen Aufgabe steht, für die es viel Mut braucht, profitiert von *Gelsemium*. Außerdem eignet sich das Mittel für Kinder, die krank werden, nachdem sie eine schlechte Nachricht gehört haben oder sich erschrocken haben.

Ein besonders auffälliges und charakteristisches Symptom besteht darin, daß die Kinder auch bei Fieber und Grippe keinen Durst haben – im Gegensatz zu den meisten anderen Kindern. Trotzdem kann das Kind reichlich Wasser lassen und fühlt sich danach besser.

Von *Gelsemium*-Symptomen ist bekannt, daß sie recht langsam beginnen – anders als *Aconitum*- und *Belladonna*-Symptome. Die letztgenannten Mittel sind geeignet, wenn eine Erkältung oder Grippe sehr rasch einsetzt.

Schlüsselsymptome

- körperliche und geistige Schwäche und Erschöpfung

- Schweregefühl mancher Körperteile, insbesondere Augenlider, Arme und Beine

- Lustlosigkeit, Trägheit, Apathie

- Zittern einzelner Körperteile

- kein Durst

Modalitäten

Schlimmer: in der Sonne; bei feuchtem Wetter und Nebel; um zehn Uhr morgens; bei Aufregung und schlechten Nachrichten.
Besser: durch Wärme, stimulierende Getränke und frische Luft; nach reichlichem Wasserlassen.

Wichtige Indikationen

Ängste	Kopfschmerzen
Erkältung	Masern
Grippe	

HEPAR SULFURIS/Hepar Sulfuris calcareum
(Hahnemanns Calciumsulfid/Kalkschwefelleber)

Überblick

Dieses Mittel wurde vom Begründer der Homöopathie, Samuel Hahnemann, persönlich entwickelt. Da er nicht nur Arzt, sondern auch Chemiker und passionierter Forscher war, probierte er ständig neue Substanzen und Mischungen aus. Zur Herstellung von *Hepar sulfuris* gab er pulverisierte Austernschalen mit Schwefel zusammen und erhitzte die Mischung zehn Minuten lang über weißglühendem Feuer. *Hepar sulfuris* wird also auf Basis zweier anderer, wichtiger homöopathischer Mittel hergestellt: aus dem ebenfalls aus Austernschalen gewonnenen *Calcium carbonicum* und aus *Sulfur*.

Wenn man zwei medizinisch wirksame Substanzen vermischt, kommt im allgemeinen ein Mittel heraus, das einige Symptome hervorruft, die man von den Ursprungsmitteln kennt, vor allem aber auch ein völlig neues Symptommuster, das für den neu entstandenen Wirkstoff typisch ist.

Hepar sulfuris beeinflußt das Nervensystem und wirkt gegen extreme Überempfindlichkeit und Erregbarkeit im körperlichen und geistigen Bereich sowie auf das Lymphsystem. Besonders gut hilft es bei Hautinfektionen mit starker Eiterung.

Allgemeine Charakteristik

Hepar sulfuris ist ein gängiges Mittel für Kinder mit Erkältung, Husten, Halsweh und Ohrenentzündung, falls die vorrangigen Symptome Verschlimmerung durch Kälte, Berührungsempfindlichkeit und reizbarer Allgemeinzustand zutreffen. Wenn keine weiteren deutlichen Symptome auftreten, die auf ein anderes Mittel hinweisen, gibt man *Hepar sulfuris*.

Kinder, die *Hepar sulfuris* brauchen, sind in körperlicher und psychischer Hinsicht übersensibel. Sie reagieren äußerst empfindlich auf Berührung, Lärm, Schmerz, andere Menschen, die Umgebung oder auf Wind. Schon beim Kämmen kann ihnen der Kopf weh tun.

Sie sind sehr reizbar, leicht gekränkt, nörgelig, regen sich über Kleinigkeiten auf, sind schwer zufriedenzustellen, ungeduldig und häufig auch sehr hektisch. Auch schlechte Nachrichten oder das Leid anderer Menschen greifen sie sehr an.

Zum *Hepar-sulfuris*-Zustand gehören im allgemeinen reichliche, übelriechende Körperabsonderungen: Eiter, Schleim und Schweiß. Jeder kleine Kratzer entzündet sich und reagiert empfindlich auf Berührung und Kälte. Falls Erkältung oder Husten vorliegen, wird viel Schleim produziert, den man in der Brust rasseln hört. Die Kinder schwitzen schon nach geringfügigen Anstrengungen stark.

Das Kind fröstelt heftig und ist extrem kälteempfindlich. Man kann es nur schwer warm halten. Es unternimmt alles mögliche, um sich den Kopf warm zu halten. Während der Krankheit bleibt es am liebsten zu Hause, weil das am bequemsten ist. Oft fangen die Symptome nach Aufenthalt im Kalten an oder werden verschlimmert, wenn irgendein Körperteil unterkühlt wird. Das Kind reagiert empfindlich auf trockenes Wetter, wohingegen nasses oder feuchtes Wetter eine gewisse Erleichterung bringen kann.

Die typischen Schmerzen fühlen sich für das Kind an, als ob es einen Stock, eine Gräte oder einen Stöpsel im Hals, im Ohr oder im Kopf hätte. Furunkel oder infizierte Wunden reagieren äußerst empfindlich auf Berührung und Kälte. Die Haut sieht ungesund aus, mitunter gelblich; die Lymphknoten sind häufig geschwollen.

Kranke Kinder, die von *Hepar sulfuris* profitieren, leiden oft unter Übelkeit, verspüren aber Heißhunger auf saure Speisen, insbesondere Essig, Gewürzgurken und andere sauer eingelegte Gemüse. Oft verlangen sie auch ausdrücklich nach scharf gewürzten Speisen und lehnen fette Speisen ab. Im allgemeinen sind sie sehr durstig.

Wichtiger Hinweis: In hohen Potenzen beugt *Hepar sulfuris* der Eiterbildung vor, in niedrigeren Potenzen fördert es die Ausscheidung von Schlacken nach Beginn der Eiterbildung.

Hepar sulfuris

Schlüsselsymptome

- überempfindlich und erregbar in geistiger und körperlicher Hinsicht
- sehr reizbar, streitsüchtig und ungeduldig
- Neigung zu Eiterbildung
- splitterartige Schmerzen
- Schweiß und andere Körperabsonderungen übelriechend

Modalitäten

Schlimmer: durch kalte Luft, leichte Berührung, Liegen auf der schmerzhaften Seite, Wind, Abgedecktliegen; morgens, abends, nachts, im Winter, bei trockenem Wetter.
Besser: durch Wärme, feuchtes Wetter, Umwickeln des Kopfes; nach dem Essen.

Wichtige Indikationen

Erkältung	Krupp
Furunkel	Nebenhöhlenentzündung
Halsschmerzen	Ohrenschmerzen
Husten	Splitter
Impetigo	Zahnschmerzen
Kehlkopfentzündung (Laryngitis)	

HYPERICUM PERFORATUM/Hypericum
(Johanniskraut)

Überblick

König Georg VI. von England (1895–1952) war so begeistert von der Homöopathie und besonders von dem Mittel *Hypericum*, daß er eines seiner Rennpferde danach nannte. Bei den Iren heißt die Pflanze *Mary's Glory* (deutsch: Marienruhm), bei den Franzosen *All-Heilig*. Die Bezeichnung *Hypericum* kommt aus dem Griechischen und bedeutet «den Geistern überlegen», da man annahm, daß dieses Kraut so unerträglich für böse Geister war, daß schon ein Hauch davon sie vertreiben konnte.

Auch die moderne Medizin hat die bemerkenswerten Eigenschaften dieses Krauts erkannt: Es wirkt antiviral, antiseptisch und hemmt – ähnlich wie bestimmte Medikamente, mit denen man Depressionen behandelt – im Körper das Enzym Monoaminoxidase (MAO). Natürlich gehört die Behandlung von AIDS nicht in den Rahmen dieses Buches, aber ich möchte wenigstens darauf hinweisen, daß neuere Forschungen am Weizman Institute und an der Universität New York eine ausgesprochen starke Wirkung von Johanniskraut-Urtinktur gegen die Familie der Viren ergeben haben, zu der auch das HIV-Virus gehört.

Ihre rötliche Farbe verdankt die Johanniskraut-Urtinktur einem roten Pigment namens Hypericin. Nach der *Signaturenlehre*, jenem alten mittelalterlichen Glauben, daß sich am Äußeren einer Pflanze ihre Heileigenschaften ablesen lassen, liegt es nahe, daß rote Pflanzen besonders zur Wundbehandlung geeignet sind. Der bekannte amerikanische Botaniker des neunzehnten Jahrhunderts, Dr. Charles Millspaugh, berichtet, daß Johanniskraut während des Amerikanischen Bürgerkriegs mit großem Erfolg zur Wundbehandlung eingesetzt wurde. Die moderne Wissenschaft bestätigt solche Überlieferungen durch den Nachweis, daß Hypericin und andere antibiotisch wirkende Chemikalien im Johanniskraut Wundinfektionen vorbeugen.

Neben diesen seit langer Zeit bekannten äußerlichen Anwendungsmöglichkeiten hat sich auch die innerliche Anwendung von homöopathisch dosiertem Johanniskraut zur Beschleunigung der Wundheilung bewährt. Besonders wirksam ist das Mittel bei der Behandlung von Nervenverletzungen.

Allgemeine Charakteristik

Unter Homöopathen gilt *Hypericum* auch als «Arnica für die Nerven», denn es ist das ideale Mittel für Verletzungen von Nerven und von vielen Nerven durchzogenen Körperbereichen. Nervenverletzungen erkennt man an stechenden Schmerzen oder an Taubheitsgefühlen.

Hypericum eignet sich hervorragend zur Behandlung von Zehen- und Fingerquetschungen, Wirbelsäulenprellungen (besonders am Steißbein) und Kopfprellungen. Auch alle Beschwerden, die in der Folge von Nervenverletzungen auftreten können, lassen sich damit gut behandeln: zum Beispiel nach Kopfprellungen, Wirbelsäulenprellungen oder Zungenverletzungen. Phantomschmerzen und Zuckungen nach Kopfverletzungen behandelt man am besten mit *Hypericum*.

Dr. Richard Fischer, ein homöopathisch geschulter Zahnarzt, gibt *Hypericum*, wenn Kinder sich die Schneidezähne verletzt haben; er meint: «Da zu den Schneidezähnen zahlreiche Nerven führen, habe ich festgestellt, daß *Hypericum* sogar noch besser als *Arnica* wirkt.»

Hypericum kann auch nützlich sein, wenn ein Kind nach einer Verletzung unter Gedächtnisstörungen oder Schwierigkeiten beim Lesen und Schreiben leidet.

Da bei Operationen oft die Nerven in Mitleidenschaft gezogen werden, sollte man *Hypericum* (in Sechser- oder Dreißigerpotenz) mindestens einmal vor der Operation und nach Bedarf auch nach der Operation geben.

Außerdem eignet sich *Hypericum* (innerlich oder äußerlich angewendet) zur Behandlung von Stichverletzungen durch Nägel, Splitter, Nadeln und Insektenstiche.

Äußerlich angewendet trägt *Hypericum* zum Abheilen tiefer

Hypericum perforatum | 247

Wunden bei, indem es sie nach und nach verschließt. Wo *Calendula* eher bei oberflächlichen Verwundungen wirkt, nimmt man *Hypericum* zur Behandlung von tieferen und ausgedehnteren Wunden und für Schußverletzungen. Falls Sie *Calendula* äußerlich anwenden, können Sie gleichzeitig innerlich *Hypericum* geben.

Wichtiger Hinweis: Falls Sie *Hypericum*-Urtinktur verwenden, sollten Sie sie mit etwa zehn Teilen Wasser verdünnen, weil der hohe Alkoholgehalt der Urtinktur sonst beim Auftragen auf die Wunden Schmerzen verursacht.

Schlüsselsymptome

- Verletzungen an Nerven oder an mit vielen Nerven versorgten Körperbereichen

- stechende Schmerzen oder Kopfschmerzen nach einer Verletzung

- vor und nach Operationen, wo Nerven in Mitleidenschaft gezogen werden (könnten)

- blutende Hämorrhoiden

Modalitäten

Schlimmer: bei kaltem und feuchtem Wetter, bei Nebel, vor einem Sturm; durch Berührung und Bewegung.
Besser: durch Stillhalten und Rückwärtsneigen des Kopfes.

Hypericum perforatum

Wichtige Indikationen

Geburtstrauma
Insektenstiche
Kopfschmerzen
Kopfverletzungen
Operationen
Prellungen

Quetschungen an Fingern
und Zehen
Rückenschmerzen
Schnittverletzungen
Zahnschmerzen

IGNATIA AMARA/Ignatia
(Ignatiusbohne)

Überblick

Als die Jesuiten in China die machtvolle Heilwirkung dieses Krauts entdeckten, nannten sie es nach ihrem Ordensgründer Ignatius von Loyola. Da diese Pflanze hochgiftig ist, wurde sie von Chinesen, Jesuiten und Homöopathen schon immer vorsichtig und in sehr kleinen Dosen eingesetzt.

Die Ignatiusbohne enthält ebenso wie die Pflanze, aus der *Nux vomica* gewonnen wird, Strychnin. Da dieses Gift vor allem das menschliche Nervensystem schädigt, ist es in homöopathischer Dosierung zur Behandlung verschiedener neurologischer Beschwerden geeignet. Aufgrund seiner tiefen Beziehung zur menschlichen Seele und zum Nervensystem ist *Ignatia* ein wichtiges Mittel zur Behandlung von Beschwerden, die nach seelischen Belastungen auftreten.

Allgemeine Charakteristik

Ignatia ist eines der gängigsten Mittel für Beschwerden im Gefolge emotionaler Krisen. Wenn Kinder im Anschluß an Trauer, Ängste oder Depressionen (besonders wenn eine nahestehende Person stirbt oder das Kind verläßt) körperliche Beschwerden bekommen, ist *Ignatia* das richtige Mittel. Man gibt es typischerweise sensiblen, nervösen und leicht erregbaren Kindern. Es ist eher für Mädchen geeignet. Jungen in derselben Situation gibt man eher *Nux vomica*, falls die sonstigen Symptome zutreffen.

Ein Kind, das *Ignatia* braucht, äußert seine Gefühle zunächst nicht und wehrt sich nicht, wenn es verletzt wird. Statt dessen frißt es Ärger, Trauer und Angst in sich hinein, zieht sich zurück und tut so, als ob alles in Ordnung wäre. Mitunter kann man seine innere Angespanntheit daran erkennen, daß es zittert und oft seufzt, bis es irgendwann explodiert und einen Wutanfall oder hysterischen Ausbruch bekommt.

Die Kinder regen sich über Kleinigkeiten auf und sind leicht gekränkt. Sie werden nicht wütend, schon gar nicht über längere Zeit, und gewalttätiges Verhalten liegt ihnen im Grunde fern. Sie fühlen sich allgemein mißverstanden und weisen alle Bekundungen von Mitgefühl gereizt zurück.

Ignatia wird oft Kindern gegeben, die körperlich oder gefühlsmäßig mißbraucht wurden. Es eignet sich auch für Mädchen im Teenageralter, die unter Magersucht (Anorexie) oder Eß-Brech-Sucht (Bulimie) leiden.

Kinder, die nervös und reizbar sind, nachdem man sie ausgeschimpft hat, sollten *Ignatia* erhalten. Auch bei Heimweh ist das Mittel geeignet.

Kinder, die *Ignatia* brauchen, erkennt man an ihren starken und oft widersprüchlichen Stimmungsschwankungen: Sie lachen und weinen abwechselnd oder gleichzeitig, werden sehr wütend, bekommen dann aber plötzlich Gewissensbisse und bereuen ihr Verhalten, sind zunächst grob und trotzig, aber kurze Zeit später sehr fügsam. An ihrer häufig wechselnden Gesichtsfarbe (Blässe im Wechsel mit plötzlicher Rötung) läßt sich ablesen, daß der Kreislauf nicht stabil ist.

Der homöopathische Psychiater Edward C. Whitmont schreibt über diese Kinder: «Ihr überreizter Gesamtzustand ist Ausdruck eines verzweifelten Versuchs, sich aus dem Netz zu befreien, in dem sie sich gefangen fühlen.» Die Kinder leiden unter widersprüchlichen körperlichen Symptomen: Ihre extreme Schmerzempfindlichkeit wird durch leichte Berührung verstärkt, durch festen Druck jedoch paradoxerweise gelindert; ihr Hunger ist durch Essen nicht zu stillen; Halsschmerzen werden durch Schlucken besser; Kopfschmerzen lassen sich durch Bücken lindern.

Auch die Nahrungsgelüste sind sonderbar: Mitunter lehnt das Kind die normale Nahrung, warmes Essen und Fleisch ab und verlangt statt dessen nach exotischen Speisen und unverdaulichen Gegenständen. Ältere Kinder werden durch Kaffee oft noch gereizter, mitunter aber auch ruhiger. Manchmal tritt Heißhunger auf kalte Speisen und Getränke, Brot und saure Nahrungsmittel auf. Oft empfinden die Kinder Tabakrauch als erstickend.

In vielen Fällen haben die Kinder einen Kloß im Hals, der festsitzt wie ihre unausgedrückten Gefühle. Mitunter haben sie nach dem Essen auch im Magen einen Kloß oder ein Schweregefühl.

Die allgemeine Nervosität des Kindes äußert sich durch Zittern, Zucken, plötzliche unwillkürliche Körperbewegungen und eine Neigung, in Ohnmacht zu fallen. Es schreckt bei der kleinsten Störung hoch und ist so im Gewirr seiner Gefühle verfangen, daß es oft kaum schlafen kann.

Schlüsselsymptome

- Beschwerden nach Trauer, Angst oder Depression

- Beschwerden, nachdem das Kind geschimpft wurde oder eine peinliche Situation durchgemacht hat

- emotionale Unbeständigkeit

- häufiges Seufzen oder Gähnen

- widersprüchliche Symptome

- Gefühl, einen Kloß in der Kehle oder im Magen zu haben

Modalitäten

Schlimmer: durch emotionale Erregung, unausgedrückte Trauer, unausgelebte Depressionen, unterdrückte Wut; nach schlechten Nachrichten, nach Enttäuschungen in der Liebe; durch Kälte, Verzehr von Süßigkeiten, Kaffee, Alkohol, Tabakrauch, starke Gerüche, Trost von Außenstehenden, Berührung; vor und nach der Menstruation.

Besser: durch Wärme, Wechsel der Körperposition, Druck auf die schmerzende Stelle; durch Aktivitäten, die Ablenkung bieten; während des Essens.

Ignatia amara

Wichtige Indikationen

Ängste	Magenverstimmung
Ärger/Wut	Schlaflosigkeit
Halsweh	Trauer
Kopfschmerzen	

IPECACUANHA/Cephaelis ipecacuanha
(Brechwurz/Brechwurzel)

Überblick

Die Bezeichnung *Ipecacuanha* kommt aus dem brasilianischen Portugiesisch und bedeutet «Pflanze, die an der Straße wächst und Übelkeit erzeugt». Wäre es nicht praktisch, wenn alle Kräuter auch in unserer Sprache so aussagekräftige Namen hätten? Alle Teile der Pflanze sind bitter, beißend und von übelkeiterregendem Geschmack. Selbst der Geruch reizt die Schleimhäute, so daß man niesen muß und Asthmatiker einen Anfall riskieren.

In hohen giftigen Dosen greift *Ipecacuanha* die Schleimhäute der Atemwege und des Verdauungstrakts an, verursacht vermehrte Sekretion sowie Krämpfe und stimuliert die Brechreizzentren im Gehirn. Auf der Haut kann es Rötungen und Blasen hervorrufen.

Ipecacuanha in nichthomöopathischer Dosierung ist Bestandteil vieler konventioneller Medikamente und wird von Ärzten für die Hausapotheke empfohlen. Seine starke, brechreizstimulierende Wirkung hat sich schon oft als lebensrettend erwiesen, wenn jemand etwas Giftiges verschluckt hat. Andererseits wirkt *Ipecacuanha*, gerade weil es Übelkeit und Brechreiz erzeugt, in homöopathischer Dosierung gegen eben diese Beschwerden. Da es Hautrötungen verursacht, kann es in homöopathischer Form Kindern helfen, die unter Fieber mit stark gerötetem Gesicht leiden. Auch die Zunge ist bei diesen Kindern röter als gewöhnlich; falls Blutungen auftreten, ist das Blut eher hell- als dunkelrot.

Allgemeine Charakteristik

Wenn als erstes Krankheitssymptom Übelkeit auftritt, die durch Erbrechen nicht gelindert wird, oder wenn Übelkeit andauert und vorherrschendes Symptom ist, kommt *Ipecacuanha* in Frage – auch wenn die Übelkeit nicht von Erbrechen begleitet wird. Falls das Kind sich übergeben muß, erbricht es entweder Essen oder würgt «leer», ohne daß Flüssigkeit herauskommt. Die Symptome treten oft nach dem Verzehr von Schweinefleisch, Kalbfleisch oder schweren Speisen wie Kuchen, Eiscreme oder Süßigkeiten auf.

Trotz der Übelkeit ist die Zunge gewöhnlich nicht belegt, und das Kind hat in vielen Fällen keinen Durst. Im allgemeinen ekelt es sich schon vor Nahrung, wenn es daran riecht oder nur daran denkt. Mitunter tritt kalter Schweiß auf, vor allem im Gesicht.

Säuglinge und Kleinkinder, die *Ipecacuanha* brauchen, leiden meist unter reichlichem Speichelfluß und müssen ständig Spucke schlucken. Oft sabbern sie. Außerdem kann die Schleimsekretion im Hals und in den Bronchien so stark sein, daß sie husten müssen. Aus irgendeinem Grund stecken diese Kinder gern den Finger in den Mund.

Die Krankheit macht das Kind übellaunig, ungeduldig und unruhig, allerdings nicht in gleichem Maß wie *Arsenicum*-Kinder. Es ist durch nichts zu erfreuen und schreit und brüllt, bis es bekommt, was es will. Da es jedoch oft gar nicht weiß, was es will, schreit und brüllt es einfach vor schlechter Laune. Häufig beginnen die Beschwerden, nachdem das Kind bestraft, gequält oder in Verlegenheit gebracht wurde, oder wenn es seine Wut unterdrücken mußte.

Durch Lärm, insbesondere Musik, fühlt sich das Kind gestört. Es schläft unruhig, hat lebhafte Träume, fröstelt im allgemeinen stark und ist sehr schwach.

Während der Magenverstimmung ist das Gesicht typischerweise blaß, die Augen eingesunken, der Mund leicht geöffnet (Symptome, die man von vielen Kindern kennt, denen übel ist).

Außerdem ist *Ipecacuanha* ein wichtiges Mittel für alle Kinder, die oft aus der Nase bluten, besonders, wenn das Blut hellrot ist.

Wichtiger Hinweis: Falls die Heilung durch *Ipecacuanha* allein nicht gelingt, ist im Anschluß manchmal *Arsenicum* geeignet. Daß ein zweites Mittel erforderlich ist, erkennen Sie daran, daß die Symptome des Kindes sich verändern, aber immer noch starke Beschwerden verursachen, die jedoch eher einem anderen Mittel entsprechen.

Schlüsselsymptome

- anhaltende Übelkeit und Erbrechen

- reichliche Schleimbildung und Speichelfluß

- unbelegte Zunge

- kein Durst

- Blutungen

Modalitäten

Schlimmer: durch Nahrung (besonders Schweine- und Kalbfleisch), Bewegung, heißes oder feuchtes Wetter, Kälte.
Besser: durch Ruhen mit geschlossenen Augen.

Wichtige Indikationen

Asthma	Husten
Blutungen	Kopfschmerzen
Durchfall	Magenverstimmung

KALIUM BICHROMICUM

(Kaliumbichromat)

Überblick

Praktisch jede Substanz der Welt läßt sich zu homöopathischen Medikamenten verarbeiten, sofern man weiß, welche Wirkung sie in hoher Dosierung hat. Daher benutzen Homöopathen nicht nur Substanzen aus dem Reich der Pflanzen, Tiere und Mineralien, sondern auch diverse Chemikalien. Im Unterschied zur konventionellen Schulmedizin setzen sie Chemikalien allerdings nur in geringen, risikolosen Dosen ein und verschreiben individuell nach dem Gesamtmuster der Symptome eines Menschen.

Kaliumbichromat wird aus Chrom-Eisen-Erz gewonnen und zur Herstellung von Textilfarben, Holzbeizen, Fotografenbedarf und Batterien verwendet. Es ist ein sehr aggressives Gift und läßt Metalle rosten. Geschluckt ruft es Schleimhautreizungen, Entzündungen und dicke, zähflüssige Schleimabsonderungen hervor.

Allgemeine Charakteristik

Kalium bichromicum wirkt am besten bei Kindern mit dicker zähflüssiger Schleimabsonderung aus Nase, Augen, Hals, Brust oder Vagina. Der zähe und klumpige Schleim klebt an den Körperöffnungen und ist oft schwer zu entfernen. Falls bei akuter Krankheit so ein Ausfluß auftritt, ist oft *Kalium bichromicum* das Mittel der Wahl.

Der Ausfluß ist meist gelblich, kann aber auch grünlich sein. Die Hautfarbe des Kindes tendiert ebenfalls zum Gelblichen, auch das Erbrochene ist vorwiegend gelb.

Das Kind fühlt sich im allgemeinen lustlos und vermeidet jede körperliche oder geistige Anstrengung. Es will keine neuen Menschen kennenlernen und oft ganz und gar in Ruhe gelassen werden. Auch die Verdauung funktioniert langsam und lustlos. Die oft vorhandene Übelkeit wird durch Essen ein wenig gelindert, insge-

Kalium bichromicum | 257

samt aber fühlt sich das Kind nach dem Essen meist schlechter. Mitunter bekommt es kurz nach dem Essen Durchfall, und das Essen liegt ihm wie ein Stein im Magen. Manchmal verlangen die Kinder nach sauren Getränken und lehnen Fleisch ab. Oft werden die Beschwerden durch Kaffee stärker (was sich auch auf brustgestillte Säuglinge auswirkt, falls die Mutter Kaffee trinkt). Die Symptome dieser Kinder wechseln und wandern von einem Körperteil zum andern. Oft springen sie von einem fingernagelgroßen Punkt zu einem anderen, ebenso kleinen Fleck. Kopfschmerzen können plötzlich verschwinden, um dann von Nasenausfluß oder Durchfall abgelöst zu werden. Das Kind neigt zum Frösteln und zieht sich am liebsten sehr warm an. Bei kaltem Wetter und durch Abgedecktliegen geht es ihm schlechter. Die Krankheit kann aber auch nach einem Wechsel von kaltem zu warmem Wetter eintreten. Mitunter werden die Symptome morgens und abends schlimmer, sind jedoch um zwei Uhr morgens am stärksten.

Kalium bichromicum eignet sich vor allem für dicke und pausbäkkige Kinder mit hellen Haaren und für kräftig gebaute Teenager, kann aber auch dünnen Kindern helfen, falls die Schlüsselsymptome passen.

Schlüsselsymptome

- zähflüssiger, fadenförmiger Ausfluß (im allgemeinen gelblicher oder grünlicher Farbe)

- Schmerzen an der Nasenwurzel

- wechselnde und von einem Körperteil zum anderen wandernde Schmerzen beziehungsweise Beschwerden

Kalium bichromicum

Modalitäten

Schlimmer: durch kalte Luft, kalten Wind, frische Luft, nasses Wetter, Abgedecktliegen, Berührung, Bücken; um zwei Uhr morgens, nach dem Aufwachen, im Herbst und im Frühling.
Besser: durch Wärme, Bewegung, festen Druck; im Sommer.

Wichtige Indikationen

Allergien	Kopfschmerzen
Erkältung	Krupp
Husten	Masern
Kehlkopfentzündung	Nebenhöhlenentzündung

LEDUM PALUSTRE/Ledum
(Wilder Rosmarin/Sumpfporst)

Überblick

Wilder Rosmarin (nicht zu verwechseln mit dem gleichnamigen Gewürz) wird seit mehreren Jahrhunderten zu Heilzwecken eingesetzt. Die Schweden benutzen die Pflanze zum Abwaschen von Rindern und zur Abtötung von Läusen, und die Bauern legten ihre Zweige ins Korn, um Mäuse abzuhalten. In Schweden wurde Wilder Rosmarin auch dem Bier zugesetzt, um dessen berauschende Wirkung zu verstärken.

Die Blätter der Pflanze sind schmal, lanzenförmig und im unteren Bereich der Pflanze mit weichen, daunenähnlichen Härchen bedeckt, die zur Wärmespeicherung dienen. Möglicherweise ist das die Erklärung für den Namen *Ledum*, der sich vom griechischen *Ledos* (deutsch: Wollkleid) herleitet.

Wilder Rosmarin gehört zur seit alters bekannten Familie der *Ericaceae*. Er wächst in kalten, nördlichen Gebieten vor allem auf feuchten, marschigen Böden. Das Gedeihen in kalter Umgebung spiegelt sich auch in der homöopathischen Anwendung, da Menschen, die *Ledum* brauchen, sich durch Kälte und kalte Anwendungen besser fühlen. *Ledum* ist ein wichtiges Mittel, das immer dann in Frage kommt, wenn der Schmerz durch kalte Anwendungen gelindert wird, etwa bei Bißwunden von Tieren, Insektenstichen, Verletzungen und Entzündungen.

Die Blüten der Pflanzen strömen einen intensiven Geruch aus, der auf ein kampferähnliches Öl mit antiseptischer Wirkung zurückzuführen ist: Ledol. Die Bienen werden von den Farben der Blüten angezogen, lassen sich aber in der Regel nicht darauf nieder, weil sie die Pflanze als giftig erkennen (interessanterweise wird *Ledum* in der Homöopathie auch gegen Bienenstiche eingesetzt).

Die Pflanze wirkt heilend bei Verletzungen und Entzündungen von Muskeln und Bindegewebe und reinigt das Blut nach Tierbissen und Insektenstichen.

Allgemeine Charakteristik

Ledum ist das wichtigste Mittel für Stichwunden, Tierbisse und Insektenstiche. Dr. Adolphe Teste, ein Zeitgenosse von Samuel Hahnemann, dem Begründer der Homöopathie, entdeckte, daß *Ledum* wie *Arnica* die Heilung von Prellungen unterstützt, weil es auf die Kapillaren wirkt. Da *Ledum* besonders auf die kleinen Kapillaren wirkt, ist es besonders zur Behandlung von Prellungen an Händen und Füßen geeignet.

Ledum ist das beste Mittel zur Behandlung von «blauen Augen» und hilft bei Prellungen aller Art, insbesondere wenn *Arnica* zwar eine gewisse Besserung, aber keine wirkliche Heilung gebracht hat. *Ledum* ist besonders bei lange anhaltenden Blutergüssen angezeigt. Typischerweise werden die Prellungen durch Kälte, kalte Anwendungen und kalte Bäder gelindert.

Daneben ist *Ledum* das wichtigste Mittel zur Behandlung von Mücken- und Bienenstichen sowie von Spinnen- und Rattenbissen. Es vermindert den Juckreiz und die Entzündung.

Kinder, die *Ledum* brauchen, sind oft kalt. Dennoch wirkt Wärme verschlimmernd, während Kälte lindert.

Außerdem eignet sich *Ledum* zur Behandlung von Hautausschlägen, die durch das Berühren von Giftpflanzen wie Giftsumach entstehen, vor allem, wenn die Symptome durch kalte Anwendungen gelindert werden. Wenn das Kind eine giftige Pflanze berührt hat, kann man durch rasche Gabe von *Ledum* dem Ausschlag vorbeugen. Die frühere Präsidentin des Amerikanischen Instituts für Homöopathie, Dr. Jacquelyn Wilson, berichtet von einem vierjährigen Mädchen, das für seine Mutter einen Strauß Giftsumachblätter gepflückt hatte, weil ihm die schöne rote Farbe so gefiel. Obwohl Mutter und Tochter normalerweise sehr empfindlich auf diese Pflanze reagierten, gelang es ihnen, den Ausschlag zu verhindern, indem sie sofort eine Dosis *Ledum* in der Dreißigerpotenz einnahmen.

Ledum eignet sich außerdem zur Behandlung von Verstauchungen, besonders bei Kindern, die sich leicht den Fuß umknicken.

Ledum palustre | 261

Schlüsselsymptome

- Stichwunden

- blaues Auge und Prellungen mit Blutergüssen

- Bisse und Stiche

- verstauchter Fußknöchel

- Linderung durch kalte Anwendungen

Modalitäten

Schlimmer: durch Hitze, Bettwärme, zu warme Kleidung, Bewegung; nachts.
Besser: durch Kälte, kalte Anwendungen, kalte Bäder, Ausruhen.

Wichtige Indikationen

Augenverletzungen	Prellungen mit Blutergüssen
Bisse und Stiche	Stichwunden
Giftsumach und andere Giftpflanzen	Verstauchungen und Zerrungen

MAGNESIUM PHOSPHORICUM
(Magnesiumphosphat)

Überblick

Magnesiumphosphat ist ein anorganisches Mineral, das im Blut, in den Muskeln, im Gehirn, im Rückenmark und in Nerven und Zähnen vorkommt. Es ist eines der von dem deutschen Arzt Dr. Schüssler beschriebenen zwölf Zellsalze. Schüssler ist es zu verdanken, daß diese Mittel heute zur Behandlung einer breiten Beschwerdepalette zur Verfügung stehen. Schüssler vermutete, Krankheit käme durch ein Ungleichgewicht der Gewebesalze zustande, und empfahl zur Korrektur solcher Unausgewogenheiten die Einnahme dieser Salze in homöopathisch potenzierter Form. Heute wissen wir, daß die Funktion des menschlichen Organismus von weit mehr als nur zwölf Substanzen beeinflußt wird. Dennoch hat sich in der homöopathischen Praxis gezeigt, daß diese Mittel – trotz der vereinfachenden Grundannahmen Schüsslers – hervorragend zur Behandlung gewisser Beschwerden geeignet sind.

Magnesium phosphoricum wirkt auf Nerven- und Muskelgewebe und trägt zur Heilung von Neuralgien und Muskelkrämpfen bei.

Allgemeine Charakteristik

Bei Koliken, Krämpfen oder Zuckungen, die durch Hitze, Zusammenkrümmen oder Druck gelindert werden, kommen als erste Mittel *Magnesium phosphoricum* und *Colocynthis* in Frage. Es ist kein Wunder, daß die Symptome dieser Mittel teilweise übereinstimmen, denn *Colocynthis* enthält einen gewissen Anteil *Magnesium phosphoricum*.

Aber es gibt auch klare Unterschiede: Kinder, die *Colocynthis* brauchen, sind zornig und reizbar, während bei Kindern, für die *Magnesium phosphoricum* geeignet ist, keine Wutanfälle auftreten. Im Gegenteil: Sie meiden geistige Anstrengung und verhalten sich lieber ruhig, warm und gut zugedeckt, den Körper zusammengekrümmt, um sich die Schmerzen zu erleichtern.

Wärme, warme Getränke, warme Anwendungen und Bettwärme bringen Linderung, Kälte wirkt verschlimmernd. *Magnesium phosphoricum* ist ein wichtiges Mittel für Unterleibskoliken oder prämenstruelle Gebärmutterkrämpfe bei Mädchen im Teenageralter.

Wenn man nach längerem Schreiben, vom Spielen eines Musikinstruments oder durch körperliche Arbeit Krämpfe, Steifheit oder Taubheitsgefühle bekommt, kann dieses Mittel helfen. Die Schmerzen werden in solchen Fällen durch Überanstrengung oder durch übermäßigen Gebrauch bestimmter Muskelgruppen ausgelöst.

Oft leiden Kinder, die *Magnesium phosphoricum* brauchen, unter kaum erträglichen, krampfartigen und stechenden, aber nur selten unter brennenden Schmerzen. Manchmal setzt der Schmerz nach Aufenthalt in der Kälte oder bei naßkaltem Wetter ein. Die Schmerzen kommen und gehen plötzlich und können so intensiv sein, daß das Kind würgt oder sich erbricht.

Zusammen mit den Unterleibskrämpfen können auch Blähungen auftreten, die durch Ablassen von Winden nicht gelindert werden.

Außerdem ist *Magnesium phosphoricum* für zahnende Kinder zu empfehlen, falls warme oder heiße Getränke und Anwendungen Erleichterung bringen.

Schlüsselsymptome

- Krämpfe werden durch Hitze und warme Anwendungen gelindert; außerdem durch Zusammenkrümmen und festen Druck

- Krämpfe werden durch Kälte und kalte Anwendungen verschlimmert

Magnesium phosphoricum

Modalitäten

Schlimmer: durch Kälte, kalten Wind, kaltes Wetter, kalte Zugluft, Berührung, Bewegung; nachts.
Besser: durch Wärme, warme Anwendungen, Druck oder Reiben, Zusammenkrümmen, Ausruhen.

Wichtige Indikationen

Koliken   Zahnen
Rückenschmerzen

MERCURIUS
(Quecksilber)

Überblick

Trotz der Tatsache, daß Quecksilber seit alters her als ausgesprochen giftig bekannt ist, war es im fünfzehnten Jahrhundert ein sehr beliebtes Heilmittel, weil man sich davon die Heilung der Syphilis versprach. Es galt als abführend und reinigend, da es Darmtätigkeit und Brechreiz anregt und auf diese Weise hilft, den Körper von unerwünschten Substanzen zu befreien. Außerdem stimuliert es den Speichelfluß, weshalb man damals bei der Syphilistherapie mit Quecksilber reichlichen Speichelfluß als Vorboten der Heilung ansah.

Andererseits ruft Quecksilber eine ganze Reihe ernster Beschwerden hervor, so daß nicht selten die Menschen eher der Quecksilbervergiftung erlagen als der Syphilis. Bei Überdosierung ruft Quecksilber schankerähnliche Geschwüre hervor, weshalb es für Homöopathen einleuchtend ist, daß sich Syphilissymptome zumindest vorübergehend mit Quecksilber eindämmen lassen.

Quecksilber ist eine sehr ungewöhnliche Substanz. Eigentlich ein Metall, liegt es bei Zimmertemperatur in flüssiger Form vor und verdampft leicht. Da es sehr empfindlich auf Temperaturveränderungen reagiert, wird es seit langem für Thermometer verwendet. Die Kinder, die von *Mercurius* profitieren, reagieren ähnlich empfindlich auf Temperaturextreme wie die Substanz selbst. Ihre Symptome werden sowohl durch Hitze als auch durch Kälte verschlimmert.

Aus der römischen Mythologie ist Merkur als Götterbote bekannt. Vielleicht erklärt sich daraus, daß *Mercurius* in homöopathischer Form die Menschen bei der Kommunikation unterstützt: Es ist eines der wichtigsten Mittel für Personen, die stottern oder zu hastig sprechen.

Allgemeine Charakteristik

Mercurius eignet sich zur Behandlung akuter Beschwerden im fortgeschrittenen Stadium, darunter auch Durchfall und Halsschmerzen. Typische Symptome sind: starker Schmerz, starkes Brennen in ausgedehnten Bereichen und blutige Ausscheidungen. Außerdem ist es das gebräuchlichste Mittel zur Behandlung chronischer Ohrenschmerzen bei Kindern.

Eine gleichzeitige Überempfindlichkeit gegen Hitze und Kälte deutet auf *Mercurius* hin. Das Kind neigt zum Frösteln, fühlt sich aber in warmen Räumen oder in einem warmen Bett schlechter. Oft leidet es abwechselnd unter Hitze- und Kältegefühlen, die nach Wetterveränderungen schlimmer werden. Die Kinder fangen vielfach an zu frösteln, wenn sie nur kurz etwas Kaltes berühren. Frische Luft oder kalter Wind läßt sie bis aufs Mark erschauern. Trotzdem können wenig später Hitzewallungen auftreten.

Wohl den deutlichsten Hinweis auf *Mercurius* liefert reichlicher Speichelfluß. Das Kissen des Kindes ist von Speichel durchnäßt, das Kind sabbert oder schluckt ständig den eigenen Speichel. Gleichzeitig hat es trotz des feuchten Mundraums ungeheuren Durst, vor allem auf kalte Getränke wie Milch oder Limonade. Außerdem hat es einen unersättlichen Hunger, obwohl es sich mitunter vor jeglicher Nahrung ekelt. Wenn das Kind hungrig ist, lehnt es im allgemeinen Fleisch ab; wenn es krank ist, mag es keine Süßigkeiten. Manchmal verspürt es einen Heißhunger nach Butter, in anderen Fällen verursacht ihm schon der Gedanke daran Abscheu.

Neben dem Speichel wird auch reichlich übelriechender, öliger Schweiß gebildet. Im Gegensatz zu all den zahlreichen Kindern, die sich nach dem Schwitzen besser fühlen, erfahren die Kinder, die *Mercurius* brauchen, durch Schwitzen keine Linderung. Oft fühlen sie sich während und nach dem Schwitzen sehr erschöpft. Auch der Atem und andere Körperausscheidungen sind übelriechend.

Das Kind ist unruhig und kann nicht stillhalten, wird aber schnell erschöpft. Sein Verstand funktioniert schlechter als gewohnt, es hat Konzentrationsschwierigkeiten, ist geistig niedergeschlagen und reizbar. Auch der Körper ist schwach; das Kind zittert nach der geringsten Anstrengung, besonders an den Händen oder wenn es nur die Zunge herausstreckt.

Bei Kindern, die *Mercurius* brauchen, setzen sich Erkältungen in der Kehle fest. Auf diese Weise bildet sich mit der Zeit eine starke Entzündung, so daß die Lymphknoten meist anschwellen. Die Zunge ist oft blaß und schlaff; die Zähne hinterlassen Abdrücke darauf.

Nachts und wenn das Kind auf der rechten Seite liegt, werden die Symptome schlimmer.

Schlüsselsymptome

- die Symptome werden durch Temperaturextreme verschlimmert

- die Symptome sind nachts und bei feuchtem Wetter schlimmer

- reichliche, übelriechende und brennende Ausscheidungen

- übermäßiger Speichelfluß

- reichliches und ständiges Schwitzen

Modalitäten

Schlimmer: durch Temperaturextreme, Wetterwechsel, frische Luft; abends und nachts; durch Berührung und Druck; nach dem Essen, während und nach dem Schwitzen; nach körperlicher Anstrengung.
Besser: tagsüber; nach dem Ausruhen; in Höhenlagen.

Wichtige Indikationen

Bindehautentzündung Lebensmittelvergiftung
Durchfall Mumps
Halsschmerzen Ohrenschmerzen
Hepatitis Soor
Herpes Zahnschmerzen

NUX VOMICA
(Brechnuß)

Überblick

Der Brechnußbaum ist ein immergrünes Gewächs aus der Familie der *Loganiaceae*, welche wiederum mit der Pflanzenfamilie verwandt ist, zu der die Ignatius-Bohne (*Ignatia*) gehört. In der Homöopathie verwendet man die Samen dieses Baums. Sie enthalten wie die Ignatiusbohne das giftige Alkaloid Strychnin, das für seine Wirkung auf das Nervensystem bekannt ist und bei praktisch sämtlichen Tieren und Vögeln außer Katzen und Schnecken giftig wirkt. Zunächst ruft es Muskelkrämpfe und eine Übererregung des Nervensystems und aller Sinne hervor, später folgen Erschöpfung und Lähmung.

Der Brechnußbaum hat einen verkrümmten Stamm und unregelmäßige, schiefgewachsene Zweige. Seine Blüten kommen in der kalten Jahreszeit hervor und strömen einen unangenehmen Geruch aus – im Gegensatz zu den meisten anderen Blumen und Blüten, die bekanntlich während der warmen Jahreszeit blühen und wohlriechend sind.

Ähnlich verhält es sich mit den Kindern, die *Nux vomica* brauchen: Sie sind in körperlicher und in psychischer Hinsicht frostig, streitsüchtig, reizbar und mißgelaunt.

Nach homöopathischer Erfahrung eignet sich *Nux vomica* eher zur Behandlung von Jungen und *Ignatia* eher für Mädchen, obwohl beide Mittel durchaus auch dem jeweils anderen Geschlecht helfen können. *Nux vomica* ist zu empfehlen, wenn ein Mädchen sehr wettbewerbsorientiert ist und unter den im folgenden beschriebenen *Nux-vomica*-Symptomen leidet.

Allgemeine Charakteristik

Nux vomica paßt genau zum Geist der heutigen Zeit. Es ist das gängigste Mittel für alle Beschwerden, die durch Maßlosigkeit im Umgang mit Essen, Alkohol oder Drogen entstehen (oder auch bei oder nach Drogen- oder Alkoholmißbrauch der Mutter während der Schwangerschaft oder des Stillens). Außerdem ist es geeignet, wenn Kinder nach bestimmten emotionalen Erfahrungen krank werden: nach Wutanfällen, nach längerer geistiger Überlastung zu Hause oder in der Schule, nach Enttäuschungen oder nachdem sie ein ihnen wichtiges Ziel nicht erreichen konnten.

Kinder, die *Nux vomica* brauchen, sind hyperaktiv und übererregbar. Dr. Margery Black, die mittlerweile verstorbene Ärztin der britischen Königin Elizabeth II., sagt über Kinder, die *Nux vomica* brauchen, daß sie «ständig Reaktionen provozieren», oft daheim oder in der Öffentlichkeit Tobsuchtsanfälle bekommen und sich wild gegen alle Besänftigungsversuche zur Wehr setzen. Sie blühen durch Rebellion erst richtig auf. Als Jugendliche gehören sie zu den ersten, die rauchen und trinken.

Aber der rebellische Geist ist auch Spiegel des Selbstvertrauens dieser Kinder. Meist stehen sie förmlich unter Strom, arbeiten hart und zügig und erwarten von anderen denselben Einsatz. Im Umgang mit Geschwistern und Freunden sind sie sehr wettbewerbsbetont. Sie bersten vor Energie, machen sich aber auch große Sorgen. Oft sind sie angespannt und überängstlich. Sie nörgeln ständig, finden immer ein Haar in der Suppe, sind ungeduldig und lassen sich von der leichtesten Belastung aus der Fassung bringen. Ihre Reizbarkeit und Ungeduld lassen sich oft schon daran ablesen, daß sie verlangen, man solle sie auf der Stelle von ihrer Krankheit befreien.

In vieler Hinsicht sind sie pingelig und legen großen Wert auf Ordnung und Korrektheit. Während der Krankheit sorgen sie dafür, daß ihr Zimmer aufgeräumt ist, und passen genau auf, daß sie auch kein Kügelchen zu viel oder zu wenig von ihrer homöopathischen Medizin bekommen.

Ihr überdrehtes Nervensystem macht sie anfällig für Reize wie Berührung, Schmerz, Lärm, Musik, Speisen und Drogen. Ihr

Schlaf ist leicht, und sie lassen ihre Wut an jedem aus, der sie weckt. Besonders grantig werden sie, wenn sie nicht genug Schlaf bekommen.

Außerdem leiden sie unter Blähungen und Abgang von Winden. Diese Symptome werden im allgemeinen etwa eine Stunde nach dem Essen schlimmer, besonders nach Verzehr von Fleisch, Milch oder kalten Speisen. Nach solchen Nahrungsmitteln können auch andere Symptome auftreten, etwa Kopfschmerzen und Atemwegsbeschwerden. Das Kind verlangt nach fetten und würzigen Speisen, neigt zur Verstopfung und verspürt häufigen vergeblichen Stuhldrang – im Gegensatz zu Kindern mit Verstopfung, die kein Verlangen nach Stuhlgang haben.

Die Verstopfung kann mit Übelkeit und Abneigung gegenüber Nahrung einhergehen. Die Kopfschmerzen sind morgens und nach Anstrengungen jeglicher Art schlimmer. Sie beginnen, wenn das Kind noch im Bett liegt, und werden durch Bücken, Licht, Sonnenbestrahlung, Husten und das Öffnen der Augen verschlimmert. Wärme, Ruhe und Druck auf den Kopf bringen eine gewisse Linderung.

Neben Kopfschmerzen, Magenverstimmung und emotionaler Erregung können tagsüber dünnflüssige Nasenausscheidungen auftreten, wohingegen die Nase nachts verstopft ist. Die Atemwegsbeschwerden sind in der Regel in der Wohnung schlimmer (besonders in warmen Zimmern), an der frischen Luft besser. Durch Kälte und Abgedecktliegen werden sie verschlimmert. Besonders empfindlich reagiert das Kind auf trockenes, kaltes Wetter. Mitunter fühlt es sich bei feuchter oder nasser Witterung besser.

Nach dem Aufwachen, abends, um Mitternacht und zwischen drei und vier Uhr morgens geht es ihm schlechter.

An Armen und Beinen treten Krämpfe auf, außerdem Zuckungen der Muskulatur.

Nux vomica

Schlüsselsymptome

- Beschwerden nach übermäßigem Verzehr von Speisen, Alkohol oder stimulierenden Drogen

- Beschwerden nach längerer geistiger oder gefühlsmäßiger Belastung

- sehr reizbar

- häufiger, vergeblicher Stuhldrang

Modalitäten

Schlimmer: durch übermäßige Nahrungszufuhr (besonders von scharf gewürzten und fetten Speisen); nach Drogenmißbrauch (gilt sowohl für «Genußdrogen» als auch für Medikamente); nach längerer geistiger oder emotionaler Belastung; bei kaltem oder windigem Wetter; bei Schlafmangel oder bei plötzlichen Unterbrechungen des Schlafs; durch Lärm, Licht und Berührung.
Besser: durch Ruhe, unterbrechungsfreien Schlaf, festen Druck, feuchtes Wetter.

Wichtige Indikationen

Ärger/Wut	Kopfschmerzen
Allergien	Lebensmittelvergiftung
Asthma	Nervöse Unruhe
Durchfall	Nesselausschlag
Erkältung	Rückenschmerzen
Fieber	Schlaflosigkeit
Hepatitis	Verstopfung
Koliken	

OSCILLOCOCCINUM/Anas barbariae
(Herz und Leber der Ente)

Überblick

Dieses Mittel wird in Europa vor allem unter der Bezeichnung *Oscillococcinum* angeboten. In Frankreich ist es zur Zeit das beliebteste Grippemittel, und auch in den USA wird es immer beliebter.

Im März 1989 veröffentlichte das *British Journal of Clinical Pharmacology* eine Studie, aus der die Wirksamkeit dieses Mittels klar hervorgeht. Untersucht wurden 487 Grippepatienten. Eine signifikante Anzahl der Personen, die *Oscillococcinum* nahmen, erholte sich rascher von der Krankheit als Personen aus der Kontrollgruppe, die ein Placebo erhielten.

Oscillococcinum wird aus Herz und Leber der Ente hergestellt. Falls Sie es seltsam finden, daß innere Organe von Geflügel einen therapeutischen Wert haben können, möchte ich Sie daran erinnern, daß neueren wissenschaftlichen Erkenntnissen zufolge auch Hühnersuppe bei Infektionskrankheiten eine therapeutische Wirkung hat. So wie Hühnersuppe mit den Innereien von Hühnern zubereitet wird, bezieht vermutlich auch *Oscillococcinum* seine infektionshemmenden Eigenschaften aus den Organen der Ente.

Bisher weiß man nicht, worauf die infektionshemmenden Eigenschaften von Geflügelinnereien zurückzuführen sind. Allerdings haben Biologen und Epidemiologen beobachtet, daß achtzig Prozent aller Enten in ihrem Verdauungstrakt jeden bekannten Grippevirus beherbergen. Möglicherweise helfen die minimalen Überreste dieser Viren im *Oscillococcinum* dem Körper beim Kampf und bei der Vorbeugung gegen Grippe. Vielleicht wirkt auch hier einmal mehr das homöopathische Prinzip.

Die medizinische Forschung und die klinische Erfahrung haben wiederholt bewiesen, daß dieses Mittel am besten in der Zweihunderpotenz wirkt. Deshalb bieten die Hersteller in der Regel nur diese Potenz an. Da nur verschwindend geringe Mengen des Ausgangsstoff für die Herstellung benötigt werden, können die inneren Organe einer einzigen Ente Tausenden von Kranken helfen.

Oscillococcinum

Oscillococcinum wird unter anderem von der französischen Herstellerfirma Boiron hergestellt (von der man es über den Auslandsdienst des deutschen Pharma-Großhandels beziehen kann).

Allgemeine Charakteristik

Oscillococcinum kennt keine vielfach bestätigten, individualisierenden Symptome. Manche Homöopathen betrachten es als allgemeines Fiebermittel. Typische Symptome bei Grippe sind: Fieber, Gliederschmerzen, allgemeine Schwäche, Laufnase und Husten.

Das Mittel wirkt am besten in den ersten 48 Stunden nach Einsetzen der Grippe. Falls Sie mit der homöopathischen Behandlung Ihres Kindes erst nach Ablauf dieser Zeitspanne beginnen, sollten Sie es eher mit einem anderen Mittel versuchen.

Außerdem eignet sich *Oscillococcinum* zur Behandlung von Erkältungen. Der Erfolg ist dabei allerdings weniger durchgängig als bei Grippe.

Schlüsselsymptome

- Grippe- und Erkältungssymptome während der ersten 48 Stunden

Wichtige Indikationen

Erkältung	Grippe

PHOSPHORUS
(Phosphor)

Überblick

Das Element Phosphor spielt eine wesentliche Rolle im Stoffwechsel von Pflanzen und Tieren. Es ist für die Produktion, Speicherung und Freisetzung von Energie in der Zelle notwendig und für den Aufbau von Knochen und Zähnen unabdingbar.

Phosphor kommt in zahlreichen modernen Lebensmitteln vor, insbesondere in Limonadengetränken und Lebensmittelzusatzstoffen. Deshalb gibt es kaum Kinder, die unter Phosphormangel leiden. Übermäßiger Phosphorkonsum hingegen ist keine Seltenheit und führt vielfach zu Störungen des fein abgestimmten chemischen Gleichgewichts im Organismus. Zuviel Phosphor kann zum Beispiel zu erhöhter Calciumausscheidung führen. Da Phosphor bei so vielen physiologischen Prozessen im Spiel ist und in Wechselwirkung zu verschiedenen anderen lebenswichtigen Mineralstoffen im Körper steht, wird diese Substanz auch in der Homöopathie häufig eingesetzt.

Das Element Phosphor ist des weiteren dafür bekannt, daß es bei Luftkontakt Licht ohne gleichzeitige Wärmeentwicklung abgibt. Kinder, die *Phosphorus* brauchen, zeichnen sich durch eine extrovertierte Persönlichkeit aus und haben eine starke Ausstrahlung – ähnlich wie ein phosphoreszierendes Licht. Allerdings brennen sie auch schnell aus und sind erschöpft – wie ein Streichholz mit Phosphorkuppe.

Pflanzen, denen Phosphor fehlt, erkennt man an ihrem dünnen, langen Stamm und ihren schwachen Wurzeln. In ähnlicher Weise sind auch Kinder, die *Phosphorus* brauchen, meist dünn und hochgewachsen und psychisch schlecht geerdet. Oft verrennen sie sich in ihrer eigenen Welt, können Projekte nur schlecht zu Ende führen und ermüden rasch.

Allgemeine Charakteristik

Phosphorus ist ein gängiges homöopathisches Mittel für ein breites Spektrum akuter und chronischer Beschwerden. Bei der Verordnung orientiert man sich am besten an der Gesamtcharakteristik des Kindes und weniger an den jeweiligen Krankheitssymptomen.

Kinder, die *Phosphorus* brauchen, sind gewöhnlich extrovertiert und temperamentvoll. Sie sprühen vor Leben und Heiterkeit. Ihre Gesellschaft ist für andere sehr angenehm und wunderbar unterhaltsam. Am liebsten stehen sie im Mittelpunkt der Aufmerksamkeit. So wie sie die Gesellschaft anderer Menschen lieben, so lassen sie sich auch von ihnen beeinflussen, sind besorgt, wenn die anderen besorgt sind, und unbeschwert, wenn sie guter Dinge sind, besonders, wenn es um ihre Gesundheit und die der anderen geht.

Die Kinder mögen andere Menschen und lieben Gesellschaft, Aufmerksamkeit, Zuneigung und Sympathie. Sie lassen sich sehr gern massieren, weil sie sich dabei wohl fühlen und weil sie die damit verbundene Aufmerksamkeit und Zuneigung schätzen.

In seinem Buch *Psyche und Substanz* beschreibt der Homöopath und Psychiater Edward C. Whitmont den Menschen, der *Phosphorus* braucht, als zarte Blüte, die «in der Sonne günstiger Umstände erblüht, in der Kälte der Feindseligkeit jedoch welkt».

Das Kind läßt sich nicht nur durch Menschen leicht beeindrucken, sondern wird auch durch die physische Umgebung stark beeinflußt. Es reagiert empfindlich auf Kälte (oft wird es krank, nachdem es sich unterkühlt hat), Temperaturwechsel (wie ein «menschliches Thermometer»), Gerüche (durch Parfüm und Tabakrauch fühlt es sich sofort gestört), helles Licht (davon bekommt es mitunter Augenschmerzen) und Lärm (bei plötzlichen Geräuschen schrickt es zusammen).

Seine Sinneswahrnehmungen sind typischerweise sehr scharf. Es sieht, hört und fühlt mehr als andere Kinder und ist mitunter stark intuitiv veranlagt bis hin zur Hellsichtigkeit.

Andererseits ist es anfällig für verschiedene Ängste: vor Dunkelheit, Alleinsein, Geistern, Krankheit, Donner und Spinnen. Unter diesen Ängsten verbirgt sich im allgemeinen eine dumpfe Ahnung, daß ihm etwas Schlimmes zustoßen könnte. Da es sich gern anderen mitteilt, erzählt es ausführlich und in dramatischer Form von seinen Ängsten. Obwohl die Ängste leicht zu provozieren sind, läßt sich das Kind durch mitfühlendes Verständnis ebenso rasch wieder beruhigen. Die homöopathische Fallaufnahme gefällt diesen Kindern sehr gut, weil sie spüren, daß dabei viele verschiedene Aspekte ihres Lebens beachtet und gewürdigt werden.

Oft werden die Ängste auch körperlich spürbar, im allgemeinen in der Magengrube. Vielfach bekommt das Kind Durchfall und zittert beim geringsten Anlaß. Aufgrund seiner vielen Ängste schläft es nicht gern allein, vor allem, wenn es krank ist. Wenn es nicht bei den Eltern im Zimmer schlafen kann, verlangt es zumindest, daß ein Licht angelassen wird. Weil es so leicht zu beeindrukken ist, sollte man ihm keine gruseligen Gutenachtgeschichten vorlesen und es vor dem Schlafengehen keine gewalttätigen oder angsteinflößenden Fernsehsendungen sehen lassen.

Außerdem sind diese Kinder leicht abzulenken. Sie haben eine kurze Aufmerksamkeitsspanne, neue Spielsachen werden ihnen schnell langweilig, und in der Schule können sie nur schwer über längere Zeit aufpassen. Dies wirkt sich unter anderem auch positiv aus: Ihre Ängste lassen sich nämlich rasch vertreiben, indem man ihre Aufmerksamkeit auf etwas Positives lenkt.

Mitunter sind die Kinder unruhig, zappeln ständig und erröten leicht. Obwohl sie allgemein zum Frösteln neigen, haben sie oft brennende Schmerzen, vor allem in Kopf, Kehle, Brust oder Unterleib. Die meisten Symptome werden durch Wärme gelindert, abgesehen von Kopfschmerzen, die dadurch schlimmer werden.

Trotz des Fröstelns verlangt es die Kinder sehr nach kalten Speisen und eisgekühlten Getränken. Sie lutschen gerne Eiswürfel und lieben Eiscreme. Außerdem nehmen sie sehr gern Salz, würzige Speisen, Süßigkeiten, Schokolade, Kaugummi und kalte Milch zu sich. Eier, Brot, Fisch, Fleisch, gekochte Milch, Tee hingegen mögen sie nicht, manchmal auch keine Süßigkeiten (außer Eiscreme).

Ein Kind, das *Phosphorus* braucht, ist häufig krank und neigt zu immer neuen Rückfällen, besonders bei Erkältung und Husten. Außerdem leidet es oft unter Nasenbluten. Trotz seines insgesamt hohen Energieniveaus ermüdet es leicht. Im allgemeinen hat es kurz vor dem Schlafengehen großen Appetit. Die Beschwerden treten eher auf der linken Seite auf, weshalb das Kind auf dieser Seite nicht gut schlafen kann.

Schlüsselsymptome

- brennende Schmerzen, die durch Wärme gelindert werden (Ausnahme: Kopfschmerzen)

- Verlangen nach kalten Speisen und eisgekühlten Getränken

- Verlangen nach Zuneigung und Gesellschaft

- Frösteln

- sehr beeindruckbar; reagiert sehr sensibel auf die Umgebung

Modalitäten

Schlimmer: durch Kälte (außer Kopfschmerzen); auf der linken Körperseite, durch Liegen auf dieser Seite; durch Gerüche, Licht, Berührung, plötzliche Wetterveränderungen; während des Sonnenuntergangs; im Dunkeln; vor und nach Gewittern.
Besser: durch Wärme, Essen, kalte Speisen und Getränke, Mitgefühl, Massage.

Wichtige Indikationen

Ängste	Kopfschmerzen
Blutungen	Krupp
Hepatitis	Magenverstimmung
Husten	Nasenbluten
Kehlkopfentzündung	

PODOPHYLLUM
(Maiapfel)

Die Indianer setzten *Podophyllum* zur Behandlung von Wurmerkrankungen ein. Außerdem verwendeten sie die Pflanze, wenn jemand etwas Giftiges geschluckt hatte, weil sie das Gift aus dem Körper schwemmen hilft. *Podophyllum* wirkt reizend und korrodierend. Diese Eigenschaften macht man sich auch in der zeitgenössischen Medizin zunutze. Podophyllin, ein konventionelles Heilmittel aus dem Trockenextrakt der Pflanze, wird auf Warzen gestrichen, um sie abzuätzen. Aufgrund seiner Ätzwirkung verwendet man es auch als Bestandteil von Gesichtspeelings.

Homöopathische Versuche haben ergeben, daß *Podophyllum* in höheren Dosen bei innerlicher Einnahme die Leber beeinträchtigt. Aufgrund seiner Ätzwirkung ruft es außerdem reichlichen und übelriechenden Durchfall hervor.

Allgemeine Charakteristik

Podophyllum ist eines der bekanntesten Durchfallmittel, besonders bei reichlichem und faulig riechendem Durchfall. Am frühen Morgen (zwischen vier Uhr und zehn Uhr morgens) und an heißen Sommertagen ist der Durchfall im allgemeinen schlimmer. Außerdem eignet sich das Mittel zur Behandlung von Durchfällen bei zahnenden Säuglingen.

Die Durchfälle sind meistens spritzend-dünnflüssig. Aus dem Unterleib des Kindes sind gurgelnde Geräusche zu vernehmen. Oft kommt Durchfall heraus, wenn das Kind irrtümlich meint, es müßte bloß Wind ablassen. Dieses Problem tritt im allgemeinen nach Lebensmittelvergiftungen auf. Das Kind hat reichliche, wäßrige Stühle, die förmlich herausschießen. Nach diesem schmerzlosen Durchfall fühlt sich das Kind erschöpft.

Außerdem hat es nach dem Stuhlgang oft ein leeres, sinkendes Gefühl im Unterleib. Mitunter fühlen sich auch die inneren Organe schlaff an. Die Leber kann sich geschwollen anfühlen und berührungsempfindlich sein, reagiert aber positiv auf Reiben. Daneben können Sodbrennen, Übelkeit, Erbrechen und Kopfschmerzen auftreten. Der Durchfall kann mit Verstopfung abwechseln.

Mitunter ist der Atem des Kindes übelriechend, die Zunge weißbelegt, und das Kind hat einen seltsamen Geschmack im Mund. Wenn es überhaupt nach Nahrung verlangt, bevorzugt es saure Speisen. Es verspürt einen Heißhunger auf Zitrusfrüchte, obwohl die Beschwerden sich dadurch verschlimmern. Im allgemeinen hat es großen Durst auf kalte Getränke.

Auch Kleinkindern mit Durchfall gibt man häufig *Podophyllum*. Im allgemeinen haben sie reichliche, übelriechende und grüngefärbte Stühle. Der Stuhl kann so dünn sein, daß er durch die Windel rinnt. Die Kinder rollen den Kopf hin und her und versuchen, das (zahnlose) Zahnfleisch zusammenzupressen. Sie sind unruhig und schlafen nicht gut.

Schlüsselsymptome

- reichlicher, übelriechender Durchfall
- schlimmer am frühen Morgen
- schlimmer an heißen Sommertagen
- schlimmer während des Zahnens

Modalitäten

Schlimmer: morgens zwischen zwei und vier Uhr; bei heißem Wetter; während des Zahnens; durch Zitrusfrüchte und Milch; nach dem Essen; vor, während und nach dem Stuhlgang.

Besser: durch Reiben oder Streicheln der Leber und durch Liegen auf dem Unterleib; abends.

Wichtige Indikationen

Durchfall

PULSATILLA NIGRICANS/Pulsatilla
(Küchenschelle)

Überblick

Aus den Eigenschaften der Küchenschelle lassen sich viele Rückschlüsse daraus ziehen, für welche Kinder *Pulsatilla* geeignet ist. So wie diese Pflanze in Gruppen wächst und niemals allein, sind auch die Kinder äußerst ungern allein und sehnen sich ständig nach Gesellschaft. So wie die Küchenschelle auf trockenem, sandigem Boden wächst, brauchen die Kinder sehr wenig Wasser und sind anscheinend nie durstig. Wie der Stamm der Küchenschelle klein, zart und biegsam ist, so daß er sich leicht im Wind beugt, so sind auch diese Kinder sanft, mild, nachgiebig, biegsam und passen sich leicht der Umgebung an. Ihren englischen Namen *Windflower* (Windblume) trägt die Pflanze, weil ihre Pollen so leicht mit dem Wind verweht werden. Ebenso sind diese Kinder wechselhaft und launisch wie der Wind.

Bei akuten Beschwerden von Säuglingen und Kindern wird kein anderes Mittel häufiger gegeben als *Pulsatilla*. Beim Lesen der allgemeinen Charakteristik werden Sie den Typ dieses Kindes wahrscheinlich leicht wiedererkennen. Vielleicht fühlen Sie sich sogar an sich selbst, an Ihre Geschwister oder an Freunde aus der Kindheit erinnert.

Allgemeine Charakteristik

Es gibt so viele Indikationen für *Pulsatilla*, daß man dieses Mittel auch als Königin der Homöopathie bezeichnet (der König ist *Sulfur*). Insgesamt kommt es häufiger für Frauen und Kinder in Frage als für Männer.

Die Kinder sind gefühlsbetont und sensibel. Sie sind weinerlich und leicht zu verletzen, zu entmutigen, zu beeinflussen oder zu beherrschen. Sie brechen aus allen möglichen Gründen in Tränen aus, vor allem, wenn sie kritisiert, bestraft oder einfach ignoriert werden. Dabei schluchzen sie niemals laut, sondern weinen so leise und unschuldig vor sich hin, daß man automatisch das Bedürfnis verspürt, sie in den Arm zu nehmen. Ihre Stimmungen wechseln oft; wenn sie eben noch weinten, können sie schon im nächsten Augenblick lachen. Sobald sie die Aufmerksamkeit und das Mitgefühl bekommen, das sie brauchen, verschwinden die Schmerzen und sind rasch vergessen. Um die Aufmerksamkeit der Erwachsenen zu erregen, täuschen diese Kinder mitunter eine Krankheit vor oder regredieren zu Babysprache und Babyverhalten, damit man sich mehr um sie kümmert. Sie saugen Zuneigung geradezu auf und können gar nicht genug davon bekommen.

Als Säuglinge wollen die Kinder unbedingt auf dem Arm gehalten werden, sie brauchen das einfach und sind anders nicht zufriedenzustellen. Wenn die Eltern weggehen oder wenn sie im eigenen statt im Bett der Eltern schlafen sollen, weinen sie.

Die Kinder haben Angst, im Stich gelassen zu werden. Oft quengeln sie ständig, klammern sich an die Eltern, sind auf ihre Geschwister eifersüchtig und verlangen mehr Zuwendung von den Eltern. Durch ihr ständiges Quengeln zeigen sie, daß auch sie hartnäckig und trotzig sein können, wenn es darum geht, Zuwendung zu bekommen. Im Unterschied zu anderen Kindern bekommen sie allerdings keine ausgeprägten Wutanfälle. Falls sie doch einmal wütend werden, hält der Zustand in der Regel nicht lange an.

Sie bemühen sich eifrig, anderen zu gefallen, gewöhnlich um Aufmerksamkeit und Zuwendung zu bekommen. Außerdem lassen sie sich leicht beeindrucken. Erzählt man ihnen vor dem Zubettgehen eine Gespenstergeschichte, können sie schlecht einschlafen und durchschlafen. In jedem Fall schlafen sie lieber bei Licht und kommen mitunter nachts ins Bett der Eltern.

Meist neigen die Kinder zu Selbstmitleid, fragen sich: «Warum muß das immer gerade mir passieren?» und haben das Gefühl, daß sie es nicht wert sind, geliebt zu werden.

Sie haben große Schwierigkeiten, Entscheidungen zu treffen, egal, ob es um wichtige Dinge oder um Kleinigkeiten geht. Wenn man ihnen die Entscheidung nicht abnimmt, überlassen sie sie häufig der Zeit, indem sie so lange warten, bis nur noch eine Wahlmöglichkeit übrigbleibt.

Die körperlichen Symptome des Kindes entsprechen seinem launischen und wechselhaften Charakter. Die Schmerzen wandern hin und her, die Symptome wechseln, mal tut es links weh, dann rechts, und dann wieder links.

Die Kinder frösteln, mögen aber kein heißes Wetter. An heißen Tagen erschlaffen sie mitunter völlig. Sie verabscheuen warme Räume und hohe Luftfeuchtigkeit. Sie halten es unter der Decke nicht aus und strampeln sich bloß, um dann nach einiger Zeit aufzuwachen, weil ihnen zu kalt wird. Am liebsten sind sie an der frischen Luft und im Kühlen, mögen aber auf keinen Fall unterkühlt sein. Manchmal werden sie krank, nachdem sie sich unterkühlt haben, besonders, wenn sie beim Spielen ins Schwitzen geraten sind.

Pulsatilla ist das wichtigste homöopathische Mittel für Kinder, bei denen nach übermäßigem Verzehr schwerer oder fetter Speisen Verdauungsprobleme auftreten. Typischerweise kommen sie von einer Geburtstagsfeier nach Hause, halten sich den Bauch, weil sie zuviel Kuchen gegessen haben, und verlangen, daß sie jemand liebhat. Obwohl sie sehr gern Eiscreme, Kuchen, Erdnußbutter, Süßigkeiten und andere schwere Speisen essen, verursachen ihnen gerade diese Nahrungsmittel Verdauungsbeschwerden und andere Symptome. Warme Speisen, Obst, Milch, Butter und Fleisch, besonders in Form von Schweinefleisch oder Wurst, lehnen sie ab. Im allgemeinen haben sie keinen Durst, auch wenn sie Fieber haben, und man muß sie regelrecht zum Trinken zwingen, da sie kaum Verlangen nach Flüssigkeit haben.

Diese Kinder haben immer wieder Husten und Erkältung. Typisch ist ein dicker gelber oder grünlicher Schleim. Die Nase ist gewöhnlich abends oder in warmen Zimmern stärker verstopft. Meist beginnt die Verstopfung, wenn die Kinder sich zum Schlafen hinlegen, so daß sie nur noch durch den Mund atmen können. Ähnlich wie das wechselhafte Gefühlsleben dieser Kinder wechselt auch die Verstopfung der Nase meist zwischen der linken und der rechten Seite hin und her.

Wichtiger Hinweis: Pulsatilla wird im allgemeinen eher nach der allgemeinen Charakteristik verordnet, weniger nach den örtlichen Krankheitssymptomen.

Pulsatilla nigricans

Schlüsselsymptome

- gefühlsbetonte, sensible Kinder mit schwankender Stimmung, die sich sehr nach Zuwendung und Mitgefühl sehnen

- die Symptome werden in warmen oder stickigen Räumen und bei heißem Wetter schlimmer und an der frischen Luft besser

- die Symptome beginnen nach dem Verzehr schwerer oder fetter Speisen

- kein Durst

Modalitäten

Schlimmer: durch Hitze, Feuchtigkeit, warme Räume, Unterkühlung; abends und im ersten Teil der Nacht; durch Eiscreme, Kuchen, schwere Speisen, heiße Speisen und Getränke.
Besser: durch Aufenthalt an der frischen Luft, sanfte Bewegung, kalte Speisen, kalte Anwendungen, Liegen auf der schmerzhaften Seite.

Wichtige Indikationen

Asthma	Koliken
Bettnässen	Kopfschmerzen
Bindehautentzündung	Masern
Blasenentzündung	Mumps
Durchfall	Nebenhöhlenbeschwerden
Erkältung	Nesselausschlag
Fieber	Ohrenschmerzen
Gerstenkorn	Röteln
Husten	Schlaflosigkeit
Impetigo	Trauer

RHUS TOXICODENDRON/Rhus tox.
(Giftefeu)

Überblick

Giftefeu und Giftsumach sind rasch wachsende Pflanzen, die sich oft über ganze Landstriche erstrecken. Sie bleiben nicht einfach an ihrem Ort, sondern erobern immer neue Gebiete, indem sie sich am Boden entlang ausbreiten oder sich an Bäumen und anderen Pflanzen emporranken. Ähnlich unruhig sind die Kinder, die *Rhus toxicodendron* brauchen. Tagsüber ständig in Bewegung, werfen sie sich auch nachts im Schlaf permanent im Bett hin und her.

Diese Pflanze ist vor allem dafür bekannt, daß sie beim Menschen Hautreizungen und Ausschlag hervorruft, wenn er sie anfaßt. Viele Tiere reagieren weniger empfindlich. Pferde, Maultiere und Ziegen fressen die Pflanze, und ihre Beeren sind eine Delikatesse für Vögel.

Der Wirkstoff, der die Hautreizung hervorruft (die toxicodendrische Säure), nimmt nachts, bei Bewölkung und feuchtem Wetter und in den Monaten Juni und Juli an Wirksamkeit zu. Entsprechend reagieren auch die Kinder, die dieses homöopathische Mittel benötigen: Ihre Symptome sind nachts und bei naßkaltem Wetter deutlich schlimmer.

Rhus toxicodendron wird aus Giftefeu gemacht. Die dazugehörigen Symptome allerdings sind im Prinzip identisch mit denen verwandter Pflanzen wie *Rhus diversiloba* und *Rhus vermix* (Giftsumach).

Allgemeine Charakteristik

So wie das Wachstum dieser Pflanzen kaum zu bremsen ist, sind auch die Säuglinge und Kinder, die von diesem Mittel profitieren, gewöhnlich so unruhig, daß sie kaum stillhalten können. Sie sind ständig in Bewegung und auf der Suche nach bequemeren Positionen, in denen sie sich besser fühlen.

Rhus toxicodendron

Typisch für diese Kinder ist das *Verrostete-Türangeln-Syndrom*: Ihr Körper fühlt sich steif und schmerzhaft an. Bewegung wirkt zunächst verschlimmernd, mit der Zeit jedoch lindernd. Es ist, als ob sich der Körper durch die ständige Bewegung irgendwie selbst ölt und weniger steif wird. Nach einiger Zeit jedoch ist das Kind erschöpft und muß ausruhen, dann kommen die Schmerzen zurück, die «Türangeln» rosten wieder ein, und erneute Bewegung verursacht erneut zunächst Schmerzen. Immer wieder machen die Kinder diesen Zyklus durch: Unbehagen im Ruhezustand, anfängliche Verschlimmerung durch Bewegung, Linderung durch fortgesetzte Bewegung, Erschöpfung durch Überanstrengung, Unbehagen im Ruhezustand und so weiter.

Die Kinder frösteln stark, und ihre Beschwerden werden durch Kälte oder feuchtes Wetter schlimmer. Oft erkranken sie, nachdem sie zu kalt oder naß geworden sind, vor allem, wenn sie sich bei Spiel oder körperlicher Anstrengung überhitzt haben. Abgedecktliegen wirkt verschlimmernd, und auch nachts sind die Symptome gewöhnlich schlimmer.

Der Schlaf des Kindes ist verständlicherweise unruhig, da ein Großteil der Symptome im Ruhezustand und nachts schlimmer werden. Das Kind findet nur schwer die richtige Einschlafposition. Es wirft sich im Schlaf hin und her. Mitunter wacht es auf, weil es Schmerzen hat oder auf die Toilette muß. Beim Aufstehen hat es wieder mit dem *Verrostete-Türangel-Syndrom* zu kämpfen.

Kinder, denen *Rhus toxicodendron* hilft, haben im allgemeinen trockene und aufgesprungene Lippen, oft auch Herpesbläschen. Sie verlangen heftig nach kalten Getränken, besonders nachts. Manchmal werden die Kinder durch die kalten Getränke noch kälter und der Husten schlimmer. Besondere Lust haben sie auf Milch, aber wenig Appetit auf Speisen.

Oft werden Kinder, die *Rhus toxicodendron* brauchen, steif, wenn sie Muskeln einsetzen, die sie längere Zeit nicht benutzt haben. Außerdem können sie nach körperlichen Anstrengungen krank werden.

Rhus toxicodendron | 287

Schlüsselsymptome

- Symptomverschlimmerung durch Ruhen und anfängliche Bewegung

- Linderung der Symptome durch fortgesetzte Bewegung

- Symptomverschlimmerung nachts und durch kaltes oder nasses Wetter

- Ruhelosigkeit; die Kinder werfen sich ständig hin und her

Modalitäten

Schlimmer: durch anfängliche Bewegung, Ruhe, Kälte, kaltes und feuchtes Wetter; nachts; im Schlaf; nach Überanstrengung; durch Berührung, Kratzen und Baden.
Besser: durch fortgesetzte Bewegung und warmes Zudecken.

Wichtige Indikationen

Grippe	Mumps
Halsschmerzen	Nesselausschlag
Hautausschlag durch Giftpflanzen	Rückenschmerzen
	Schlaflosigkeit
Herpes	Verstauchungen und Zerrungen
Impetigo	Windpocken

RUTA GRAVEOLENS/Ruta
(Gartenraute/Weinraute)

Überblick

Die Weinraute gehört zu den ältesten kultivierten Gartenpflanzen Englands. In den frühen Tagen Roms versprachen sich die Krieger Unbesiegbarkeit davon, daß sie die Schwertspitze erhitzten und in den Saft der Pflanze tauchten. Damit nahmen die Römer die Erkenntnis vorweg, daß *Ruta* in homöopathischer Form sich hervorragend zur Behandlung von Verletzungen eignet.

Ebenso wie Knoblauch wurde die Weinraute sehr oft zum Schutz gegen böse Einflüsse verwendet. Im Mittelalter glaubte man, das Kraut könne die Menschen vor der Pest bewahren. Außerdem nahm man an, es könne dem Benutzer das zweite Gesicht verleihen. Es gibt zahlreiche Berichte über den Nutzen von *Ruta* in der Augenbehandlung, allerdings keine wissenschaftlichen Beweise. Der römische Naturforscher Plinius berichtet, die Maler seiner Zeit hätten zur Entspannung ihrer angestrengten Augen regelmäßig Weinraute gegessen. Heute geben Homöopathen *Ruta*, wenn jemand sich die Augen durch zu viel Lesen überanstrengt hat.

Allgemeine Charakteristik

Ruta ist das wichtigste Mittel zur Behandlung von Verletzungen der Knochenhaut (Periost) und für schlecht heilende, oberflächliche Wunden, von denen auch nach längerer Zeit noch eine Verhärtung zurückbleibt. Solche Verletzungen treten vor allem am Knie, am Schienbein und am Ellenbogen auf. Wenn nach einer Verletzung ein knotiger Klumpen (ein Ganglion beziehungsweise Überbein) zurückbleibt, kommt *Ruta* in Frage. Oft bilden sich solche Überbeine am Handgelenk. Das *Karpaltunnelsyndrom*, eine verbreitete Krankheit, bei der sich klumpige Gewebestränge im Bindegewebe von Handfläche und Handgelenk bilden und die Nerven und Blutgefäße abdrücken, läßt sich im allgemeinen mit *Ruta* heilen. Diese

Krankheit kommt in letzter Zeit immer häufiger bei Kindern vor, weil sie die Handgelenke durch Videospiele oder Computerbenutzung überlasten.

Vor und nach operativen Eingriffen an den Gelenken (Knie, Ellenbogen, Hand- und Fußgelenke) oder an den Zähnen sollte man *Ruta* geben. In der Anatomie zählt man im Gegensatz zum Alltagsverständnis die Zähne zu den Gelenken, die Zahnhöhle als Gelenkpfanne. *Ruta* lindert die Schmerzen nach zahnchirurgischen Eingriffen wesentlich und beschleunigt die Heilung ganz erheblich.

Der homöopathische Zahnarzt Dr. Richard Fischer konnte bei Patienten, denen er Zähne gezogen hatte, immer wieder die hervorragende Wirkung von *Ruta* beobachten. Zusammen mit *Arnica* bewirkt *Ruta* eine beträchtliche Linderung der Schmerzen nach der Operation. Außerdem eignet sich *Ruta* nach Dr. Fischers Erfahrung sehr gut für Kinder, denen man die Zahnklammern fester stellt oder Platzhalter zwischen die Zähne schiebt, um Platz für das spätere Einsetzen der Klammer zu schaffen.

Ruta ist neben *Rhus toxicodendron* das wichtigste Mittel für Verstauchungen. *Ruta* hat eine besondere Beziehung zu Verletzungen an Knie, Ellenbogen und den umliegenden Gewebebereichen. Außerdem ist es das gängigste Mittel bei chronischem Tennisellenbogen und chronischen Kniebeschwerden.

Wenn Muskeln durch Überanstrengung oder wiederholte Bewegung überlastet oder entzündet sind, kommt *Ruta* in Frage, insbesondere, wenn *Arnica* und *Rhus toxicodendron* nicht wirken. Der verletzte Bereich fühlt sich heiß an.

Wichtiger Hinweis: *Arnica* und *Ruta* können vor und nach Operationen einzeln oder parallel eingenommen werden. Wenn Sie sie einzeln geben wollen, sollten Sie *Arnica* unmittelbar vor und nach der Operation geben und später, ein bis zwei Stunden nach der Operation, mit der Gabe von *Ruta* beginnen, je nachdem, wie stark der Schmerz ist. Je stärker der Schmerz, desto früher gibt man *Ruta*. Falls er nach ein paar Stunden nachläßt, kann man *Ruta* in größeren Abständen geben, bleibt er anhaltend intensiv, sollte das Kind in kürzeren Abständen *Ruta* erhalten.

Schlüsselsymptome

- Verletzungen der Knochenhaut (Periost)
- Verletzungen oder Operationen an Knie, Ellenbogen oder Zähnen
- Verletzungen an Sehnen und Bändern

Modalitäten

Schlimmer: durch Liegen auf dem schmerzhaften Bereich.
Besser: durch Wärme.

Wichtige Indikationen

Knochenverletzungen	Verstauchungen und
Operationen	Zerrungen
Prellungen	Zahnschmerzen

SILICEA/Silicea terra/Silicium
(Kieselerde/Kieselsäureanhydrid/Siliziumdioxid)

Überblick

Silizium ist nach Sauerstoff das zweithäufigste Element auf unserem Planeten. In der Natur kommt es vor allem in Form von Siliziumdioxid in Quartz, Flint, Sandstein, Sand und zahlreichen anderen Mineralien vor. Es ist der wesentliche Bestandteil von Zement und Glas. Ohne diese Substanz hätten Gräser und Getreidehalme keine Standfestigkeit.

Auch auf den menschlichen Körper wirkt Kieselsäureanhydrid zusammenhaltend. Nach Ansicht der Physiologen ist es ein wesentlicher Bestandteil des menschlichen Körpers. Zwar kommt es darin nur in relativ geringen Mengen vor, die Kollagenfasern aber, die das Bindegewebe zusammenhalten, sind sehr reich an Siliziumdioxid. Auch Arterien, Sehnen, Haut, Bindegewebe, Haare, Nägel und Augen enthalten große Mengen davon.

Die moderne Technologie verwendet Silizium unter anderem in der Herstellung von Funkgeräten und Computerchips, aber auch für die Implantationschirurgie. Silizium ist ein «inertes» Metall, das nur schwer Verbindungen mit anderen chemischen Elementen eingeht. Es ist wasserabweisend, hitzebeständig und oxidiert erst bei sehr hohen Temperaturen, Eigenschaften, die es für die moderne Technik unentbehrlich machen. Von *Silicea* profitieren zum Beispiel Kinder, die wie ein Computerchip Informationen speichern, aber nicht das Selbstvertrauen (das seelische Kollagen) haben, sich hinzustellen und diese Informationen weiterzugeben. Auch reagieren sie kaum, während sich die Welt um sie dreht, sondern leben zufrieden vor sich hin.

Allgemeine Charakteristik

Die Symptome dieser Säuglinge und Kinder entwickeln sich nur langsam, und ebenso langsam reagieren sie auch, wenn sie mit *Silicea* behandelt werden.

Das Kind wirkt körperlich und emotional träge. Es ermüdet leicht und wird schon nach kleineren Anstrengungen blaß. Es fehlen ihm Antrieb und Stehvermögen. Außerdem ist es sehr schüchtern und hat Angst vor Neuem, weil es befürchtet zu versagen. Obwohl es sich wenig zutraut, ist es im Grunde recht intelligent und macht seine Sache meistens gut, wenn es sie zu Ende bringen kann. Wie einem Grashalm, dem Siliziumdioxid fehlt, mangelt es dem Kind an Stehvermögen, und es welkt oder knickt um, wenn man es nicht ständig ermutigt.

Das Kind ist schreckhaft, läßt sich von Kleinigkeiten aus der Fassung bringen und regt sich mitunter mehr über Lappalien auf als über schwerwiegende Ereignisse. Manchmal tritt eine zwanghafte Angst vor Nadeln auf. Es kommt vor, daß das Kind überall nach Nadeln sucht, sie sammelt und zählt, obwohl es im Grunde Angst davor hat.

Das Kind kann sehr dickköpfig sein, wirkt dabei allerdings nicht aggressiv oder streitlustig, sondern tut freundlich und unauffällig das, was es will.

Zurückhaltend wie das Kind verhält sich auch sein Stuhl. Zunächst halb herausgedrückt, rutscht er plötzlich wieder zurück in den After. Oft ist die Verstopfung so stark, daß das Kind kaum noch Stuhl produzieren kann, weder in harter noch in weicher Form. In Extremfällen verspürt es kaum ein Bedürfnis nach Stuhlgang.

Das Kind ist gewöhnlich kalt, fahl-blaß und schweißbedeckt. Der Kopf ist typischerweise groß, der Bauch steht vor, und der Körper ist klein. Das Kind schwitzt reichlich am Kopf und an den Füßen.

Da es ihm an Energie fehlt, ist der ganze Körper sehr kalt. Dieses Problem rührt unter anderem daher, daß es wenig Appetit hat und die Nahrung schlecht verwerten kann. Seltsamerweise ißt es gerne unverdauliche Dinge wie Erde, Sand oder Haare. Wenn es einmal Hunger hat, verlangt es vor allem nach kalten Speisen und Getränken und lehnt warmes Essen ab. Milch mag es entweder sehr gern oder lehnt sie strikt ab. Von Muttermilch bekommt es mitunter Koliken oder Durchfall. Manchmal beginnen die Beschwerden nach einer Impfung.

Wichtiger Hinweis: Silicea wirkt im allgemeinen sehr langsam, außer bei der Behandlung von Splittern.

Schlüsselsymptome

- Mangel an körperlicher Antriebskraft
- geringes Selbstvertrauen
- leicht ermüdbar und leicht aus der Fassung zu bringen
- wenig Appetit und schlechte Verwertung der Nahrung

Modalitäten

Schlimmer: durch Kälte und Abgedecktliegen; nach Impfungen.
Besser: durch Einpacken in warme Decken und heiße Anwendungen.

Wichtige Indikationen

Durchfall	Splitter
Furunkel	Verstopfung
Nebenhöhlenbeschwerden	

STAPHISAGRIA/Delphinium staphisagria
(Scharfer Rittersporn/Stephanskorn/Läusekörner)

Überblick

Der Scharfe Rittersporn ist ein seit alters bekanntes Kraut, das als Brech- und Abführmittel eingesetzt wurde. Es ist so giftig, daß man die daraus gewonnene Tinktur früher zur Bekämpfung von Läusen verwendet hat. Besonders giftig sind die Samen, aus denen dieser Wirkstoff gewonnen wird.

Heute wird das Mittel sehr häufig eingesetzt, weil es sich als besonders wertvoll bei der Behandlung von Schäden durch sexuellen Mißbrauch oder körperliche Mißhandlung erwiesen hat.

Der Scharfe Rittersporn gehört wie *Aconitum* und *Pulsatilla* zur Familie der *Ranunculaceae*.

Allgemeine Charakteristik

Bei der Gabe von *Staphisagria* orientiert man sich eher am emotionalen Zustand des Kindes als an bestimmten körperlichen Symptomen. Ausnahmen zu dieser Regel bilden körperliche Verletzungen wie Schnitt- und Stichwunden, Insektenstiche und chirurgische Schnitte.

Staphisagria ist ein wichtiges Mittel für Kinder, die ihre Wut unterdrücken und versuchen, ihre Gefühle fest unter Kontrolle zu halten. Das Kind brütet schweigend über seinen Problemen. Schließlich aber explodiert es vor Wut, da sich Gefühle nicht ewig unterdrücken lassen. Es zittert, verliert die Stimme, wirft mit Gegenständen, verlangt nach etwas, nur um es zurückzuweisen, wenn man es ihm holt, kann sich sehr schlecht konzentrieren, leidet unter Erschöpfung und Schlaflosigkeit, reagiert empfindlich auf den kleinsten Anlaß und legt alles, was man ihm sagt, als Angriff oder Beleidigung aus. Kurze Zeit nachdem das Kind endlich explodiert ist und seiner Wut freien Lauf gelassen hat, schämt es sich für den Ausbruch. Die körperlichen Beschwerden treten bei diesen Kindern entweder kurz nach der Unterdrückung oder kurz nach dem explosionsartigen Ausbrechen der Wut auf.

In ihrem Buch *Porträts homöopathischer Arzneimittel* beschreibt Catherine Coulter, wie das *Staphisagria*-Kind sich mit Angriffen der Außenwelt auseinandersetzt: «Um der Erniedrigung durch andere entgegenzuwirken oder vorzubeugen, verhält es sich besonders unterwürfig und versucht mit aller Kraft, dem Angreifer gefällig zu sein oder ihn zu besänftigen. Damit leistet es natürlich nur weiteren Beleidigungen und Verletzungen Vorschub.»

Dieser Charakterzug beziehungsweise dieses Verhaltensmuster findet sich bei vielen Kindern, die sexuell oder körperlich mißhandelt werden. Sie beschäftigen sich sehr viel mit sexuellen Dingen, mal als Folge des Mißbrauchs, mal aus eigenem Interesse. Im Säuglings- und Kleinkindalter berühren sie oft ihre Genitalien; wenn sie älter werden, masturbieren sie häufig.

Oft werden Kinder, die auf *Staphisagria* ansprechen, krank, nachdem sie eine peinliche Situation erlebt haben. Wenn sie zum Beispiel von jüngeren Geschwistern oder Spielkameraden bei einem Wettbewerb überflügelt werden oder sich durch jemanden verletzt fühlen, aber aus Stolz nicht reagiert haben, zermartern sie sich tagelang den Kopf und brüten über diesen eigentlich geringfügigen Ereignissen. Indem sie sich aus falsch verstandenem Stolz zur Beherrschung zwingen, unterdrücken sie ihre natürliche Ausdrucksfähigkeit und bereiten so den Boden für Krankheit. Oft fühlen sie sich schlecht und werden schließlich krank, wenn sie den hohen Erwartungen ihrer Eltern nicht gerecht werden können.

Falls körperliche Schmerzen auftreten, werden sie durch Berühren der schmerzhaften Stelle merklich schlimmer. Auch schon leichte Berührung wirkt verschlimmernd.

Das Kind hat enormen Hunger, auch direkt nach den Mahlzeiten. Besonders groß ist sein Verlangen nach Brot, Milch und Flüssigkeiten.

Außerdem ist *Staphisagria* ein wichtiges Mittel zur Behandlung verschiedener Stichverletzungen: Schnitte, Insektenstiche, chirurgische Schnitte.

Staphisagria

Schlüsselsymptome

- Beschwerden nach unterdrückter Wut
- Beschwerden nach körperlicher oder sexueller Mißhandlung
- Beschwerden nach peinlichen Situationen
- die schmerzhafte Stelle reagiert empfindlich auf die geringste Berührung

Modalitäten

Schlimmer: durch Wut, Verlegenheit, aufgestaute Gefühle, körperliche oder sexuelle Mißhandlung, geringen Druck und leichte Berührung; frühmorgens.
Besser: nach dem Essen; wenn das Kind warm ist; nach der Nachtruhe.

Wichtige Indikationen

Ärger/Wut	Schlaflosigkeit
Blasenentzündung	Schnittwunden
Gerstenkorn	Stichwunden
Insektenstiche	Trauer
Operationen	Zahnschmerzen

SULFUR
(Schwefel)

Überblick

Schwefel ist ein uraltes Heilmittel, das seit Tausenden von Jahren in verschiedener Form zur Behandlung zahlloser Beschwerden eingesetzt wird. Mal wird es äußerlich angewendet, mal innerlich; Schwefelquellen sind für ihre Heilwirkung berühmt.

Schwefel ist ein wesentlicher Bestandteil der menschlichen Zellsubstanz und steht folglich in enger Beziehung zu allen Geweben des Körpers. Schwefel kann ein weites Spektrum akuter und chronischer Beschwerden hervorrufen und heilen.

Wenn man Schwefel anzündet, verbrennt er und entwickelt einen typisch säuerlichen Geruch von faulen Eiern. Anders als Phosphor, der ansteigt und leichter wird, wenn man ihn erhitzt, setzt sich Schwefel beim Erhitzen. Vielleicht erklärt sich so, daß Kinder, die *Phosphorus* brauchen, luftig und abgehoben sind, während diejenigen, die *Sulfur* brauchen, erdhaft und oft auch einfach schmutzig sind.

Allgemeine Charakteristik

Sulfur wird sehr oft zur Behandlung chronischer Beschwerden eingesetzt. Es zählt zu den am häufigsten verschriebenen Konstitutionsmitteln (diese Mittel sollten, wie bereits erwähnt, durch einen erfahrenen Homöopathen ermittelt werden). Aber auch bestimmte akute Beschwerden lassen sich damit wirksam behandeln. Um dieses Mittel in akuten Fällen zu verordnen, sollte man einige Grundtatsachen über die konstitutionelle Verfassung von *Sulfur*-Kindern wissen.

Kinder, denen *Sulfur* hilft, sind so lebendig wie aktive Vulkane und stiften ständig Unruhe. Sie sind ohne Unterlaß aktiv, können kaum stillsitzen, sind ausgesprochen neugierig und erforschen fortwährend furchtlos neue Dinge. Sie klettern auf Bäume und Möbelstücke, um Dinge, die sie interessieren, näher in Augenschein zu nehmen. Wenn die Familie bei Freunden zu Besuch ist, durchstöbern sie Haus, Hof und die gesamte Umgebung, egal, ob man es ihnen erlaubt hat oder nicht. Außerdem brechen sie oft irgendwelche Regeln, weil sie meinen, daß diese für sie nicht gelten.

Die Kinder stellen ständig irgend etwas an und gehen achtlos mit dem Eigentum anderer um. Oft liegen ihre Kleider und Spielsachen im ganzen Haus verstreut oder werden bei Spielkameraden vergessen. Die Zahnpastatube wird natürlich keinesfalls zugeschraubt. Außerdem haben die Kinder einen ausgeprägten Sammlerinstinkt, der sich zum Beispiel auf Puppen, Insekten, Bücher oder Eintrittskarten zum Fußballspiel richten kann. Nur ungern trennen sie sich von alten oder zerrissenen Kleidern, weil sie damit schöne Erinnerungen verbinden. Die Kinder scheinen Schmutz irgendwie anzuziehen und sind ständig verdreckt, was sie allerdings wenig stört: Sie merken es kaum und baden nur ungern. Wie ein tätiger Vulkan neigen die Kinder zum Spucken.

Ein weiterer typischer Charakterzug ist der Egoismus dieser Kinder. Sie gehen so sehr in ihrer eigenen Welt auf, daß sie die Bedürfnisse der anderen überhaupt nicht spüren. Der Egoismus läßt sich sehr gut an ihrer Einstellung zu ihren eigenen Habseligkeiten und denen der anderen ablesen. In ihrem Buch *Porträts homöopathischer Arzneimittel* charakterisiert Catherine Coulter diese Einstellung folgendermaßen: «Was meins ist, ist meins; was deins ist, darüber läßt sich diskutieren.»

Das Kind besitzt eine natürliche Intelligenz, die es in die Lage versetzt, neue Informationen rasch zu erkennen und zu verarbeiten. Auch redet es gern und viel. Es denkt sich persönliche Theorien und Weltanschauungen ohne Rücksicht auf die Wirklichkeit aus und trägt sie mit großer Gewißheit vor, selbst wenn es überhaupt nichts von dem Gebiet versteht. Es betrachtet die Dinge gern aus abstrakter Perspektive und stellt Fragen nach Gott, der Natur und der Unendlichkeit, Fragen, die niemand beantworten kann. Oft fragt es: «Warum?» Mit der Wahrheit nimmt es das Kind nicht sehr genau, nicht aus Bösartigkeit, sondern weil es sich wichtig fühlt, wenn es die Dinge nach seinem Gutdünken umdefiniert und weil es für seine Phantastereien mehr Aufmerksamkeit bekommt.

Trotz seiner Hyperaktivität ist das Kind auch faul. Aufgaben und Pflichten liegen ihm gar nicht, und es ärgert sich, wenn ihm die Eltern oder andere Personen sagen, was es zu tun hat, weil es meint, es käme besser zurecht, wenn man es in Ruhe lassen würde. Die Einlösung von Versprechen zögert es meist lange hinaus. Wenn es die Wahl hätte, würde es morgens lange schlafen, danach in seinem Zimmer bleiben und spielen und zwischendurch immer wieder zu einem kleinen Imbiß in die Küche laufen.

Die Kinder sind heiß (wie Vulkane), und ihre Beschwerden werden durch Hitze, warmes Wetter, Bettwärme, warme Räume und warme Kleidung (besonders Wolle) schlimmer. Sie wollen immer möglichst wenig Kleidung tragen, egal, ob sie Fieber haben oder nicht. Die Füße werden nachts besonders heiß, worauf die Kinder sie aus dem Bett strecken oder die Decke ganz abwerfen. Sie mögen kühle Temperaturen. Extreme Kälte kann allerdings verschlimmernd auf die Beschwerden wirken.

Den erhitzten Zustand des Kindes erkennt man an seinem geröteten Gesicht und den geröteten Schleimhäuten. Auch Lippen, Lidränder, Nasenflügel und Ohren sind rot.

Um diese Hitze und die ständige Aktivität aufrechterhalten zu können, muß das Kind viel essen. Deshalb entwickelt es, abgesehen vom Frühstück, einen großen Appetit. Am liebsten ißt es Salz, Fett, würzige Speisen (Pizza gehört zu seinen Lieblingsgerichten) und besonders Süßigkeiten (vor allem Schokolade und Eiscreme). Anders als die meisten Kinder verspeist es ohne weiteres auch exotische Speisen, bei denen andere zögern. Oft ißt es mit den Fingern, ganz wie es seiner Neigung zur Unordnung entspricht. Es hat großen Durst, vor allem auf eiskalte Limonadengetränke. Im allgemeinen mag es keine Milch. Trinkt es doch welche, wird es mitunter äußerst reizbar und bekommt Verdauungsprobleme, Durchfall oder Kopfschmerzen.

Das Kind hat eine schmutzig aussehende, trockene, rauhe Haut. Trotz dieser Tatsache hat es eine Abneigung gegen Wasser und Baden. Körpergeruch und Ausscheidungen riechen unangenehm.

Außerdem ist *Sulfur* in homöopathischer Form für seine ausgezeichnete Wirkung bei länger andauernden akuten Beschwerden bekannt, etwa bei Erkältung, Grippe, Husten und Ohrenentzündung.

Schlüsselsymptome

- der Körper ist warm, aber die Beschwerden werden durch Hitze und alles Warme verschlimmert

- gerötete Schleimhäute, besonders die Lippen

- Kinder, die ständig etwas anstellen; trockene, schmutzig wirkende Haut

Modalitäten

Schlimmer: durch Hitze, warme Räume, Bettwärme, extreme Kälte, Stehen und Baden.
Besser: im Freien; durch kühle Luft und durch Kratzen.

Wichtige Indikationen

Allergien	Hautausschlag durch
Bettnässen	Giftpflanzen
Fieber	Impetigo
Furunkel	Kopfschmerzen
Gerstenkorn	Masern
Halsschmerzen	Nesselausschlag

SYMPHYTUM OFFICINALE/Symphytum
(Beinwell/Comfrey)

Überblick

Der Begriff *Symphytum* kommt vom griechischen *symphyo* (deutsch: ich vereinige). Der englische Name dieser Pflanze, *Comfrey*, ist eine Zusammensetzung der lateinischen Worte *cum* und *firma* (zu deutsch etwa: mit Festigkeit). Seit vielen Jahrhunderten weiß man, daß diese Pflanze die Vereinigung von Knochen und das Heilen von Brüchen fördert. In der englischen Volksmedizin wird Beinwell auch als «Knochenrichter» (*Boneset* oder *Knitbone*) bezeichnet.

Beinwell ist reich an Kalzium, Phosphor, Kalium, Eisen, Magnesium und an Vitamin B, C und E. Im Sinne des Ähnlichkeitsgesetzes ist es logisch, daß eine kalziumreiche Pflanze in homöopathischer Dosierung bei Knochenbrüchen nützlich sein kann. Ohne Kalzium kann der Mensch kein starkes Knochengerüst aufbauen. Zuviel davon allerdings macht die Knochen spröde, während es in homöopathischer Dosierung kräftigend auf sie wirkt.

Außerdem enthält Beinwell einen Stoff namens Allantoin, von dem man weiß, daß er das Wachstum neuer Zellen fördert. Beinwell ist in vielen rezeptfreien und verschreibungspflichtigen Hautsalben enthalten.

Allgemeine Charakteristik

Symphytum ist das wichtigste Mittel zur Behandlung von Knochenbrüchen. Wenn ein Bruch schlecht heilt, kommen *Symphytum* oder *Calcium phosphoricum* in Frage. Außerdem eignet sich *Symphytum* zur Behandlung von Knochenhautverletzungen.

Symphytum ist sehr gut für Kinder geeignet, die nach einem Schlag mit einem stumpfen Gegenstand blaue Flecken bekommen. Allerdings kommt es nur in Betracht, wenn die oberste Hautschicht nicht verletzt ist.

Symphytum officinale

Wenn ein Kind einen Schlag auf das Auge bekommt, entwickelt sich in der Regel das typische «blaue Auge». Bei solchen Verletzungen und wenn der Augapfel selbst in Mitleidenschaft gezogen ist, ist ebenfalls *Symphytum* zu empfehlen. Im letzteren Fall sollte man außerdem einen Arzt aufsuchen.

Schlüsselsymptome

- Prellungen durch stumpfe Gegenstände
- blaues Auge oder blaue Flecken nach Verletzungen
- Verletzungen der Knochenhaut (Periost)
- Knochenbrüche

Wichtige Indikationen

Augenverletzungen   Prellungen
Knochenbrüche

Fünfter Teil

Weitere Darreichungsformen homöopathischer Heilmittel

19. Komplexmittel

Schon in der Frühzeit der Homöopathie war es üblich, zwei oder mehr homöopathische Mittel parallel zu geben, in der Annahme, daß zumindest einer der Bestandteile oder gerade die entstandene Mischung in der Lage sein würde, bestimmte Krankheiten zu heilen. In den Augen mancher Homöopathen grenzt dieses Kombinieren an Gotteslästerung. Denn besagt nicht eines der Grundprinzipien der Homöopathie, daß jedes Mittel immer individuell nach den einzigartigen Symptomen eines Menschen verschrieben werden sollte? Trotzdem erfreuen sich die sogenannten Komplexmittel nach wie vor großer Beliebtheit, da sie zweifellos wirken.

In der Öffentlichkeit sind die Komplexmittel oft sogar bekannter als die homöopathischen Einzelsubstanzen, da sie aggressiver vermarktet werden. In Europa und hauptsächlich in Deutschland sind Komplexmittel äußerst beliebt, und auch in den USA werden sie gern gekauft.

Zur Herstellung eines Komplexmittels werden in der Regel drei bis sechs verschiedene Homöopathika miteinander vermischt (in der Europäischen Gemeinschaft dürfen aus nicht ersichtlichen Gründen höchstens sechs Mittel auf einmal in einem Homöopathikum enthalten sein – Anmerkung des Übersetzers). Meist handelt es sich dabei um Niedrigpotenzen (unter der vierundzwanzigsten Potenz), die sich als besonders wirksam in der Behandlung bestimmter Krankheitsbilder erwiesen haben. Zum Beispiel hat man fünf der gängigsten Mittel gegen Heuschnupfen kombiniert, um damit einen breiteren Kreis von Allergikern behandeln zu können. Diese benutzerfreundlichen Homöopathika sind leichter zu verordnen als homöopathische Einzelwirkstoffe, da man sie nicht gemäß den Symptomem des Patienten individualisieren muß. Außerdem ist es möglich, daß ein gutes homöopathisches Komplexmittel bei akuten Beschwerden mitunter gerade durch die synergetische Wirkung der verschiedenen darin enthaltenen Substanzen besonders rasch wirkt – so wie auch in der Pflanzenheilkunde oft verschiedene Kräuter zur gleichzeitigen Anwendung empfohlen werden, weil sie sich in der Wirkung gegenseitig unterstützen.

Der Sportmediziner Steven Subotnick hat ein breites Spektrum von Fußbeschwerden mit Homöopathie behandelt und setzt Homöopathika zur Beschleunigung der Heilung nach Fußoperationen ein. Da er laufend Fußoperationen durchführt, hatte er ausreichend Gelegenheit, die Wirkung von individualisierten Homöopathika mit der von Komplexmitteln zu vergleichen. Dabei stellte er fest, daß *Arnica* sehr wohl hilfreich ist, aber noch besser wirkt, wenn gleichzeitig *Hypericum* und *Ruta* gegeben werden. Er sagt: «*Arnica* hilft, den Schock der Operation zu verarbeiten und fördert die Heilung der weichen Gewebe, *Hypericum* unterstützt die Heilung von Nerven, und *Ruta* trägt zur Knochenheilung bei. Zusammen wirken sie wesentlich besser, als wenn ich sie einzeln einsetze.» Dr. Subotnick stellt seine homöopathischen Komplexmittel selbst zusammen, benutzt aber gelegentlich auch ein handelsübliches homöopathisches Mittel, das unter anderem die erwähnten drei Substanzen enthält.

Der Homöopath und Kardiologe Dr. Joe D. Goldstrich äußert sich folgendermaßen über Komplexmittel:

Aufgrund meiner Ausbildung in klassischer Homöopathie habe ich Komplexmittel zunächst voller Verachtung gemieden. Als dann aber meine Praxis nach und nach größer wurde, mußte ich feststellen, daß ich enorm viel Zeit mit der Behandlung von Erkältungs- und Grippekrankheiten verbrachte. Selbst wenn ich beim erstenmal das richtige Mittel erwischte, änderten sich oft die Symptome nach ein paar Tagen, die Patienten kamen zurück und verlangten ein neues Mittel, und ich mußte erneut zahlreiche Symptome bedenken. Dann probierte ich, als ich Grippe hatte, an mir selbst ein Komplexpräparat aus. Verblüffenderweise war die Grippe nach 36 Stunden wie weggeblasen. Als nächstes probierte ich es ebenso erfolgreich an meinem Sohn aus. Dann gab ich es auch meinem anderen Sohn und sagte ihm, er sollte es schon bei den ersten Anzeichen von Erkältung nehmen. Daraufhin wurde er erst gar nicht krank – dank einer einzigen Gabe! Mittlerweile haben viele meiner Patienten auf meine Empfehlung Komplexmittel in der Hausapotheke, damit sie schon bei den ersten Krankheitszeichen mit der Einnahme beginnen können. Das klappt wunderbar, und meine Arbeit wird dadurch um vieles leichter.

Dennoch zählen manche Homöopathen Komplexmittel nicht zur «wahren» Homöopathie. Sie wenden ein, daß man bei Anwendung von Komplexpräparaten nicht mehr erkennen kann, welches der darin enthaltenen Einzelmittel am besten gewirkt hat. Außerdem bringen Komplexmittel in der Regel nur vorübergehende Linderung und kaum einmal echte Heilung. Zum Beispiel gehen bei einem Kind, dem man ein Komplexmittel gegen Heuschnupfen gibt, die Beschwerden wahrscheinlich zeitweise zurück, um dann aber unvermindert zurückzukehren, da die zugrundeliegende Pollenallergie nicht ausgeheilt wurde. Dies gilt allerdings auch für viele der in diesem Buch beschriebenen Einzelmittel. Nur der erfahrene Homöopath ist gewöhnlich in der Lage, *chronische* Beschwerden wirklich zu kurieren, indem er bei aufeinanderfolgenden Konsultationen verschiedene Einzelmittel gibt und genau weiß, wann bestimmte Mittel nicht mehr weitergenommen werden dürfen, da die Besserung bereits eingesetzt hat.

Komplexpräparate haben sicher ihren Wert und sind sehr praktisch in der Anwendung. Dennoch sollte man die machtvolle Wirkkraft des individualisierten Einzelmittel keinesfalls unterschätzen. Ein richtig gewähltes Homöopathikum kann chronische oder sogar erblich bedingte Beschwerden auf tiefer Ebene heilen und den gesundheitlichen Gesamtzustand eines Menschen erheblich verbessern, so daß er widerstandsfähiger gegenüber körperlichen und seelischen Belastungen wird.

Andererseits gibt es Umstände, in denen Komplexmittel in Frage kommen: etwa wenn Ihr Kind unter chronischen Beschwerden leidet, Sie jedoch keinen erfahrenen Homöopathen in der näheren Umgebung kennen; wenn Sie nicht entscheiden können, welches

Einzelmittel das richtige ist; oder wenn das Mittel, das Ihnen richtig erschien, nicht wirkt oder gerade nicht zu beschaffen ist. Außerdem haben Komplexmittel schon deshalb einen festen Platz in der Hausapotheke verdient, weil sie im Vergleich zu schulmedizinischen Medikamenten praktisch keine Nebenwirkungen haben.

Es ist im Prinzip einfach, akute Beschwerden mit einem Komplexmittel zu behandeln. Allerdings müssen Sie dazu erst einmal die Handelsbezeichnungen der Komplexmittel kennen. Aus gesetzlichen Gründen findet sich in Deutschland auf der Verpackung von homöopathischen Komplexmitteln (ebenso wie bei Einzelpräparaten) oft kein Hinweis, für welche Symptome oder Krankheiten sie geeignet sind. In den USA hingegen sind Komplexpräparate deutlich gekennzeichnet: für zahnende Kinder, bei Koliken, Allergien, Kopfschmerzen und so weiter. Apotheker, homöopathische Ärzte und Heilpraktiker wissen aber in der Regel, welches Komplexpräparat für welche Krankheiten geeignet ist. Mitunter gibt es von verschiedenen Herstellern unterschiedliche Komplexmittel mit unterschiedlichen Kombinationen von Einzelmitteln. In diesem Fall ist im voraus schwer zu beurteilen, welches Mittel besser wirken würde. Beachten Sie beim Kauf folgende Vorsichtsmaßregeln:

Kaufen Sie nur Mittel von bekannten Herstellern oder Mischungen, die von erfahrenen Homöopathen zusammengestellt sind. Orientieren Sie sich bei der Wahl des Komplexmittels an Ihren persönlichen Erfahrungen und an dem Wissen über Einzelmittel, das Sie durch dieses Buch gewonnen haben. In verschiedenen homöopathischen Standardwerken finden Sie Hinweise auf Wechselwirkungen verschiedener Homöopathika (etwa in Kents Repertorium, siehe Literaturliste S. 321). Natürlich sollte man Komplexmittel nicht verwenden, wenn die darin enthaltenen Wirkstoffe sich bekanntermaßen in der Wirkung aufheben oder schlecht zusammenpassen.

Homöopathische Komplexmittel haben auf jeden Fall eine Daseinsberechtigung. Sie sind leicht zu verschreiben, wirken oft gut und sind in Apotheken in der Regel eher auf Lager als die Einzelmittel. Natürlich besteht kein Zweifel daran, daß individualisierte Homöopathika rascher, nachhaltiger und tiefer wirken als Komplexmittel. Sie sollten lernen, sowohl den Wert von Komplexmitteln als auch von Einzelmitteln zu schätzen.

20. Mittel zur äußerlichen Anwendung

Die meisten homöopathischen Mittel werden innerlich genommen. Auch Hautkrankheiten werden innerlich behandelt, da man in der Homöopathie annimmt, daß Hautsymptome Zeichen für innere Störungen sind, die sich als allererstes auf der Haut bemerkbar machen.

Unter bestimmten Umständen kann aber auch die äußerliche Anwendung homöopathischer Mittel sehr sinnvoll sein, etwa bei Hautverletzungen, wundgescheuerten Stellen, Insektenstichen, Tierbissen und Verbrennungen. In solchen Fällen können Homöopathika, äußerlich angewendet, die Selbstheilungskräfte des Körpers unterstützen und potentielle Komplikationen verhindern. Die zur äußerlichen Anwendung bestimmten Mittel sind meist kaum verdünnt oder potenziert. Da sie aus Kräutern gewonnen werden, kann man sie sowohl zur Pflanzenmedizin als auch zur Homöopathie rechnen, wobei allerdings zu bedenken ist, daß sie in der Homöopathie manchmal etwas anders eingesetzt werden als in der Pflanzenheilkunde.

Bei den Mitteln zur äußerlichen Anwendung gibt es verschiedene handelsübliche Zubereitungsformen: Urtinkturen, Lösungen mit geringem Alkoholanteil, nichtalkoholische Lösungen, Salben, Gele, Öle, Lotionen und Sprays. Jede dieser Zubereitungsformen hat ihre Vorteile, aber auch ihre Grenzen.

Die äußerlichen Mittel trägt man am besten mit einem sauberen Wattebausch auf. Tauchen Sie den Wattebausch nicht wieder in die Flasche, nachdem Sie eine Wunde ausgewischt haben, damit keine Bakterien in die Flasche geraten. In vielen Fällen können Sie die Mittel auch mit den Fingern auftragen, bei tiefen Schnittwunden oder schweren Verbrennungen ist dies jedoch nicht zu empfehlen. Auf jeden Fall sollten Sie die Hände vorher waschen.

Da die äußerlichen Mittel in der Regel nicht potenziert sind, wird ihre Wirkung durch die verschiedenen im zweiten Teil genannten Einwirkungen (kampfer- oder mentholhaltige Produkte, Heizdecken und so weiter) kaum beeinträchtigt. Auch die sonstigen Vorsichtsmaßregeln gelten hier nicht, etwa daß man vor und nach Anwendung des Mittels jeweils eine Viertelstunde nichts trinken und essen soll.

Wie so viele schulmedizinische Medikamente enthalten auch viele homöopathische Mittel zur äußeren Anwendung Substanzen, die nicht zur inneren Einnahme bestimmt sind und sogar gefährlich sein können. Achten Sie deshalb darauf, daß diese Mittel außerhalb der Reichweite von Babys und kleinen Kindern aufbewahrt werden.

Die meisten, aber nicht alle der auf den folgenden Seiten erwähnten Zubereitungsformen sind so, wie der Autor sie beschreibt, im Handel der deutschsprachigen Länder erhältlich. Da es mehrere Dutzende homöopathische Hersteller mit sehr unterschiedlichen Programmen gibt, war nicht immer zu ermitteln, ob die Angaben auch für den deutschsprachigen Markt gelten. [Anm. d. Übers.]

Urtinkturen

Bei einer Urtinktur handelt es sich um Lösungen mit hohem Alkoholanteil (35 bis 90 Prozent). *Arnica-, Calendula-* und *Hypericum-*Urtinkturen zum Beispiel enthalten erhebliche Mengen Alkohol. Urtinkturen bestehen aus Pflanzenextrakten auf Basis von Alkohol. Der Alkohol dient einerseits zur Extraktion der Wirkstoffe aus der Pflanze und andererseits zur Konservierung. Da Alkohol selbst antiseptische Eigenschaften hat, wirkt eine Urtinktur grundsätzlich infektionshemmend. Aus diesem Grund eignen sich Urtinkturen besonders gut zur Behandlung offener Wunden. Außerdem läßt die Urtinktur die Haut atmen, so daß eine zusätzliche Infektionsgefahr durch Feuchtwerden der Wunde vermieden wird.

Bevor Sie eine Urtinktur auf eine Wunde auftragen, sollten Sie sie mit drei bis vier Teilen Wasser verdünnen, um Ihrem Kind das Brennen des Alkohols zu ersparen. *Bei tiefen Wunden sollte man die Urtinktur vorsichtshalber nur mit frisch abgekochtem Wasser oder sterilisiertem Wasser aus der Apotheke verdünnen.* Bei leichteren Verletzungen oder Verbrennungen reicht in der Regel Leitungswasser oder Mineralwasser. Dem Austrocknen der Haut durch den hohen Alkoholgehalt von Urtinkturen können Sie vorbeugen, indem Sie die Urtinktur nicht zu oft oder abwechselnd mit Salbe, Spray, Gel oder Öl auftragen.

Bedenken Sie bei der Anwendung von Urtinkturen bitte auch, daß sie durch Wasser oder Schweiß leicht abgespült werden.

Von homöopathischen Herstellerfirmen sind viele Einzelmittel als Tinktur erhältlich. Einige davon gibt es nur auf Rezept, weil sie bei innerer Anwendung giftig wirken können.

Lösungen mit niedrigem Alkoholgehalt

Es gibt auch homöopathische Lösungen mit niedrigem Alkoholgehalt (zwischen fünfzehn und zwanzig Prozent Alkohol). Ihr Vorteil ist, daß man sie direkt auf oberflächliche Wunden, aufgescheuerte Stellen und Verbrennungen auftragen kann. Da sie die Haut weniger austrocknen als eine Urtinktur, können sie häufiger aufgetragen werden.

Solche Lösungen mit niedrigem Alkoholgehalt gibt es nur von relativ wenigen homöopathischen Mitteln, vor allem von *Arnica, Calendula, Hypericum* und *Apis.*

Die meisten anderen, zur äußerlichen Anwendung bestimmten Mittel werden ohne Alkohol hergestellt. Allerdings enthalten sie mitunter pflanzliche Öle oder Erdölprodukte.

Nichtalkoholische Lösungen

Nichtalkoholische Lösungen kann man ohne vorherige Verdünnung mit Wasser direkt auf den verletzten Bereich auftragen, da sie beim Kontakt mit der Wunde allenfalls minimales Brennen verursachen. Anders als Urtinkturen trocknen sie die Haut nicht aus, sondern wirken eher feuchtigkeitsspendend. Mitunter behindern sie allerdings die Hautatmung.

Diese Mittel halten sich allerdings schlechter als die Urtinktur und verlieren nach spätestens einem Jahr ihre Wirksamkeit. Nach dem Öffnen sollte man sie kühl und trocken oder im Kühlschrank lagern, wenn man schon weiß, daß man sie in nächster Zeit nicht aufbrauchen wird.

Nichtalkoholische Lösungen gibt es nur von einigen wenigen Wirkstoffen, gewöhnlich *Arnica* und *Calendula*.

Salben

Salben werden in der Regel auf Basis von Vaseline hergestellt, ein gereinigtes Erdölprodukt, das vor allem aus Paraffinöl besteht. Dieses Öl trägt zur Befeuchtung der Haut bei und ist relativ wasserbeständig, weshalb man es gut an den Händen und anderen Körperteilen verwenden kann, die oft mit Wasser in Kontakt kommen. Salben lassen sich problemlos auftragen und beim Verbandswechsel ohne weiteres erneuern.

Bei offenen Wunden oder tiefen Schnitten sollten Sie keine Salbe verwenden, weil die Wunde darunter nicht trocknen kann und die Infektionsgefahr erhöht wird. Salben kommen vor allem bei oberflächlichen oder fast verheilten Wunden in Frage.

Mitunter werden Salben auch bei Hautbeschwerden wie Ekzem oder Herpes eingesetzt. Sie bewirken in solchen Fällen zwar keine Heilung, bringen aber vorübergehende Linderung.

Homöopathische Hersteller bieten in Salbenform vor allem an: *Aesculus, Apis, Arnica, Calendula, Graphites, Hamamelis, Hypposcinum, Hypericum, Ledum, Symphytum, Thuja* und *Urtica urens*, außerdem einige Kombinationsmittel für Hämorrhoiden und Warzen.

Cremes

Eine Creme kann aus unterschiedlichen Stoffen zusammengesetzt sein. Im allgemeinen enthält sie zwei Grundbestandteile: einen öligen beziehungsweise fetten Teil und einen wäßrigen Teil. Der ölige Teil besteht im allgemeinen aus Vaseline, Lanolin (einem aus Lammwolle gewonnenen Fett), Bienenwachs, Paraffin (dadurch wird die Konsistenz fester) oder Stearinsäure (einer Fettsäure). Der wäßrige Teil kann zum Beispiel aus Aloe vera, Glyzerin (einer klaren, sirupartigen Flüssigkeit, die man aus pflanzlichen oder tierischen Fetten gewinnt) oder auch nur aus Wasser bestehen.

Cremes haben den Vorteil, daß sie die Haut befeuchten und weniger schwer sind als Salben, so daß die Haut darunter besser atmet. Wenn die Haut um die Wunde sehr trocken ist oder wenn man das Mittel sehr häufig auftragen will, wählt man am besten eine Creme. Da Cremes leichter abzuwaschen sind als Salben oder Öle, muß man sie wiederholt auftragen, falls die Wunde öfter gewaschen oder ausgewischt wird.

In Cremeform bieten homöopathische Hersteller im allgemeinen die Mittel *Arnica, Calendula* und *Urtica urens* an.

Gele

Gele wirken kühlend auf Wunden oder Verbrennungen. Man kann sie direkt auf die Verletzung auftragen, sollte aber bedenken, daß sie ein leichtes Brennen verursachen können. Gele sind in der Regel leicht aufzutragen und sehr ergiebig. Sie haben weniger Fettbestandteile und sind deshalb leichter abzuwaschen.

Da Gele auf die Wunde und den umliegenden Bereich austrocknend wirken, sollte man auf Salben oder Cremes umsteigen, falls die Haut zu trocken wird.

Die meisten homöopathischen Hersteller bieten nur einige wenige Gele an, gewöhnlich *Arnica, Calendula* und Komplexmittel gegen Insektenstiche.

Öle

Öle werden im allgemeinen auf Mineralölbasis hergestellt, manchmal aber auch mit pflanzlichen Ölen. Sie können direkt auf die Wunde aufgetragen werden und brennen nicht. Sie halten die Haut feucht, lassen sie aber nicht atmen und sollten deshalb nicht bei tiefen Wunden oder ernsten Verbrennungen verwendet werden. Da sie sehr wasserbeständig sind, eignen sie sich gut für Menschen, die sich viel waschen, viel schwimmen oder den verletzten Körperteil ständig benutzen.

Viele Physiotherapeuten verwenden *Arnica*-Öl als Massageöl. Bei den Ölen, von denen hier die Rede ist, handelt es sich um reine Trägersubstanzen – im Unterschied zu den durch die Aromatherapie bekanntgewordenen ätherischen Ölen, die aus Heilpflanzen gewonnen werden und selbst eine therapeutische Wirkung haben.

Lotionen

Eine Lotion ist eine dünne Creme oder eine cremige Flüssigkeit, im allgemeinen weniger dick als Creme oder Salbe, aber dicker als Urtinktur oder Öl. Lotionen sind meist nicht sehr fettig, lassen sich ohne weiteres abwaschen und sind leicht aufzutragen.

Manche Lotionen enthalten feuchtigkeitsspendende Stoffe wie Aloe vera, Avocadoöl oder Aprikosenkernöl. Ihre spezielle Konsistenz verdankt die Lotion in der Regel natürlichen oder synthetischen Emulgatoren.

Andere Lotionen sind eher flüssig, da sie vor allem aus Urtinktur und Isopropylalkohol bestehen. Sie können direkt auf die Wunde aufgetragen werden, trocknen sofort und fühlen sich nicht fettig an. Mitunter verursachen sie beim Auftragen leichtes Brennen.

Im Handel gibt es als Lotionen vor allem *Arnica*, *Calendula* und *Hypericum*.

Sprays

Seit einiger Zeit gibt es zur äußeren Anwendung auch Homöopathika in Sprayflaschen. Sie haben sich als sehr nützlich, praktisch und hygienisch erwiesen, weil die Eltern oder auch das Kind selbst damit einfach die betroffene Stelle einsprüht, ohne daß ein Wattebausch benötigt wird. Bei anderen Formen der äußeren Anwendung kann es passieren, daß man mit dem Wattebausch die Flaschenöffnung berührt und dort Bakterien abwischt, die mit dem letzten Wattebausch dorthingeraten sind.

Sprays bestehen im allgemeinen aus Pflanzenextrakt mit Glyzerin und Wasser oder aus Pflanzenurtinktur mit Isopropylalkohol. Die Produkte auf Glyzerin- und Wasserbasis enthalten keinen Alkohol und sollten deshalb der besseren Haltbarkeit zuliebe kühl gelagert werden, am besten im Kühlschrank.

Isopropylalkoholhaltige Produkte verursachen beim Aufsprühen auf offene Wunden ein leichtes Brennen. Bei häufiger Anwendung wirken sie austrocknend. Außerdem werden sie leicht abgespült. Falls Sie einen Schnitt oder eine Verbrennung wiederholt in kurzen Abständen behandeln wollen, sollten Sie abwechselnd mit dem Spray Salbe, Lotion oder Öl verwenden, damit die Haut nicht austrocknet. Außerdem müssen Sie aufgrund des Isopropylalkoholgehaltes darauf achten, daß Ihr Kind sich das Spray nicht in den Mund sprüht oder es trinkt.

Anhang

Weiterführende Informationen

I. Wissenschaftliche Forschungen auf dem Gebiet der Homöopathie

Da Sie dieses Buch gekauft haben, brauche ich vermutlich keine großen Worte zu machen, um Sie vom Wert der homöopathischen Heilkunst zu überzeugen. Aber vielleicht stehen Ihre Bekannten, Nachbarn, Eltern oder auch Ihr Arzt oder Ihr Ehepartner der Homöopathie skeptisch gegenüber. Als Argumentationshilfe für solche Fälle hier in aller Kürze einige wichtige neuere Forschungsergebnisse im Bereich der Homöopathie (weitere Informationen hierzu finden Sie in meinem Buch *Homöopathie – die sanfte Heilkunst**):

Es gibt heute weit mehr wissenschaftliche Veröffentlichungen zum Thema Homöopathie, als man glaubt. Die wichtige Fachzeitschrift *British Medical Journal* hat kürzlich einen Überblick über 25 Jahre Forschung auf dem Gebiet der Homöopathie veröffentlicht**. Darin werden 107 kontrollierte klinische Studien wiedergegeben, die in 81 Fällen eine erfolgreiche Anwendung von homöopathischen Mitteln dokumentieren. Interessant ist die Tatsache, daß gerade die am besten überwachten und wissenschaftlich exaktesten Untersuchungen den Wert der Homöopathie bestätigten.

Bei 13 von 19 Studien wurden Atemwegserkrankungen erfolgreich behandelt, bei 6 von 7 andere Infektionen, 5 von 7 zeigten Verbesserungen bei Krankheiten des Verdauungsapparates, in 5 von 5 Studien erwiesen sich Homöopathika als wirksam bei Heuschnupfen, 5 von 7 Studien ergaben eine raschere Genesung nach Unterleibsoperationen, bei 4 von 6 erwiesen sich Homöopathika als förderlich bei der Behandlung rheumatischer Erkrankungen, in 18 von 20 Fällen waren Homöopathika erfolgreich in der Behandlung von Schmerzen und Traumata, 8 von 10 Studien zeigten eine Besserung bei geistigen und seelischen Problemen, und 13 von 15 Studien ergaben Verbesserungen bei verschiedenen anderen Krankheiten.

---

* Dana Ullman: *Homöopathie – die sanfte Heilkunst*, Bern u. a. (Scherz) 1991.
** J. Kleijnen, P. Knipschild und Gerben ter Riet: «Clinical Trials of Homeopathy», *British Medical Journal* 302, 9. Februar 1991, S. 316–323.

Von besonderem Interesse für werdende Mütter dürften Forschungsergebnisse sein, die beweisen, daß Homöopathika Wehendauer und Geburtskomplikationen positiv beeinflussen können.* Dabei gab man neunzig Frauen im letzten Schwangerschaftsmonat eine Kombination aus fünf verschiedenen Homöopathika (*Caulophyllum, Arnica, Pulsatilla, Gelsemium* und *Cimicifuga*) in der fünften Potenz. Bei den Frauen, die diese Mischung erhalten hatten, waren die Wehen im Durchschnitt vierzig Prozent kürzer, und es traten nur ein Viertel so viel Komplikationen auf wie bei den Frauen, die ein Placebo bekommen hatten.

Bei einer Untersuchung an Heuschnupfen-Patienten gab man der einen Gruppe Homöopathika, der anderen ein Placebo, erlaubte aber sämtlichen Teilnehmern, bei Bedarf ein Antihistaminikum zu nehmen, falls die anderen Mittel (Homöopathikum bzw. Placebo) nicht ausreichend wirkten**. In diesem Fall bestand das homöopathische Mittel aus einer Mischung von zwölf verschiedenen Pollenarten in der Potenz C 30. Die Ergebnisse wurden in der renommierten britischen Fachzeitschrift *The Lancet* veröffentlicht und zeigten, daß die Personen, die das Placebo nahmen, doppelt so oft zum Antihistaminikum griffen wie die homöopathisch behandelten.

Bei einer Studie an 487 Grippepatienten erwies sich *Oscillococcium* in der Potenz C 200 als wirksam: Unter den Patienten, die dieses Mittel erhielten, waren doppelt so viele, die ihre Grippe innerhalb von 48 Stunden loswurden, wie unter denen, die nur ein Placebo bekamen***. Diese Studie wurde im *British Journal of Clinical Pharmacology* veröffentlicht und auch in *The Lancet* erwähnt.****

Demnächst wird eine Untersuchung der Universität Glasgow

---

*   P. Dorfman, M. Lasserre, M. Tetau: «Préparation à l'accouchement par homéopathie: Expérimentation en double-insu versus placébo», *Cahiers de Biothérapie 94*, April 1987, S. 77–81.

** David Taylor Reilly, Morag A. Taylor, Charles McSharry und Tom Aitchison: «Is Homeopathy a Placebo Response: Controlled Trial of Homeopathic Potency, with Pollen in Hayfever as Model», *Lancet*, 18. Oktober 1986, S. 881–886.

*** J. P. Zmirou, D. D'Adhemar und F. Balducci: «A Controlled Evaluation of a Homeopathic Preparation in the Treatment of Influenza-like Syndromes», *British Journal of Clinical Pharmacology* 299, 1989, S. 365–366.

**** «Quadruple Blind», *Lancet*, 4. April 1989, S. 91.

veröffentlicht, die ergab, daß sich Asthma erfolgreich homöopathisch behandeln läßt. Ein ermutigendes Ergebnis, gerade wenn man an den bedrohlichen Verlauf dieser Krankheit, die wachsende Zahl von Kindern, die daran sterben, und die Nebenwirkungen bestimmter schulmedizinischer Asthmamedikamente denkt.

Da für die homöopathische Forschung nur begrenzte Mittel zur Verfügung stehen, ist es kein Wunder, daß bisher keine klinischen Studien zu allen gängigen Krankheiten vorliegen. Aus dem Fehlen solcher wissenschaftlich akzeptierter Ergebnisse darf man nicht schließen, daß Homöopathika bei bestimmten Krankheiten nicht wirken. Es bedeutet nur, daß bisher keine nach den Kriterien der Schulmedizin durchgeführten Untersuchungen vorliegen. Im Gegenteil: Sie können sicher sein, daß homöopathische Ärzte praktisch alle häufig vorkommenden Beschwerden von Kindern behandeln können und auch schon erfolgreich behandelt haben. Damit will ich nicht sagen, daß jedes Kind mit Homöopathie geheilt werden kann, sondern nur, daß Homöopathika bei richtiger Anwendung zumindest den Gesundheitszustand des Kindes erheblich und ohne jede Nebenwirkung verbessern können.

Neben den zahlreichen klinischen Studien, die die Wirksamkeit der Homöopathie beweisen, bestätigt auch eine Fülle von Laborexperimenten den Wert der Homöopathie. Zum Beispiel hat man gezeigt, daß homöopathische Mittel die «Makrophagen» stimulieren, große Immunzellen, die potentielle Krankheitserreger und Fremdkörper einfach verschlucken*. Acht von zehn ausgewählten homöopathischen Mitteln erwiesen sich im Laborversuch als wirksam gegen Viren**. Eine weitere Studie ergab, daß winzige homöopathische Arsendosen bei Ratten die Fähigkeit zur Ausscheidung giftiger Arsenbelastungen verbesserte***.

* Elizabeth Davenas, Bernard Poitevin und Jacques Benveniste: «Effect on Mouse Peritoneal Macrophages of Orally Administered Very High Dilutions of Silica», *European Journal of Pharmacology* 135, April 1987, S. 313–319.
** L. M. Singh und G. Gupta: «Antiviral Efficacy of Homeopathic Drugs Against Animal Viruses», *British Homeopathic Journal* 74, Juli 1985, S. 168–174.
*** J. C. Cazin u. a.: «A Study of the Effect of Decimal and Centesimal Dilution of Arsenic on Retention and Mobilization of Arsenic in the Rat», *Human Toxicology,* Juli 1987, S. 315–320.

Zu den Studien, die ergaben, daß Homöopathie nicht wirkt, ist zu sagen, daß sie ausnahmslos methodisch fehlerhaft durchgeführt wurden. Untersucht wurde dabei die Wirksamkeit eines einzelnen homöopathischen Mittels zur Behandlung bestimmter Krankheiten. Nun gibt es zwar einige Homöopathika, von denen man weiß, daß sie bei bestimmten Beschwerden mit einiger Sicherheit wirken, in den meisten Fällen aber müssen die Heilmittel je nach dem Symptom-Muster des Patienten individualisiert werden.

Obwohl die Bedeutung der Homöopathie mittlerweile durch eine Reihe wissenschaftlicher Untersuchungen untermauert wird, besteht ein großer weiterer Forschungsbedarf. Bedauerlicherweise haben die amerikanische Regierung und die Regierungen der meisten anderen Staaten niemals die homöopathische Forschung unterstützt. Auch die größeren medizinischen oder philanthropischen Organisationen haben nie Stiftungsgelder zur Erforschung der Homöopathie bereitgestellt. Es ist zu hoffen, daß mit steigender Beliebtheit der Homöopathie endlich größere private oder öffentliche Mittel zur Erforschung dieses wichtigen Gebiets der Heilkunde bereitgestellt werden.

II. Empfehlenswerte Literatur und Bezugsadressen

(Die im Buch erwähnten oder empfohlenen Titel sind durch halbfetten Satz hervorgehoben.)

Einführende Bücher und homöopathische Familienratgeber

In diesen Büchern finden Sie allgemeine Informationen über Homöopathie und homöopathische Mittel. Einige davon sind nicht ausdrücklich für die Behandlung von Kindern geschrieben, enthalten aber nützliche Hinweise in dieser Hinsicht.

Borland, Douglas M.: *Kindertypen*, Heidelberg (Arkana) [3]1988.
Cummings, Stephen und Ullman, Dana: **Das Hausbuch der Homöopathie**, München (Heyne) 1987.
Hauptmann, Horst: *Homöopathie in der kinderärztlichen Praxis*, Heidelberg (Haug) 1991.
Leduc, Herman: *Kranke Kinder homöopathisch behandeln*, München (Droemer Knaur) 1990.
Roy, Ravi und Carola: *Selbstheilung durch Homöopathie*, München (Droemer Knaur) 1988.
Stellmann, H. Michael: *Kinderkrankheiten natürlich behandeln*, München (Gräfe und Unzer) [3]1992.
Stumpf, Werner: *So hilft Homöopathie bei Kinderkrankheiten*, München (Gräfe und Unzer) [2]1990.
Ullman, Dana: **Homöopathie – Die sanfte Heilkunst**, Bern/München/Wien (Scherz) 1991.
Voegeli, Adolf: *Homöopathische Therapie der Kinderkrankheiten*, Heidelberg (Haug) [5]1989.

Homöopathische Philosophie, Methodologie, Forschung

Dieser Werke vermitteln ein tiefergehendes Verständnis dieser einzigartigen Heilkunst.

Coulter, Catherine R.: **Portraits homöopathischer Arzneimittel I.**, Heidelberg (Haug) [2]1990.
Coulter, Catherine R.: **Portraits homöopathischer Arzneimittel II.**, Heidelberg (Haug) 1991.
Eichelberger, Otto: *Klassische Homöopathie I.*, Heidelberg (Haug) [4]1989.
Eichelberger, Otto: *Klassische Homöopathie II.*, Heidelberg (Haug) [2]1987.

Gawlik, Willibald: *Arzneimittelbild und Persönlichkeitsporträt*, Stuttgart (Hippokrates) 1990.
Hahnemann, Samuel: *Organon der Heilkunst. Ausgabe 6 B*, Heidelberg (Haug) [7]1989.
Kent, James Tyler: *Zur Therapie der Homöopathie*, Leer (Grundlagen und Praxis) [3]1985.
Kenyon, Julian und Schimmel, Helmut W.: *Die Medizin des 21. Jahrhunderts*, Stuttgart (Sonntag) 1990.
Risch, Gerhard: *Homöopathik*, München (Pflaum) 1985.
Vermeulen, Frans: **Kindertypen in der Homöopathie**, Stuttgart (Sonntag) [2]1992.
Vithoulkas, Georgos: *Medizin der Zukunft. Homöopathie*, Kassel (Wenderoth) [8]1991.
Vithoulkas, Georgos: *Die wissenschaftliche Homöopathie*, Göttingen (Burgdorf) [2]1987.

Materia medica und Repertorien

Diese Nachschlagewerke können Sie konsultieren, wenn Sie über die im vorliegenden Buch vermittelten Kenntnisse hinausgehende Informationen über homöopathische Heilmittel und die ihnen zugeordneten Symptomkomplexe suchen.

Barthel, Horst (Hrsg.): *Synthetisches Repertorium* (3 Bände), Heidelberg (Haug) [3]1987.
Boericke, William: **Homöopathische Mittel und ihre Wirkungen** (Materia Medica und Repertorium), Leer (Grundlagen und Praxis) [4]1991.
Candegabe, Eugenio F.: *Vergleichende Studien der homöopathischen Arzneimittelbilder*, Göttingen (Burgdorf) 1988.
Charette, Gilbert: *Homöopathische Arzneimittellehre für die Praxis*, Stuttgart (Hippokrates) [6]1991.
Dewey, W. A.: *Homöopathie in Frage und Antwort I. Teil: Materia Medica*, Bern (Barthel & Barthel) 1986.
Farrington, E. A.: *Klinische Arzneimittellehre*, Göttingen (Burgdorf) 1991.
Hahnemann, Samuel: *Reine Arzneimittellehre* (6 Bände), Berg (Barthel & Barthel) 1987.
Hering, Constantin: *Kurzgefaßte Homöopathische Arzneimittellehre*, Göttingen (Burgdorf) 1979.
Kent, James Tyler: **Kents Arzneimittelbilder**, Heidelberg (Haug) [8]1991.
Kent, James Tyler: **Neue Arzneimittelbilder der Materia Medica homoeopathica**, Heidelberg (Haug) [3]1992.
Künzli, Jost und Barthel, Michael: *Kent's Repertorium Generale* (3 Bände), Berg (Barthel & Barthel) 1985.

Lathoud, Joseph A.: *Materia Medica* (3 Bände), Berg (Barthel & Barthel) 1986.
Mezger, Julius: *Gesichtete Homöopathische Arzneimittellehre* (2 Bände), Heidelberg (Haug) [9]1991.
Stauffer, K.: *Klinische Homöopathische Arzneimittellehre*, Stuttgart (Sonntag) [10]1988.
Tyler, M. L.: *Homöopathische Arzneimittelbilder*, Göttingen (Burgdorf) 1992.
Tyler, M. L.: *Wichtige Krankheitszustände und ihre homöopathischen Mittel*, Bielefeld (Stefanovic) 1991.

Kinderheilkunde aus konventioneller Sicht

Harnack, Gustav A. von, und Heimann, Gerhard (Hrsg.): *Kinderheilkunde*, Berlin/Heidelberg/New York (Springer) [8]1990.
Herbst, Vera: **Unseren Kindern helfen**, Köln (Kiepenheuer & Witsch) 1991.
Schulte, Franz J., und Spranger, Jürgen (Hrsg.): *Lehrbuch der Kinderheilkunde*, Stuttgart/New York (G. Fischer) [26]1988.

Kinder heilen mit Naturheilverfahren

Goebel, Wolfgang, und Glöckner, Michaela: **Kindersprechstunde**, Stuttgart (Urachhaus) [9]1991.

Bezugsadressen für homöopathische Literatur

Lage & Roy Buchvertrieb, Hörnleweg 36, 82481 Murnau (führt auch englischsprachige Literatur)

Verlag Grundlagen und Praxis, Bergmannstraße 20, 26789 Leer. Dieser Verlag gibt selbst homöopathische Literatur heraus und vertreibt englischsprachige Literatur.

III. Homöopathische Nachschlagewerke als PC-Software (Bezugsadressen)

Statt der unter II., »Materia Medica und Repertorien«, aufgeführten Nachschlagewerke in Buchform kann man zur genaueren Bestimmung der Mittel und der Gewichtung der Symptome, die zur Ermittlung des richtigen homöopathischen Heilmittels führt, auch eines von mehreren auf dem Markt angebotenen Computerprogramme für den PC verwenden.
Die meisten dieser Programme sind recht kompliziert zu handhaben und für den Gebrauch des homöopathischen Arztes oder Heilpraktikers bestimmt. Es gibt jedoch inzwischen auch Software, die der Laie auf seinem Heimcomputer oder PC verwenden kann. Informationen über solche Programme erhalten Sie unter folgenden Adressen:

Dr. Lang & Partner, E-M-Systems, Klinge 10, 73087 Boll

Medicom Computer-Vertriebs-GmbH, Klingenweg 12,
63920 Großheubach

IV. Hersteller von homöopathischen Mitteln

Es gibt im deutschen Sprachraum etwa 50 Hersteller von homöopathischen Mitteln. Einige wichtige Firmen (darunter auch Hersteller von Komplexmitteln) sind im folgenden angegeben:

DHU, Ottostraße 24, 76227 Karlsruhe
Heel, Ruhrstraße 14, 76532 Baden-Baden
Horvi, Postfach 40, 91166 Georgensgmünd
Iso, Hemmauerstraße 15, 93047 Regensburg
Madaus, Ostmerheimerstraße 198, 51109 Köln
Pflüger, Bielefelder Straße 17, 33378 Rheda-Wiedenbrück
Stauffen-Pharma, Bahnhofstraße 35, 73033 Göppingen
Wala, Boslerweg, Eckwälden, Post 73087 Boll
Weleda, Möhlerstraße 3, 73525 Schwäbisch-Gmünd

Apotheke zum Rothen Krebs, Liechtensteg 4, A-1010 Wien
Dr. Peithner KG, Richard-Strauß-Straße 13, A-1230 Wien
Spagyra, Oberfeldstraße 1a, A-5082 Gröding

Laboratoire Schmidt-Nagel SA, Postfach 310, CH-1217 Meyrin 1/Genf

V. Homöopathische Organisationen

Deutsche Homöopathische Union, Ottostraße 24, 76227 Karlsruhe. Dieser große Hersteller von homöopathischen Mitteln führt auch Fortbildungen für Ärzte und Heilpraktiker durch.

Deutscher Zentralverein homöopathischer Ärzte e.V., Bundesvorstand und Geschäftsstelle: Dr. med. Anton Drähne (1. Vorsitzender), Münsterstraße 10, 53111 Bonn

Lehr- und Forschungsinstitut für Homöopathie, Hörnleweg 36, 82481 Murnau, gibt auch die Zeitschrift *Homöopathischer Ratgeber* heraus.

Ärztegesellschaft für klassische Homöopathie, Griesgasse 2, A-5020 Salzburg

Ludwig Boltzmann Institut für Homöopathie, Dürergasse 4, A-8010 Graz

Österreichische Gesellschaft für Homöopathische Medizin, Mariahilfer Straße 110, A-1070 Wien

Schweizerischer Verein homöopathischer Ärzte, Oberdorfstraße, CH-8940 Augst am Albis

VI. Homöopathische Aus- und Weiterbildungsangebote

Programme des Deutschen Zentralverbandes homöopathischer Ärzte; Informationen über die Landesverbände:

Bayern:	Dr. med. Artur Braun Zeppelinstraße 1 82008 Unterhaching Tel.: 0 89/6 11 35 22
Hessen/Rheinland-Pfalz/ Saarland:	Dr. med. Hans Leers Zum Homberg 8 66663 Merzig-Mondorf Tel.: 0 68 69/10 90
Baden-Württemberg:	Dr. med. W. Hess Heinzengasse 12 72336 Balingen (Frommern) Tel.: 0 74 33/38 11 83

Niedersachsen:	Dr. med. Peter Pulst Garkenburgstraße 2 30519 Hannover Tel.: 0511/86 48 22
Berlin:	Dr. med. Dietrich Grunow Bismarckstraße 84 10627 Berlin Tel.: 0 30/3 12 60 49
Nordrhein-Westfalen:	Dr. med. H. Gerd-Witte Werseblick 3 48157 Münster Tel.: 02 51/32 82 92
Hamburg/Bremen/ Schleswig-Holstein:	Dr. med. W. Schweitzer Bahnhofstraße 7c 21465 Reinbek/Stormarn Tel.: 0 40/7 22 25 55

Vierteljahreskurse werden in Augsburg und Celle veranstaltet. Anmeldung und Auskunft bei:

> Kursana Residenz
> Blumläger Kirchweg 1
> 29221 Celle
> Tel.: 0 51 41/7 10

Weitere Kurse und Seminare veranstaltet der Deutsche Zentralverband homöopathischer Ärzte, Bahnhofplatz 8, 76137 Karlsruhe, und das

> August-Weihe-Institut
> für Homöopathische Medizin e. V.
> Benekestraße 11
> 32756 Detmold
> Tel.: 0 52 31/3 41 51

In *Österreich* wird Ärzten ein ähnliches Kursprogramm zur Weiterbildung in Homöopathie wie in Deutschland angeboten durch das

> Ludwig-Boltzmann-Institut
> für Homöopathie, Wien
> Auskunft: Prof. Dr. M. Dorcsi
> Mariahilferstraße 110
> A-1070 Wien
> Tel.: 00 43-1-5 33 80 24

In der *Schweiz* erfolgt die Ausbildung zum homöopathischen Arzt in viersemestrigen Kursen (3 Wochenstunden das ganze Semester hindurch) an den Universitäten Zürich und Genf mit Abschluß-Examen. Auskunft:

> Frau Dr. E. Huber-Stoller
> Beustweg 8
> CH-8032 Zürich

> Dr. Roland Ney
> Monts-de-Lavaux
> CH-1092 Belmont s/Lausanne

In den Kantonen Appenzell, Baselland und neuerdings Thurgau sind auch Laienhomöopathen zugelassen, deren Status dem deutschen Heilpraktiker entspricht.

Homöopathische Ausbildung für Ärzte, Zahnärzte und Apotheker führt durch:

> Dr. Marco Righetti
> Leonhardshalde 2
> CH-8001 Zürich

Wer in Deutschland ohne Medizinstudium die Homöopathie erlernen möchte, dem stehen in allen größeren Städten zahlreiche Heilpraktiker-Schulen offen, in denen unter anderem auch Homöopathie unterrichtet wird. Da es hier schwierig ist, die Spreu vom Weizen zu sondern, sollte man sich für homöopathische Ausbildung besonders qualifizierte Einrichtungen empfehlen lassen vom

> Fachverband Deutscher Heilpraktiker
> Heilsbachstraße 30
> 53123 Bonn

Grundsätzlich ist es aber nicht möglich, während der meist dreijährigen Ausbildung zum Heilpraktiker, in der in erster Linie die medizinischen Kenntnisse vermittelt werden, die zur Ablegung der staatlichen Prüfung erforderlich sind, mehr als Grundlagen der Homöopathie zu erlernen. Um die Homöopathie ausüben zu können, muß man sich 2 bis 3 Jahre ausschließlich mit ihr befassen.

Es haben sich aus der Initiative homöopathisch arbeitender Heilpraktiker und Ärzte verschiedene Aus- und Fortbildungsmöglichkeiten entwickelt, die gleichermaßen Ärzten wie Heilpraktikern offenstehen und in Wochenend- bis mehrwöchigen Seminaren, die aufeinander bauen, Theorie, Arzneimittellehre und praktische Anwendung vermitteln:

Bad Boller Homöopathie-Woche
Verein zur Förderung der
Homöopathie
Sekretariat: Frau Evelyn Gerloch
Postfach 1107
73087 Boll
Tel.: 0 71 64/41 25

Göttinger und Münchner Intensivkurse für klassische Homöopathie
Sekretariat: c/o Ulrich Burgdorf
Verlag für Homöopathische Literatur
Tegeler Weg 8
37085 Göttingen
Tel.: 05 51/79 60 50

Lehr- und Forschungsinstitut für
Homöopathie
Hörnleweg 36
82481 Murnau

VII. Über den Autor

Dana Ullman hat sein Magisterexamen im Fach Gesundheitspflege (Public Health) an der University of California in Berkeley abgelegt. Sein Spezialgebiet sind Gesundheitsberatung und -erziehung. Seit 1972 gibt er sein umfangreiches Wissen über Homöopathie an die Öffentlichkeit und an das medizinische Fachpublikum weiter. Er hat vier Bücher geschrieben, darunter *Homöopathie – Die sanfte Heilkunst*, Bern u. a. (Scherz) 1989, und (zusammen mit Dr. Stephen Cummings) *Das Hausbuch der Homöopathie*, München (Heyne) 1984. Seine Firma *Homeopathic Educational Services* hat mehr als zwanzig Bücher über Homöopathie veröffentlicht und ist in den USA führend im Vertrieb von homöopathischen Büchern, Tonbandkassetten, Heilmitteln und Software. Dana Ullman ist Gründer und Präsident der *Foundation for Homeopathic Education and Research* in Berkeley, Kalifornien, und gehört zum Direktorium des *National Center for Homeopathy* in Alexandria, Virginia. Außerdem berät er verschiedene Gesundheitszeitschriften (darunter *Natural Health* und *Let's Live*) und rezensiert Gesundheitsliteratur für den *Utne Reader*.

Sachregister

Abführmittel 294
Abszesse 222
Abwehrmechanismen 24
Aconit *siehe* Aconitum napellus
Aconitum napellus (Aconitum) 68, 81, 83, 91, 94f., 98, 101, 105, 109f., 112ff., 116, 121, 124, 128, 130, 144f., 154, 156, 158, 162, 164, 167, 172, 181, 183, 186, 190ff., 214, 236, 240, 294
Aesculus 311
Aethusa 68, 101f., 132, 172
Afterreizung 142
Ähnlichkeitsgesetz (*Similia similibus curentur*) 29f, 223
AIDS 245
Alkaloid 209, 269
Alkohol 108
Alkoholmißbrauch 270
Allantoin 301
Alleinsein 276
 Angst vor dem – 85 *siehe auch* Angst
Allergie-Desensibilisierung 30
Allergien 20, 91, 123, 195, 199, 205, 208, 234f., 258, 272, 300, 304, 307,
 der Atemwege 88–91
Allium cepa 28, 68, 88f., 105f., 130, 133, 154, 193ff.
Aloe vera 313f.
Alpträume 96, 165, 218
 siehe auch wilde Träume
Alternative 16ff.

Alumina 68, 178
Ambrosia 68, 88
Ambrosiapollen 88
Ameisensäure 223
Ampfer *siehe* Rumex crispus
Anacardium 68, 119f.
Angespanntheit, innere 249
Angst 26, 35, 84ff., 91, 93, 96, 100, 192, 206, 208, 241, 249, 251f., 276ff., 282 *siehe auch* Furcht
Ängstlichkeit 83ff., 92
Angstträume 164
Anorexie *siehe* Magersucht
Antibiotika 39
Antimonium crudum 68, 129, 172, 181
Antimonium tartaricum 68, 91f., 125, 172
Antimonsulfid *siehe* Antimonium crudum
Antriebskraft, Mangel an körperlicher 293
Anwendung
 äußere 308–314
 praktische 43–80
 physiotherapeutische 162
Apathie 240
Apis mellifica (Apis) 29f., 68, 89, 97, 112, 116, 130, 144, 153, 181, 196–199, 310f.
Appetit 57
Aprikosenkernöl 314
Argentum nitricum 68, 83, 131, 151, 164, 172
Ärger 52, 85–88, 216, 229, 231f., 252, 272, 296

Arnica montana (Arnica) 68, 94, 100ff., 132, 142, 147, 158f., 162, 167, 177f., 183, 200–203, 226, 260, 289, 305, 310–313, 317
Arsen 29, 69, 204, 318f.
 siehe auch Arsenicum album
Arsenicum album (Arsenicum) 29, 69, 84, 89, 92, 97, 102, 106, 110, 114, 116f., 129, 135, 142f., 148, 151f., 164, 173, 186, 204–208, 254
Arsenik, weißes *siehe* Arsenicum album
Arthritissymptome 196
Arzneien, schulmedizinische 40
Ärzte 19f., 78f., 210
Aspirin 34
Asthma 37, 47, 88, 91–94, 192, 208, 229, 272, 284, 318
Atem, pfeifender 47, 92
Atembeschwerden 105, 109, 113, 196, 205
Atemwegserkrankungen 190, 316
Atmen, asthmatisches 88
Atropin 209f.
Ätzstoff, Hahnemanns *siehe* Causticum Hahnemanni
Aufbewahrung homöopathischer Mittel 77
Aufgedunsenheit 89
Aufstoßen, saures 87
Augapfel(s), Verletzungen des 95

Weiterführende Informationen | 329

Auge(n)
 blaues 94, 100, 192, 261, 302
 Entzündungen der 221
 Fremdkörper im 94
 Schmerz in den 97
 Tränen der 195
 Verletzungen der 94-97, 192, 203, 222, 261, 302
Augensymptome 89
Augentrost 69, 194, 233 siehe auch Euphrasia officinalis
Ausfluß, wässriger 26
Ausschlag mit Fieber 162
Außentemperatur 53
Avocadoöl 314

Baden 54
Bärlapp siehe Lycopodium clavatum
Bauchschmerzen 219
Befindlichkeit
 gefühlsmäßige 35
 geistige 35
Behandlung
 konstitutionelle 20
 psychologische 95
 vermeiden während 75f.
Beinwell 72, 301 siehe auch Symphytum officinale
Beklommenheit 192
Belladonna 69, 95, 97, 107, 110ff., 114, 117, 121, 124f., 133, 136, 144f., 149, 154ff., 162, 181ff., 209, 214, 236, 240
Bellis perennis 147, 158f., 177
Benommenheit 26
Berberis vulgaris 69, 98f.
Berberitze siehe Berberis vulgaris
Berg-Arnica siehe Arnica montana
Bergwohlverleih siehe Arnica montana
Beschwerden
 akute 64, 78f.
 chronische 306
 erblich bedingte 306
 gefühlsmäßige 47
 geistige 47

die häufigsten 81-184
 körperliche 108
Besorgnis 52
Bestrahlung, radioaktive 159
Bettnässen 84, 95ff., 212, 238, 284, 300
Bewegung 54
Bewußtlosigkeit 167
Bienengift 29, 30 siehe auch Apis mellifica
Bienenstiche 259
Bienenwachs 311
Bindegewebe(s), Krankheiten des 35
Bindehautentzündung 97f., 199, 208, 212, 222, 235, 268, 284
Bittergurke siehe Colocynthis
Blähungen 87, 103, 133f., 156, 172, 177, 179, 271
Blasenentzündung 98f., 225, 284, 296
Blinddarmentzündung 39
Blindheit 17
Blutarmut 40, 126, 236
Blutbildungsstörungen 17
Blutergüsse 94, 111, 261
Blutungen 203, 222, 255, 278
Blutwurzel, Kanadische siehe Sanguinaria canadensis
Blutzirkulation 209
Bohnenkaffee, roher siehe Coffea crua
Boneset siehe Knochenrichter
Borax 69, 146, 160
Brechmittel 294
Brechnuß 71, 269 siehe auch Nux vomica
Brechreiz 101, 235
Brechweinstein siehe Antimonium tartaricum
Brechwurz siehe Ipecacuanha
Brechwurzel 70 siehe auch Ipecacuanha
Breitwegerich siehe Plantago major
Brennen 266
Brennessel siehe Urtica urens

Bronchitis 101, 124
Brustbereich, Schmerzen im 122
Brustfellentzündung 124f.
Brüche 101
Bryonia alba (Bryonia) 69, 86, 106, 114, 125, 132f., 136, 144, 162, 173, 177, 179, 213-216, 230
Bulimie 250
Buschmeister siehe Lachesis muta

Calciumausscheidung 275
Calcium carbonicum 69, 102, 106, 133, 136f., 147, 155, 173f., 179, 181f., 187, 217-220, 242
Calciumkarbonat siehe Calcium carbonicum
Calciumphosphat siehe Calcium phosphoricum
Calcium phosphoricum 69, 132, 180, 182, 301
Calciumsulfid, Hahnemanns siehe Hepar sulfuris
Calendula officinalis (Calendula) 69, 95, 97, 100, 147f., 166, 171, 181, 203, 221f., 247, 309-313
Cantharis causticum 99, 171
Cantharis vesicatoria (Cantharis) 69, 223
Carotinoide 221
Caulophyllum 319
Causticum Hahnemanni 69, 95f., 131, 180
Chamomilla vulgaris (Chamomilla) 14, 69, 86f., 92, 102f., 133, 152, 155f., 164, 174, 182f., 187, 226-229
Chelidonium majus 69, 121f.
China regia 69, 103, 226
Cimicifuga 319
Cinchona siehe China regia
Cocculus 69, 160
Coffea crua 69, 152, 164f., 183f.
Colocynthis (Citrullus colocynthis) 69, 86, 103, 133f., 174, 230, 262

Comfrey *siehe* Symphytum officinale
complementary medicine 15
C-Potenzen 63
Cremes 311f.
Croton tiglium 69, 120
Cucurbitaceae 230
Cuprum metallicum 69, 123
Cystitis *siehe* Blasenentzündung

Darmgase 174, 231f.
Darmverschlingung 39
Darreichungsformen 73, 304–314
Depression 31, 35, 52, 249, 251
Diabetes 21
Doppelbilder sehen 141
Dosis 32, 63, 73
  Wahl der richtigen 63–67
D-Potenzen 63
Dristan 209
Drogen 108
  Mißbrauch 270
Drosera rotundifolia 69, 125f.
Druck, psychischer 24
Dumpfheit, geistige 26
Durchfall 36, 84, 86, 101–105, 110, 114, 123, 132, 142, 171f., 173ff., 177, 179, 204, 208, 219f., 229, 231f., 240, 255, 268, 272, 279f., 284, 293, 299
Durst 47, 57

Egoismus 298
Eifersucht 52
  Anfall 197
Eingriff
  chirurgischer 39, 158, 192 *siehe auch* Operation
  zahnchirurgischer 289
Eisen 301
Eisenhut *siehe* Aconitum napellus
Eisenmangel 236
Eisenphosphat *siehe* Ferrum phosphoricum
Eiterbildung 111, 244

Eiterflechte *siehe* Impetigo
Eiterung 242
Ekzem 311
Elefantenlaus, Ostindische *siehe* Anacardium
Elektromedizin 200
Energieniveau, allgemeines 47
Ente, Herz und Leber der *siehe* Oscollicoccinum
Entzündungen 237, 256
  schwere 65
Enzymaktivierung 217
Equisetum 69, 96, 99
Erbrechen 92, 102, 105, 109, 113, 125, 132, 139, 141, 143, 170, 172, 175f., 204, 230f., 255
Ericaceae 259
Erkältung 14, 20, 28, 105–109, 114, 193, 195, 205, 208, 212, 216, 220, 235f., 238, 241f., 244, 258, 272, 274, 277, 283f., 299, 305
Erkrankungen
  chronische 64f., 79
  rheumatische 317
Erregung, emotionale 228
Erschöpfung 142, 240, 294
  hitzebedingte 123f.
Erstickungsanfälle 125
Erstickungsgefühl 93, 118
Essen 55
Essigsäure 223
Eß-Brech-Sucht 250
Eupatorium perfoliatum 69, 114
Euphrasia officinalis (Euphrasia) 69, 89, 97, 107, 137, 144, 194, 233ff.

Fallaufnahme 50f.
Fehlernährung 40
Ferrum phosphoricum 69, 96, 98, 107, 110, 114, 117, 126, 156, 236ff.
Fieber 14, 47, 107, 109f., 113, 115, 124, 136, 144, 154, 158, 164, 198, 205, 208, 210, 212, 214, 238, 253, 272, 274, 284, 300 hohes 36, 39, 64f., 121, 123
Fiebererkrankungen 204

Fingerquetschungen 111, 151, 203, 246, 248
Flavonoide 221
Flecken, blaue 237
Fliege, Spanische *siehe* Cantharis vesicotoria
Forschungen, wissenschaftliche 316–319
Fortpflanzung 204, 209
Frösteln 105, 207, 219, 277f., 282
Frustriertheit 35
Furcht 52
Furunkel 111, 212, 243f., 293, 300

Gartenraute *siehe* Ruta graveolens
Gaumen, juckender 90
Gebärmutterblutungen 112
Geburtskomplikationen 319
Geburtsschäden 17
Geburtstrauma 112, 203, 248
Gedächtnisstörungen 246
  leichte 35
Gedächtnisverlust 141
Gefühl, kribbelndes 47
Gefühlsstörungen, tiefgehende 35
Gehirnerschütterung 142
Gehirns, Krankheiten des 35
Geistesabwesenheit 35
Geistesverwirrung 109
Gelbsucht *siehe* Hepatitis
Gelbwurzel, Kanadische *siehe* Hydrastis
Gele 312
Gelsemium sempervirens (Gelsemium) 70, 84, 107, 114f., 137, 144, 239ff., 317
Gerstenkorn 112f., 199, 284, 296, 300
Geschwüre 204
Gifte 29
Giftefeu *siehe* Rhus toxicodendron
Giftsumach *siehe* Rhus vermix
Giftwirkung 205
Ginseng 70, 159, 161

Weiterführende Informationen | 331

Glanzpetersilie *siehe* Aethusa
Glaubersalz *siehe* Natrium sulfuricum
Gliederschmerzen 107, 115
Globuli 73
Glonoinum 70, 124
Glyzerin 313f.
Graphites 70, 120f., 129, 148, 311
Grauspießglanzerz *siehe* Antimonium crudum
Grenzen der Homöopathie 39–41
Grind 21 *siehe auch* Impetigo
Grindflechte *siehe* Impetigo
Grippe 48, 113–116, 208, 212, 216, 236, 238, 241, 273f., 287, 299, 305
Grippevirus *siehe* Influenzinum

Halluzinationen 26, 110
Halluzinogen 209
Halsschmerzen (Halsweh) 20, 47f., 53, 114–119, 158, 190, 199, 208, 212, 218, 236, 238, 242, 244, 250, 252, 268, 287, 300
Hamamelis virginica 70, 100, 311
Harnsäure 223
Hausapotheke, homöopathische 68–72, 82, 188
Haut
 Krankheiten der 35
 schmutzig wirkende 111
 schuppige 111
 trockene 111
Hautausschläge 37, 287, 300
 durch Giftpflanzen 119ff.
Hautinfektion 242
Hautkrankheiten 204, 308
Hautreizungen 285
Hauttonus 218
Hautverletzungen 308
Hämorrhoiden 100, 247
Heilkrise 36, 65
Heilpraktiker 20, 79

Heilungsprozeß 34–38
Heilungsreaktion 49, 63
Heimweh 84f., 90, 108
Heiserkeit 107, 126f., 131
Hepar sulfuris (Hepar sulfuris calcareum) 70, 98, 107f., 111, 117, 126, 128, 131, 137, 149, 156, 168, 184, 242ff.
Hepatitis 47, 121f., 212, 268, 272, 278
Heringsches Gesetz 36, 38
Herpes 21, 90, 122f., 268, 287, 311
Lippen 123
Herz(ens)
 Krankheiten des 35
 Vergrößerung 200
 Versagen 17
Heulen 86
Heuschnupfen 88, 90f., 93, 123, 233, 304, 316f.
Hinterkopf, Druck auf eigenen 51
Hitzschlag 124, 212
HIV-Virus 245
Holunder *siehe* Sambucus nigra
Homöopathie
 Grenzen 39ff.
 Risiken 39ff.
Honigbiene (zerstoßene) *siehe* Apis mellifica (Apis)
Höllenstein *siehe* Argentum nitricum
Hundspetersilie *siehe* Aethusa
Hunger 47
Husten 14, 47, 53, 89, 99, 101, 105, 124–128, 142, 144, 158, 205, 212ff., 216, 218, 236, 238, 242, 244, 255, 258, 274, 277f., 283f., 299
 krupppartiger 93, 105, 128
 lockerer 92
 rasselnder 91
 trockener 37, 106, 145, 154
Hydrastis 70, 147
Hyoscyamin 209
Hyperaktivität 151, 299
Hypericin 245

Hypericum perforatum (Hypericum) 70, 111f., 130, 138, 142, 151, 159, 163, 167, 184, 202f., 245–248, 305, 309ff., 313
Hypposcinum 311

Identitätskrisen 35
Ignatia amara (Ignatia) 70, 84, 86f., 117f., 138, 165, 169, 175, 187, 239, 249–252, 269
Ignatiusbohne *siehe* Ignatia amara
Immunsystem 15, 91
Impetigo 21, 128ff., 208, 244, 284, 287, 300
Impfung 30
 Beschwerden 293
Implantationschirurgie 291
Indikationen 189
Infektionen 25, 47, 318
Infektionsgefahr 310
Infektionskrankheiten 39, 192
Influenzinum 70, 115
Insektenstiche 130, 199, 246, 248, 259f., 295f., 308, 312
Ipecacuanha (Cephaelis ipecacuanha) 70, 92, 101, 103, 126, 138, 253ff.
Iris 70, 103, 138, 175f.,

Jasmin *siehe* Gelsemium sempervirens
Johanniskraut *siehe* Hypericum perforatum
Juckreiz 88f., 91, 119f., 130, 153

Kalium 301
Kaliumbichromat *siehe* Kalium bichromicum
Kalium bichromicum 70, 89, 108, 126f., 128, 131, 138f., 144f., 149, 256ff.
Kaliumhydrat *siehe* Causticum Hahnemanni
Kalium phosphoricum 165
Kalk *siehe* Calcium carbonicum
Kalkschwefelleber *siehe* Hepar sulfuris
Kalzium 301

Kamille *siehe* Chamomilla vulgaris
Kampfer 75
Mittel 77
Karpaltunnelsyndrom 288
Katalysator 64
Kälteempfinden 47
Kehlkopfentzündung 125, 130f., 195, 244, 258, 278
Kermesbeere *siehe* Phytolocca decandra
Kieselerde *siehe* Silicea
Kieselsäure *siehe* Silicea
Kieselsäureanhydrid *siehe auch* Silicea
Kinderkrankheiten, die häufigsten 81–184
Kindertypen 32
Kniebeschwerden, chronische 289
Knitbone *siehe* Knochenrichter
Knoblauch 288
Knochen, Schmerzen im 115
Knochenbrüche 203, 216, 301f.
Knochenhaut 288, 290, 302
Knochenhautverletzungen 301
Knochenrichter 301
Knochenschmerzen 131
Knochenverletzungen 101, 132, 290
Kochsalz *siehe* Natrium muriaticum
Koliken 14, 21, 86, 103, 132–135, 143, 172, 195, 216, 220, 229, 232, 262, 264, 272, 284, 293, 300
Koloquinte *siehe* Colocynthis
Kommunikation 265
Komplexmittel 19, 304–307
Komplikationen 121
Konstitutionsbehandlung 101, 151, 164
Konstitutionsmittel 32, 65, 85
Konzentrationsschwierigkeiten 35, 170, 266
Kopf, schweißbedeckter 47

Kopfprellungen 246
Kopfschmerzen 20, 26, 31, 47f., 53, 84, 86, 103, 106f., 108, 110, 114f., 124, 135–141, 145, 150, 160, 173, 175f., 179, 181, 205, 208, 210, 212, 214, 216, 234f., 238, 240f., 247f., 250, 252, 255, 257f., 271f., 278, 284, 299f., 307
pochende 210
Stirnbereich 90, 106
Kopfverletzungen 141f., 203, 248
Körperposition 55
Kortison 75, 91
Krämpfe 17, 112f., 145, 174, 210, 262f., 271
Anfälle 109, 141
Krankengymnastik 162
Krankheiten, chronische 78
Krankheitsvorbeugung 204
Kreosot *siehe* Kreosotum
Kreosotum 70, 96
Krotonöl *siehe* Croton tiglium
Krupp 124, 128, 142, 192, 244, 258, 278 *siehe auch* Husten
Küchenschelle *siehe* Pulsatilla nigricans
Küchenzwiebel *siehe* Allium cepa
Kupfer *siehe* Cuprum

Lachen 87, 99
Lachesis muta (Lachesis) 70, 117f., 139
Lähmungen 239
Laktose 73
Lanolin 311
Laryngitis *siehe* Kehlkopfentzündung
Laufnase, juckende 90
Läusekörner *siehe* Staphisagria
Läusesamen, mexikanischer *siehe* Sabadilla
Lebensmittelvergiftung 102ff., 142f., 170f., 208, 268, 272
Leberversagen 17

Ledum palustre (Ledum) 70, 95, 120, 130, 160, 168, 178, 259ff., 311
Leistenbruch 39
Lethargie 109, 113
Lichtempfindlichkeit 98, 234
Liebe, unerwiderte 90, 108
Lobelia 70, 93
Lobelie, Amerikanische *siehe* Lobelia
Lösungen
alkoholische 310
nichtalkoholische 310f.
Lotionen 313
Lufthunger 101
Lungenentzündung 21, 125, 216
Lustlosigkeit 240
Lycopodium clavatum (Lycopodium) 70, 84, 96, 118, 122, 133, 156, 176
Lymphdrüsen, geschwollene 136, 155, 157 *siehe auch* Lymphknoten
Lymphdrüsenschwellungen, chronische 219
Lymphknoten, geschwollene 107, 155, 174, 243, 267 *siehe auch* Lymphdrüsen
Lymphsystem 242

Magen-Darm-Grippe 102
Magen-Darm-Trakts, Reizung des 230
Magen, Schmerzen im 176
Magengrube
Schwäche in der 93
Druck in der 93
Magenkrämpfe 143
Magenverstimmung 110, 179, 216, 220, 229, 252, 255, 271, 278
Magersucht 250
Magnesium 301
Magnesiumphosphat *siehe* Magnesium phosphoricum
Magnesium phosphoricum 70, 134, 163, 183, 236, 262ff.
Maiapfel *siehe* Podophyllum

Weiterführende Informationen | 333

Makrophagen 320
Mandelentzündungen 117
Mandeln, geschwollene 107, 116, 119, 136, 155, 174
Masern 144f., 192, 199, 212, 216, 235, 241, 258, 284, 300
Massage 162
Öl 314
Materia medica 19, 44f., 61, 65, 83, 321
Mattigkeit 101, 181
allgemeine 107
Medizin, chinesische 38
Meerschwamm, gerösteter *siehe* Spongia marina tosta
Mercurius 70, 98, 103f., 118, 122, 123, 143, 146f., 149f., 157, 184, 265
Mercurius iodatus flavus 118, 157
Mercurius iodatus ruber 118, 157
Migräne 139
Milchallergie 219
Millefolium 226
Minze 75
Mißbrauch, sexueller 99, 170, 295
Mißempfindung 46f.
Mittelprüfungen 29, 64
Mittels, Wahl des richtigen 60ff.
Modalitäten 53–56, 189
Mumps 145f., 192, 212, 268, 284, 287
Mundsoor 146f. *siehe auch* Soor
Muskatnuß *siehe* Nux moschata
Muskelkater 202f.
Muskelkontraktion 217
Muskelkrämpfe 204, 269
Muskeln, Krankheiten der 35
Muskelschmerzen 112, 202
Muskelschwäche 239
Muskelverletzungen 147, 203
Muskelwachstum 217

Nachtschatten, Schwarzer *siehe* Belladonna
Nackensteifheit 109, 113, 145
Narben 148, 222
Nasensymptome 89
Nasenausfluß 195
Nasenbluten 107, 148, 277f.
verstopfte Nase 91
Nasenwurzel, Schmerz an der 89, 108
Natriumchlorid *siehe* Natrium muriaticum
Natrium muriaticum 70, 85, 90, 108, 123, 139
Natriumphosphat *siehe* Natrium phosphoricum
Natrium phosphoricum 70. 134
Natrium sulfuricum 70, 112, 142
Natron, borsaures *siehe* Borax
Nebenhöhlen, Verstopfung der 106
Nebenhöhlenbeschwerden 148, 205, 208, 284, 293
Entzündung 212, 244, 258
Nebenwirkungen 26f.
Nervenschmerzen 142
Nervensystem 242, 269f.
autonomes 209
Krankheiten 35
Nervenverletzungen 151, 246
Nervosität 100, 251
Nesselausschlag 88f., 153f., 196, 198f., 272, 284, 287, 300
Neuralgien 262
Niedrigpotenzen 63, 304
Nierenerkrankung 95
Nierenversagen 17
Nieswurz, Weiße *siehe* Veratrum album
Nitroglyzerin *siehe* Glonoinum
Nux moschata 70
Nux vomica 71, 87, 90, 93, 104, 108, 110, 122, 134, 139, 143, 152f., 163, 165, 176, 179, 184, 239, 249, 269

Ohnmacht 251
Ohrenentzündung 155f., 190, 218, 236, 238, 242, 299
Ohrensausen 93
Ohrenschmerzen 14, 154–158, 192, 195, 212, 220, 229, 244, 268, 284
Ohrinfektionen, chronische 154
Öle 312f.
Operation 158f., 192, 203, 247f., 289f., 296, 305
Operationswunden 22
Orangewurzel, Kanadische *siehe* Hydrastis
Oscillococcinum (Anas barbariae) 71, 106, 115, 273f., 319

Panik 83
Parasympathikus 209
Perfektionisten 84
Periost *siehe* Knochenhaut
Persönlichkeitsveränderungen 141
Perurinde *siehe* Cinchona
Pestizide 204
Petroleum 71, 160
Pferdemais *siehe* Cocculus
Pflanzenextrakte 310
Phantasien, sexuelle 224
Phantastereien 298
Phantomschmerzen 246
Phermone 33f.
Phosphor *siehe* Phosphorus
Phosphorus 71, 85, 100f., 122, 127, 131, 140, 176, 275–278, 297, 301
Phosphorus-Typen 31
Photophobie *siehe* Lichtempfindlichkeit
Phytolacca decandra 71, 119, 146
Pickel 129, 181
Pilocarpin *siehe* Pilocarpinum
Pilocarpinum 71, 146
Pilze 180
Placebo 17, 33, 38, 319
Plantago major 71, 157, 183f.
Podophyllum 71, 104, 279f.
poison weed *siehe* Wyethia

334 | Weiterführende Informationen

Pollenallergie 307
Potenz 33, 63, 65, 188
  siehe auch Potenzierung
  Wahl der richtigen 63–67
Potenzierung 32, 63 siehe auch Potenz
Prednison 75
Prellungen 159f., 201, 203, 248, 261, 290, 302
  im Gesicht 94
Prinzipien der Homöopathie 28–38
Prüfsymptome 64
Pulsatilla nigricans (Pulsatilla) 71, 90f., 93, 96, 98f., 104, 108f., 110, 113, 127f., 129, 135, 140, 145f., 150, 153, 157f., 162, 165f., 169f., 175, 177, 187, 281–284, 294, 317
Pulsatilla-Typen 31
Pupillenerweiterung 209
Purgiergurke siehe Colocynthis
Pusteln 120, 129, 181

Quecksilber siehe Mercurius

Rachenreizung 88
Ranunculaceae 294
Reisekrankheit 160f.
Reißblei siehe Graphites
Reizbarkeit 31, 35, 86, 92, 109, 113, 215, 228, 231, 270
Reize, äußere 55
Repertorium 44f., 307
Rhus diversiloba 285
Rhus toxicodendron (Rhus tox.) 29, 71, 115f., 119, 120, 146, 152f., 163, 166, 177f., 182, 285ff., 289
Rhus vermix 285
Ringelblume siehe Calendula officinalis
Ritalin 30
Rittersporn, Scharfer siehe Staphisagria
Rohöl siehe Petroleum
Rosmarin, Wilder siehe Ledum palustre
Roßkur 205

Röntgenbestrahlung 161
Röteln 161f., 192, 284
Ruhe 54
Ruhelosigkeit 47, 91f., 114, 121, 192, 224, 287
  geistige 206f.
  körperliche 206f.
Rumex crispus 71, 128
Ruta graveolens (Ruta) 71, 132, 159ff., 178, 184, 202, 288ff., 305
Rückenschmerzen 114, 162, 203, 216, 248, 264, 272, 287
  stechende 163

Sabadilla 71, 90f.
Saccharose 73
Salben 311
Sambucus nigra (Sambucua) 71, 93
Sanguinaria canadensis (Sanguinaria) 71, 140f.
Sarsaparilla 71, 99
Schachtelhalm siehe Equisetum
Scheidung 90, 108
Schlaf 55, 58
Schlaflosigkeit 47, 92, 164ff., 170, 208, 229, 252, 272, 284, 287, 294, 296
Schlafmangel 110
Schleim, klebriger 89
Schleimfluß, brennender 88
  wäßriger 88
Schleimhautreizungen 256
Schleimhäute, gerötete 299f.
Schluckbeschwerden 91, 119
Schlüsselsymptome 66, 186f., 189
  lokale 52 siehe auch Symptome
Schmerz 27, 46f., 50. 86, 94f., 102f., 115, 117, 134, 157, 162f., 166, 171, 178, 182, 184, 191, 201, 243, 247, 266, 270, 283, 286, 289, 316
  brennender 99, 196, 198, 205, 207, 224, 277f.
  krampfartiger 103

Leber 121
Leichter 228
  pochender 154, 212
  schneidender 173
  splitterartiger 244
  starker 65
  stechender 119f., 130, 184, 196, 198, 212f., 215, 223
  wandernder 257
Schnitte 295
  chirurgische 295
Schnittwunden 166f., 222, 248, 296
Schnupfen 218
Schock 100, 158f., 167, 201, 203, 305
  anaphylaktischer 17, 196
  Behandlung 202
  Symptom 201
  verletzungsbedingter 203
Schöllkraut siehe Chelidonium majus
Schrecken 52
Schreckhaftigkeit 47
Schulterblättern, Schmerzen zwischen den 122
Schürfwunden 222
Schüttelfröste 115
Schwäche 145, 206
  allgemeine 237, 274
Schwefel siehe Sulfur
Schwefelsäure siehe Sulfuricum acidum
Schweiß 51, 266
  Ausbrüche 125
  kalter 92
Schwellung 198, 201
Schwerhörigkeit 145
Schwertlilie, Blaue siehe Iris
Schwindel 161
Schwitzen 56, 58, 93, 267
Selbstmordgedanken 35
Sepia officinalis (Sepia) 71, 96, 121, 161, 177, 179f.
Sexualhormone 33 siehe auch Phermone
Silbernitrat siehe Argentum nitricum
Silicea (Silicea terra/Silicium) 71, 85, 104, 111, 150, 168, 180, 291ff.

Weiterführende Informationen | 335

Siliziumdioxid *siehe* Silicea
Sinnestäuschungen 87
Skopolamin 209
Sodbrennen 176, 179
Software, homöopathische 61
Sonnenbrand 167, 171
Sonnentau *siehe* Drosera rotundifolia
Soor 220f., 268
Spigelia anthelmia (Spigelia) 71, 141, 150, 239
Splitter 168, 244, 293
Spongia 93f., 128
Spongia marina tosta 71
Sprays 314
Staphisagria (Delphinium staphisagria) 71, 87f., 99, 113, 130, 159, 166ff., 170, 184, 294ff.
Stearinsäure 312
Stechapfel *siehe* Stramonium
Stechwinde *siehe* Sarsaparilla
Steifheit 163, 263
Stephanskorn *siehe* Staphisagria
Steroidhormone 75
Steuermechanismen, hormonelle 15
Stichwunden 168, 246, 260f., 296
Stimmungsschwankungen 87, 109
Stirnbereich, Schmerzen im 149
Stottern 87
Stramonium 71, 87, 112, 166
Streptokokkeninfektion 116
Strychnin 249, 269
Stuhldrang 56
Stuhlgang, Schmerz nach 103
Sturmhut *siehe* Aconitum napellus
Substanzen, allergieauslösende 30
Sulfur 71, 91, 97, 110f., 113, 119, 121, 129f., 145, 153f., 181, 187, 242, 297–300
Sulfuricum acidum 72, 147

Sulfur-Typen 31
Sumpfporst *siehe* Ledum palustre
Sympathiebezeugungen 59, 87
Sympathikusnerven 209
Symphytum officinale (Symphytum) 72, 95, 132, 160, 301f., 311
Symptombeschreibung 82
Symptome 74
 allgemeine 47ff., 57f.
 Bewertung individueller 46
 geistig-psychische 59
 körperliche 19
 krankheitsübliche 47f.
 lokale 47f.
 psychische 19
 sonderbare oder seltene 47
 Kombination 19
 Unterdrückung 25
Symptom-Muster 31f., 46, 321
Syndrom 78
Syphilis 265

Tabacum 72, 160f.
Tabak *siehe* Tabacum
Taubheitsgefühl 153, 263
Temperatur 54
 Empfindlichkeit 47
Tennisellenbogen, chronischer 289
Thuja 311
Tierbisse 259f., 308
Tintenfisch *siehe* Sepia officinalis
Tobsuchtsanfälle 87, 153, 270
Tod 17, 108
Todesängste 35 *siehe auch* Angst sowie Furcht
Todesfälle 90
Tollkirsche *siehe* Belladonna
Tonerde *siehe* Alumina
Trägheit 240
Tränen 88
 brennende 89
Tränenfluß, beißender 234
Trauer 52, 86, 90, 108, 169, 249, 251f., 284, 296
Trauma 203, 316

Träume, wilde 95f., 211
Trinken 55

Übelkeit 101, 103, 132, 141, 161, 170, 172, 174–177, 230, 243, 253, 255f., 271
Überängstlichkeit 205
Überdosierung 31
Überempfindlichkeit
 körperliche 228
 seelische 228
Übererregbarkeit, allgemeine 227
Umweltschadstoffe 40
Ungeduld, hektische 83
Unruhe 100
 nervöse 151ff., 208. 229, 272
Unterkühlung 104
Unterleib, Schmerzen im 39, 204
Unterleibsoperationen 318 *siehe auch* Operation
Unzufriedenheit 231
Urinieren 56
 Schmerz beim 95, 99
Ursprungssubstanz 74
Urtica urens 72, 154, 171, 311f.
Urtinktur 95, 157, 171, 309f., 313

Vaseline 311
Veratrum album 72, 105, 123
Verbrennungen 167, 170f., 222, 225, 308
Verdauung 209
Verdauungsapparats, Krankheiten des 316
Verdauungsbeschwerden 142, 156, 171–177, 196, 283, 299 *siehe auch* Verdauungsstörungen
Verdauungssäfte 214
Verdauungsstörungen 36, 53, 87f., 102, 114, 150, 170, 205, 208
Verhaltensstörungen 26, 211
Verhaltenstherapie 95
Verletzungen 79, 85, 222
 blutende 100f., 148
 Schock nach 167 *siehe auch* Schock

Verrostete-Türangeln-Syndrom 286
Verschütteln 63
Verschüttelung 33
Verstauchungen 177f., 202f., 216, 261, 287, 290
Verstopfung 87, 90, 102, 136, 139, 163, 171, 173, 175f., 178ff., 216, 219, 271f., 283, 292f.
chronische 214
Verunreinigungen 77
Verwirrungen, geistige 113
Verwirrungszustände 35, 110, 167
Viren 24, 26, 28, 105, 193, 245, 273, 320
Vitamine 64
  Vitamin B 301
  Vitamin C 301
  Vitamin E 301
Vorahnungen, negative 192
Vorderkopf, Druck auf eigenen 51

Wachstumsschmerzen 131, 180
Wahnvorstellungen 35
Wasserdost, Durchwachsener *siehe* Eupatorium perfoliatum
Wasserlassen *siehe* Urinieren
Weinen 87
Weinraute *siehe* Ruta graveolens
Wetter 53f.
Wetterfühligkeit 47
Windblume 281
Windelausschlag 21, 180f., 220, 222
Windflower *siehe* Windblume
Windpocken 181f., 199, 212, 287
Wirbelsäulenprellungen 246 *siehe auch* Prellungen
Wirksamkeit 77
Wundinfektion 245
Wurmkraut *siehe* Spigelia anthelmia
Wut 85–88, 99, 227ff., 252, 272, 296 *siehe auch* Wutanfall
Anfall 86, 197, 249
Wyethia 72, 91, 119

Zahnen 182f., 212, 220, 228f., 264
Zahnfleischblutungen 101
Zahnfleischentzündungen 182
Zahnschmerz 157, 183f., 203, 210, 212, 229, 244, 248, 268, 290, 296
Zauberstrauch, Virginischer *siehe* Hamamelis virginica
Zaunrübe, Weiße *siehe* Bryonia alba
Zehenquetschungen 111, 151, 203, 248
Zeit 53
Zerrungen 177f., 202f., 216, 261, 287, 290
Zittern 84, 86
Zuckungen 112, 210, 262, 271
Zungenverletzungen 246
Zwiebel *siehe* Allium cepa